高等职业院校课堂同步活页教材（供护理专业使用）

外科护理

主　审　梁　萍
主　编　崔丽娟　张小明

中华医学电子音像出版社
CHINESE MEDICAL MULTIMEDIA PRESS
北京

版权所有　侵权必究

图书在版编目（CIP）数据

外科护理/崔丽娟，张小明主编．—北京：中华医学电子音像出版社，2023.7
ISBN 978-7-83005-396-3

Ⅰ．①外…　Ⅱ．①崔…　②张…　Ⅲ．①外科学 - 护理学　Ⅳ．① R473.6

中国国家版本馆 CIP 数据核字（2023）第 084655 号

外科护理
WAIKE HULI

主　　编：	崔丽娟　张小明
策划编辑：	鲁　静
责任编辑：	张　宇　刘　溪
校　　对：	张　娟
责任印刷：	李振坤
出版发行：	中华医学电子音像出版社
通信地址：	北京市西城区东河沿街 69 号中华医学会 610 室
邮　　编：	100052
E - mail：	cma-cmc@cma.org.cn
购书热线：	010-51322635
经　　销：	新华书店
印　　刷：	廊坊市佳艺印务有限公司
开　　本：	787 mm×1092 mm　1/16
印　　张：	21.5
字　　数：	425 千字
版　　次：	2023 年 7 月第 1 版　　2023 年 7 月第 1 次印刷
定　　价：	66.00 元

购买本社图书，凡有缺、倒、脱页者，本社负责调换

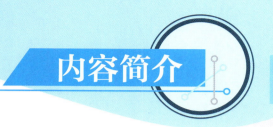

内容简介

本书由经验丰富的外科护理教育专家及外科护理临床专家共同编写而成，聚焦外科护理学的理论知识和操作技能，以任务驱动要求，用简明通俗的语言介绍了外科护理学的基本理论、基本知识和基本技能，并结合临床案例举例说明常见外科疾病的护理内容和护理操作步骤，贴合临床实际。教材编写既包含在校护理学生和临床护理工作需要掌握的理论知识，又包含护理工作中需要用到的典型技术操作内容，体现了"理实一体、工学结合"的职业教育特点。通过使用本书，可以帮助读者梳理完整的外科护理知识体系，并学会应用护理程序为患者提供整体护理。本书对于刚入门的护理院校学生或者临床护理人员均具备很好的可读性和指导性。

编委会

主　审　梁　萍（北京卫生职业学院）
主　编　崔丽娟（北京卫生职业学院）
　　　　　张小明（北京卫生职业学院）
编　委（按姓氏笔画排序）
　　　　　王　洋（首都医科大学附属北京世纪坛医院）
　　　　　王萌萌（北京积水潭医院）
　　　　　冯　缙（北京积水潭医院）
　　　　　曲　宁（北京积水潭医院）
　　　　　朱笑丛（北京积水潭医院）
　　　　　刘静雅（北京积水潭医院）
　　　　　李　凌（北京积水潭医院）
　　　　　李　娟（北京大学人民医院）
　　　　　李　敏（首都医科大学附属北京世纪坛医院）
　　　　　李立红（民航总医院）
　　　　　李党香（首都医科大学附属北京安贞医院）
　　　　　张　雪（首都医科大学附属北京世纪坛医院）
　　　　　张小明（北京卫生职业学院）
　　　　　张梦宇（首都医科大学附属北京安贞医院）
　　　　　陈建英（首都医科大学附属北京潞河医院）
　　　　　季烜染（北京积水潭医院）

周卫征 （北京积水潭医院）

赵　霞 （北京积水潭医院）

侯艳霞 （首都医科大学附属北京朝阳医院）

郭　京 （首都医科大学宣武医院）

郭文杰 （首都医科大学附属北京潞河医院）

郭榕晨 （北京积水潭医院）

崔丽娟 （北京卫生职业学院）

韩　薇 （首都医科大学附属北京安贞医院）

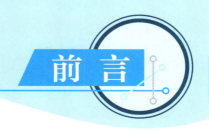

前言

外科护理学是高等职业教育护理类专业的主干课程之一，是临床护理实践的基础课程，是研究如何从现代护理的观点出发对外科患者进行整体护理的专业课程。本课程内容包括外科护理学总论，以及普通外科、周围血管外科、颅脑外科、心胸外科、骨关节外科等学科常见病和多发病的临床表现、护理评估、护理诊断及护理措施等。教学总目标是向学生介绍外科护理学的基本理论、基本知识和基本技能，使学生能运用上述知识，以人为中心，以护理程序为框架，用较熟练的护理技术和优良的工作态度对外科患者进行整体护理，使学生的心智得到启发，护理素质和护理道德得到培养与提高。

本教材在编写过程中，坚持以专业培养目标为导向，以培养学生的职业技能为根本要求，力求满足学科需要、教学需要和社会需要，体现高等职业教育的特色。既要按护理程序组织教材内容，又不拘泥于形式，融传授知识、培养能力及提高素质为一体，将理论与实践密切结合；既体现了专业要求，又体现了职业道德要求。

本教材邀请外科护理教育专家及外科护理临床专家共同编写而成。编者们精诚合作，为本教材的编写付出了大量的心血和智慧。在教材编写过程中，得到了编者所在单位的大力支持，同时也得到了多位一线外科护理专家的帮助，她们提出了许多宝贵的意见和建议。谨在此一并深表谢意！

本教材可供护理院校在校学生及临床护理人员学习使用。由于编写时间有限，书中难免有不足之处，恳请广大师生及临床护理人员提出宝贵意见，以便再版时修订。

张小明
2023年3月

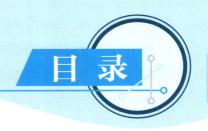

第一部分　理论知识

第一章　绪论 ……………………………………………………………… 3
第二章　水、电解质、酸碱平衡失调患者的护理 ……………………… 6
　　第一节　体液平衡及调节 ……………………………………………… 6
　　第二节　水和钠代谢紊乱患者的护理 ………………………………… 7
　　第三节　钾代谢紊乱患者的护理 ……………………………………… 10
　　第四节　酸碱平衡失调患者的护理 …………………………………… 14
第三章　外科营养支持患者的护理 ……………………………………… 18
　　第一节　肠内营养支持患者的护理 …………………………………… 18
　　第二节　肠外营养支持患者的护理 …………………………………… 20
第四章　外科休克患者的护理 …………………………………………… 23
第五章　麻醉患者的护理 ………………………………………………… 27
　　第一节　麻醉前患者的护理 …………………………………………… 27
　　第二节　局部麻醉患者的护理 ………………………………………… 30
　　第三节　椎管内麻醉患者的护理 ……………………………………… 32
　　第四节　全身麻醉患者的护理 ………………………………………… 34
第六章　手术室护理工作 ………………………………………………… 38
　　第一节　手术室环境和管理 …………………………………………… 38
　　第二节　手术物品的准备和无菌处理 ………………………………… 41

第三节　手术人员的准备……49
第四节　患者的准备……50
第五节　无菌桌的准备及术中无菌原则……54

第七章　手术前后患者的护理……57
第一节　手术前患者的护理……57
第二节　手术后患者的护理……63

第八章　外科感染患者的护理……71
第一节　概述……71
第二节　浅部软组织化脓性感染患者的护理……73
第三节　特异性感染患者的护理……76

第九章　损伤患者的护理……82
第一节　创伤患者的护理……82
第二节　烧伤患者的护理……86
第三节　蛇咬伤患者的护理……93

第十章　肿瘤患者的护理……97

第十一章　颅脑疾病患者的护理……104
第一节　颅内压增高患者的护理……104
第二节　颅脑损伤患者的护理……107
第三节　颅内肿瘤患者的护理……122
第四节　脑血管疾病患者的护理……125

第十二章　颈部疾病患者的护理……129
第一节　单纯性甲状腺肿患者的护理……129
第二节　甲状腺功能亢进患者的护理……131
第三节　甲状腺肿瘤患者的护理……135

第十三章　胸部疾病患者的护理……140
第一节　胸部损伤患者的护理……140
第二节　肺癌患者的护理……146
第三节　食管癌患者的护理……153

第十四章　乳房疾病患者的护理 ……………………………………………… 159
第一节　急性乳腺炎患者的护理 …………………………………………… 159
第二节　乳腺癌患者的护理 ………………………………………………… 161

第十五章　腹外疝患者的护理 …………………………………………………… 166

第十六章　急性化脓性腹膜炎与腹部损伤患者的护理 ………………………… 169
第一节　急性化脓性腹膜炎患者的护理 …………………………………… 169
第二节　腹部损伤患者的护理 ……………………………………………… 172

第十七章　胃十二指肠疾病患者的护理 ………………………………………… 175
第一节　胃十二指肠溃疡患者的护理 ……………………………………… 175
第二节　胃癌患者的护理 …………………………………………………… 179

第十八章　肠疾病患者的护理 …………………………………………………… 183
第一节　急性阑尾炎患者的护理 …………………………………………… 183
第二节　肠梗阻患者的护理 ………………………………………………… 186
第三节　结直肠癌患者的护理 ……………………………………………… 189

第十九章　肛管疾病患者的护理 ………………………………………………… 195
第一节　痔患者的护理 ……………………………………………………… 195
第二节　肛裂患者的护理 …………………………………………………… 198
第三节　直肠肛管周围脓肿患者的护理 …………………………………… 199
第四节　肛瘘患者的护理 …………………………………………………… 201

第二十章　肝胆胰疾病患者的护理 ……………………………………………… 203
第一节　原发性肝癌患者的护理 …………………………………………… 203
第二节　胆道疾病患者的护理 ……………………………………………… 207
第三节　胰腺癌患者的护理 ………………………………………………… 211

第二十一章　周围血管疾病患者的护理 ………………………………………… 216
第一节　下肢静脉曲张患者的护理 ………………………………………… 216
第二节　血栓闭塞性脉管炎患者的护理 …………………………………… 219

第二十二章　泌尿系统损伤患者的护理 ………………………………………… 222
第一节　肾损伤患者的护理 ………………………………………………… 222

第二节　膀胱损伤患者的护理……………………………………………225

　　　第三节　尿道损伤患者的护理……………………………………………227

第二十三章　泌尿系统结石患者的护理………………………………………231

第二十四章　泌尿、男性生殖系统肿瘤患者的护理…………………………236

　　　第一节　肾癌患者的护理…………………………………………………236

　　　第二节　膀胱癌患者的护理………………………………………………238

第二十五章　良性前列腺增生患者的护理……………………………………243

第二十六章　骨折患者的护理…………………………………………………246

　　　第一节　常见四肢骨折患者的护理………………………………………246

　　　第二节　脊柱骨折及脊髓损伤患者的护理………………………………249

第二十七章　关节脱位患者的护理……………………………………………253

第二十八章　骨与关节感染患者的护理………………………………………255

　　　第一节　急性血源性骨髓炎患者的护理…………………………………255

　　　第二节　化脓性关节炎患者的护理………………………………………258

第二十九章　颈肩痛与腰腿痛患者的护理……………………………………260

　　　第一节　颈椎病患者的护理………………………………………………260

　　　第二节　腰腿痛患者的护理………………………………………………263

第三十章　常见骨肿瘤患者的护理……………………………………………267

第三十一章　断肢（指）再植患者的护理……………………………………271

第二部分　护理任务

任务一　外科刷手术……………………………………………………………277

任务二　穿脱手术衣……………………………………………………………279

任务三　无接触式戴无菌手套…………………………………………………282

任务四　换药法…………………………………………………………………285

任务五　中心静脉压的测量……………………………………………………288

任务六　经外周静脉置入中心静脉导管的维护………………………………291

任务七　普通引流管的护理……………………………………………………295

任务八　脑室外引流患者的护理……298
任务九　胸腔闭式引流患者的护理……302
任务十　乳腺自检……305
任务十一　胃肠减压患者的护理……309
任务十二　肠造口患者的护理……312
任务十三　T 管的护理……315
任务十四　膀胱冲洗患者的护理……318
任务十五　骨牵引患者的护理……321
任务十六　石膏固定患者的护理……324

参考文献……327

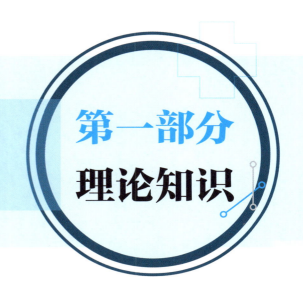

第一部分
理论知识

第一章 绪 论

外科护理学是研究在外科领域如何对护理对象实施整体护理的一门应用性学科，是现代护理技术的重要组成部分。外科护理学是基于医学科学的整体发展而形成的，涉及医学基础理论、外科学基础理论及护理学基础理论与技术，以及护理心理学、护理伦理学、社会学等人文科学知识。

一 外科护理学的范畴

外科护理学与外科学紧密联系、密切配合，其是在外科学的范畴上建立起来并且不断更新变化的。外科疾病大致分为损伤、感染、肿瘤、畸形及其他性质的疾病（如梗阻、血液循环障碍、结石、内分泌功能失常等）五大类，这些疾病往往以手术或手法作为主要的治疗手段。因此，关于以上五大类疾病护理的基础理论、基本知识和基本技能，即属于外科护理学的范畴，而各种疾病患者的围手术期护理则是外科护理学最主要的研究内容。

外科护理学的范畴涵盖了外科护士的工作内容，即全面了解患者的健康史，评估患者的身体、心理、社会状况，找出患者现存的和潜在的健康问题及医护合作性问题，拟定相应的护理目标和护理计划，采取适当的护理措施（如心理护理、生活护理、观察病情、配合检查、配合手术或其他治疗、指导预防保健和康复锻炼等），最大限度地满足患者的心理需求、生理需求及治疗需求。也就是树立以人的健康为中心的护理理念，运用护理程序的方法，对患者进行个体化的整体护理。

二 外科护理学的发展简史

随着社会生产力和科学技术的进步，医学科学得以快速发展，相关基础学科（如人体解剖学、病理解剖学及实验外科学等）的建立，为外科学的发展奠定了基础。19世纪中叶，麻醉、无菌术、止血、输血等技术的问世，解决了手术疼痛、伤口感染、出血等妨碍外科学发展的主要问题，创建了现代外科学，才使外科学得到飞跃式的发展。同时，在克里米亚战争中，弗洛伦斯·南丁格尔带领38名妇女奔赴前线救护伤病员，经过她们精心的护理，挽救了很多士兵的生命，以极有说服力的数字和惊人的成绩充分证实了护理工作在外科治疗中的重要作用。以此为起点，南丁格尔在英国圣托马斯医院创办了世界上第一所正式的护士学校，为护理教育奠定了基础，使护理第一次成为一门科学的职业，同时使护理事业走上了正规发展的道路。由此可见，现代护理学是以外科护理为先驱而问世的。

现代外科学在广度和深度方面的发展，对外科护理技术提出了新的要求，同时也有力地推动了外科护理技术的发展。外科护士不但承担了术前准备、术中配合、术后监护、并发症预防及心理护理等重要工作，而且在新仪器设备的使用、新服务领域和新诊疗技术的护理配合等方面也发挥着重要作用。

三、外科护理学的指导思想

首先，要树立稳固的专业思想，明确学习目的。学习外科护理学必须把学习目的、学习动机、学习兴趣及护士的基本职责联系在一起，坚定为人类健康服务的信念，乐于献身护理事业，领悟为人民服务的真谛，舍得投入时间和精力，扎扎实实地学好这门课程，为将来走向工作岗位、履行护士职责打下良好基础。

其次，要以现代护理观念为指导，拓宽学习内容。新的医学模式，即"生物-心理-社会"医学模式，强调疾病的发生是多种因素相互作用的结果，要从生理、心理、社会、文化等多方面考虑人体与疾病、护理与健康。学习外科护理学必须树立"以人为本"的护理理念，把患者看作一个生物的人和社会的人，不但要学好这门课程的理论知识和操作技能，依据护理程序的框架为患者提供整体护理服务，而且要注重人际沟通、教育学、管理学等人文科学知识的学习，掌握为患者服务的真本领。

最后，要理论联系实际，讲究学习方法。外科护理学是一门实践性较强的应用性学科，如手术配合、更换敷料等均为手工操作，不但要有理论指导，还要掌握操作技术。外科护理也是一门与基础和其他临床学科有着密切联系的学科，如冠心病手术治疗患者的护理与内科护理学中高脂血症患者的护理密切相关，再如生命体征观察、导尿等是护理学基础技术在外科护理学中的应用。在学习过程中，要注重理论联系实际，讲究学习方法，结合以往的学习经验，积极参加各项教学活动。

四、外科护士的素质要求

外科急诊患者多、病情变化快，须在短时间内做出判断，并给予紧急处理；外科疾病复杂，麻醉和手术具有潜在风险，常给患者造成较大的心理压力和精神痛苦，需要护士帮助患者排忧解难；外科工作节奏快、工作强度大，需要护士能吃苦耐劳。外科工作的上述特点对护士也提出了较高的素质要求。

1. 应具备高度的责任心　外科护士要把患者的健康放在首位，崇尚生命至上、患者利益至上，对工作专心致志、认真负责、一丝不苟，严格执行各项操作规范，认真遵守各项规章制度，对患者全神贯注、细心观察、精心照料，满足患者的生理、心理及其对医疗和护理的需求。要避免粗枝大叶、马马虎虎、漫不经心、敷衍了事等不负责任的工作态度，以减少或杜绝差错事故的发生。

2. 应具备较强的业务能力　外科护士不仅要具有扎实的护理专业知识，还要具有前瞻性，知晓所从事专科的护理进展及新技术、新业务的开展情况，有获取新知识和拓展新业务的能力；不仅要具有敏锐的观察能力、迅速的判断能力，还要具有过硬的技术操作能力和应急处理能力；不仅要具有独立完成工作的能力，还要具有较强的人际沟通能力和团队协作能力。只有具备这些基本的业务能力，才能在工作岗位上发挥作用，实现作为护士的人生价值。

3. 应具备良好的身心素质　外科护士要具有健康的体魄、开朗的性格、稳定的情绪和温和的态度；能吃苦耐劳，勇于克服困难，适应外科的工作特点，甘愿奉献；能通情达理、善解人意，适时有效地调节和控制不良情绪，融洽医护、护护及护患关系；能保持旺盛的精力，从容地应对各种压力，沉着冷静地处理工作中遇到的各种问题；能具备特殊的职业情感，为患者创造良好的治疗氛围，促进患者的身心康复。

4. 应具备良好的法律修养　外科护士必须认真学习《中华人民共和国护士管理办法》《医疗事故处理条例》《中华人民共和国传染病防治法》等政策法规，具有法律意识和政策意识，遵纪守法，依法行医，维护患者和所在单位的权益，树立良好的职业形象。

（张小明）

第二章 水、电解质、酸碱平衡失调患者的护理

第一节 体液平衡及调节

体液的主要成分是水和电解质，体液由细胞内液和细胞外液两部分组成。

细胞内液大部分存在于骨骼肌内。由于成年男性肌肉量较大，故其细胞内液约占体重的40%；女性的细胞内液约占体重的35%。男性和女性的细胞外液均约占体重的20%。细胞外液包括血浆和组织间液两部分，其中血浆量约占体重的5%，组织间液量约占体重的15%。

细胞外液中最主要的阳离子为Na^+，主要的阴离子为Cl^-、HCO_3^-和蛋白质；细胞内液中主要的阳离子为K^+和Mg^{2+}，主要的阴离子为HPO_4^{2-}和蛋白质。细胞内、外液的渗透压相等，正常值为290~310 mmol/L。

一、水平衡

机体内环境的稳定有赖于体内水分的恒定，正常情况下，人体每天水分的摄入量与排出量保持着动态平衡，即摄入量等于排出量，一般为2000~2500 ml。

二、电解质平衡

正常情况下，随饮食摄入的电解质经消化道吸收并参与体内代谢，维持体液电解质平衡的主要电解质为Na^+和K^+。

钠随饮食摄入体内，正常成年人每天NaCl的需要量为6~10 g，过剩的钠主要经尿液排出体外，血清钠的正常值为135~150 mmol/L。

体内钾的主要来源为饮食，正常成年人每天KCl的需要量为3~4 g，血清钾的正常值为3.5~5.5 mmol/L。

三、体液平衡的调节

体液及渗透压的平衡是通过神经-内分泌系统和肾脏来进行调节的。体液

失衡时，多先通过下丘脑-垂体后叶-抗利尿激素系统恢复和维持体液的正常渗透压，然后通过肾素-血管紧张素-醛固酮系统恢复和维持血容量，这两个系统共同作用于肾脏，调节水、钠等电解质的吸收与排泄，从而达到体液平衡的目的。

四 酸碱平衡及调节

正常人体液内保持着一定的H^+浓度，使动脉血浆pH维持在7.40±0.05，以保障人体正常的生理功能和代谢活动。

第二节 水和钠代谢紊乱患者的护理

水和钠代谢紊乱主要有3种情况：①高渗性缺水，又称"原发性缺水"，水和钠同时缺失，但缺水比例高于缺钠，血清钠高于正常范围，细胞外液呈高渗状态，严重的缺水使细胞内水分向细胞外转移，结果细胞内、外液量都会有所减少；②低渗性缺水，又称"慢性缺水"或"继发性缺水"，水和钠同时缺失，但缺钠比例高于缺水，故血清钠低于正常范围，细胞外液呈低渗状态；③等渗性缺水，又称"急性缺水"或"混合性缺水"，是外科患者最易发生的缺水类型，此时缺水和缺钠的比例大致相当，细胞外液渗透压和血清钠的浓度均保持在正常范围内。

一 临床表现

临床常根据缺水和缺钠的程度，将水和钠代谢紊乱分为轻度、中度和重度（表1-2-1），并常据此估计患者的丧失量（缺水或缺钠的量）。

表1-2-1 水和钠代谢紊乱严重程度分级

程度	临床表现	血清钠/(mmol·L^{-1})	NaCl缺值/(g·kg^{-1})
轻度	疲乏、头晕、手足麻木、直立性晕倒、尿量正常或增多、尿比重低、尿Na^+及Cl^-含量下降（低渗尿）	130～135	0.50
中度	除以上症状外，还出现皮肤弹性减退、眼球凹陷、食欲缺乏、恶心、呕吐、脉搏细速、视物模糊；血压不稳定或下降、脉压小；尿量减少但比重仍低，尿中几乎不含Na^+和Cl^-	120～130	0.50～0.75
重度	以上表现加重，少尿，发生休克，或者出现抽搐、昏迷等	<120	0.75～1.25

注：NaCl，氯化钠。

二 护理评估

(一) 健康史

评估患者的年龄、体重、生活习惯等，有助于了解体液失衡的原因，了解导致等渗性缺水的各种因素。

(二) 身体状况

1. 症状和体征 评估患者有无恶心、呕吐、厌食、乏力等症状；评估患者是否有体温过高或降低，以及脉搏、心率、意识的变化；评估患者是否存在导致缺水的各种因素等。

2. 辅助检查 电解质测定和血气分析可提示水、电解质和酸碱平衡失调。

(三) 心理-社会状况

恶心、乏力等症状可导致患者出现烦躁不安、焦虑等心理反应，要了解患者对疾病的认知程度及恢复信心的程度。了解家属对疾病的认知和心理反应及其对患者的关心和支持程度。

三 护理诊断

1. **体液不足** 与体液丢失过多或水、钠摄入不足有关。
2. **心输出量减少** 与血容量不足有关。
3. **有受伤的危险** 与低血压和脑功能障碍有关。
4. **皮肤完整性受损** 与组织灌注不足和水肿有关。
5. **营养失调：低于机体需要量** 与营养摄入不足、丢失过多有关。
6. **排尿型态的改变** 与肾血流量减少有关。
7. **潜在并发症：脑损伤、低血容量性休克、意外伤等。**
8. **知识缺乏** 缺乏有关高渗性、低渗性及等渗性缺水的知识。

四 护理措施

(一) 祛除病因

遵医嘱配合治疗，积极处理致病原因，这是防治缺水和缺钠患者的根本措施。

（二）维持体液平衡

对于已发生缺水和缺钠的患者，必须给予及时、正确的液体补充。最安全的补液方式为口服，必要时通过静脉输液来补充，即为患者实施液体疗法。需静脉输液时，应遵循以下原则。

1. 先盐后糖 一般应先输入无机盐等渗溶液，然后再补充葡萄糖溶液。

2. 先晶后胶 一般应先输入一定量的晶体溶液进行扩容，可改善血液浓缩状态，有利于改善微循环。常首选平衡盐溶液，因其成分接近血浆，更符合生理状态，可供大量使用。

3. 先快后慢 明显缺水、低血容量的患者，初期输液要快，以迅速改善缺水、缺钠状态。

4. 交替输入 液体量较多时，对盐类、糖类、胶体类及碱类等各种液体要交替输入。如果在较长时间内单纯输注一种液体，可能造成医源性体液失衡。

5. 尿畅补钾 缺水、缺钠也常伴缺钾，纠正缺水及酸中毒后，钾随尿排出增多，亦会使血清钾进一步下降，故应及时补钾。但应注意尿量正常（≥40 ml/h）时方可补钾，否则有发生高钾血症的危险。

（三）观察病情

补液过程中必须严密观察治疗效果。

1. 记录液体出入量 入量包括饮食、饮水量及静脉补入量等方面；出量包括大、小便排出量及呕吐物量、引流物量等。

2. 保持输液通畅 注意输液管内的液体滴注是否顺利，并按要求控制滴注速度。

3. 观察治疗反应

（1）精神状态：如萎靡、烦躁、嗜睡等症状的好转情况（如由嗜睡逐渐变为清醒）。

（2）缺水征象：如口渴、皮肤弹性差、眼窝内陷等症状的恢复程度。

（3）生命体征：如血压、脉搏、呼吸的改善情况。

（4）辅助检查：如尿量、尿比重、血常规检查、血清电解质测定等指标是否恢复。

（5）其他：如有无输液反应等。

（四）维持皮肤和黏膜的完整性

1. 定时观察患者的皮肤和黏膜状况，并保持皮肤清洁、干燥。

2. 协助虚弱或意识障碍的患者翻身或床上被动运动，避免局部皮肤长时间受压。按摩骨隆突出处，以促进血液循环，防止局部压疮的发生。

3. 指导患者经常用漱口水清洁口腔。若有口腔黏膜炎症或溃疡，更要加强护理，每2小时进行1次口腔护理，并遵医嘱给予药物治疗。

（五）避免直立性低血压造成身体创伤

定时监测血压。对血压不稳定或降低者，凡进行从床上坐起或下床等改变体位的动作时宜缓慢，以避免因直立性低血压造成眩晕而跌倒受伤。

（六）补充营养

1. 患者往往因身体疲倦而食欲缺乏。应注意其摄食情况，并向患者说明食物对疾病恢复的重要性。
2. 鼓励患者进食高热量、高蛋白、富含维生素和膳食纤维的食物，并注意补充足够的水分，必要时提供肠内、肠外营养。
3. 若患者过度疲倦，应协助其进食。
4. 建立正常的排便习惯，定时如厕。

（七）为患者和家属提供心理支持

由于患者对疾病和手术治疗有所恐惧，易产生紧张、焦虑等心理反应，护士应加强与患者及其家属的交流和沟通，向其提供心理支持，增强其对治疗和护理的信心。

五 健康教育

1. 向患者宣传可能导致体液失衡的因素及原发疾病，如出现呕吐、腹泻、大量出汗等情况应及早诊治或补充水分，最好饮用含盐饮料。对矿井下、野外、航海工作者，应主动接受水源断绝环境下的生存知识教育。
2. 鼓励患者多摄取水分，采取高纤维饮食。
3. 正确评估患者每天的生理需要量，注意丧失量的补充。
4. 维持正常的大便形态，定时如厕。
5. 定期监测患者治疗期间血清钠的浓度。
6. 与患者或家属交流出院后健康教育的有关知识。

第三节 钾代谢紊乱患者的护理

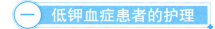

一 低钾血症患者的护理

血清钾浓度<3.5 mmol/L时即为低钾血症。

（一）临床表现

1. 肌无力 为最早的表现，一般先出现四肢肌肉软弱无力，后延及呼吸肌和躯干肌肉。可出现吞咽困难，甚至食物或饮水呛入呼吸道，当累及呼吸肌时，可出现呼吸困难甚至窒息，严重者可有腱反射减弱、消失或软瘫。

2. 消化道症状 因胃肠道平滑肌兴奋性降低，蠕动缓慢，可有厌食、恶心、呕吐、腹胀、肠蠕动消失等肠麻痹的表现。

3. 中枢神经抑制症状 因脑细胞代谢功能障碍，早期可有烦躁，严重时可表现为神志淡漠、嗜睡或意识不清。

4. 循环系统表现 心肌受累表现为心脏传导阻滞和节律异常，可有心悸及血压下降，心电图可见心动过速及其他心律失常，严重时可发生心室颤动或收缩期心搏骤停。

5. 代谢性碱中毒 发生低血钾时，因 K^+ 由细胞内代偿性移出细胞外，与 Na^+ 和 H^+ 交换增加（每移出 3 个 K^+，即有 2 个 Na^+ 和 1 个 H^+ 移入细胞），使细胞外液的 H^+ 浓度下降，故常合并低钾性碱中毒。

（二）护理评估

1. 健康史 评估患者是否存在长期禁食、进食不足及补液患者长期接受不含钾盐的液体或静脉营养液中钾盐补充不足的情况，评估患者是否存在呕吐、腹泻、持续胃肠减压、肠瘘等情况。

2. 身体状况

（1）症状和体征：了解患者是否存在肌无力、烦躁、神志淡漠、嗜睡或意识不清，以及心悸、心动过速、心律失常、血压下降等。

（2）辅助检查：血清钾 < 3.5 mmol/L，心电图检查可显示 T 波低平或倒置，随后出现 ST 段降低、QT 间期延长及 U 波。

3. 心理-社会状况 评估患者是否由于肌无力、腹胀及心律失常导致焦虑不安的情绪。评估患者及其家属是否了解有关钾的作用和钾摄入方面的知识及其对低钾血症的认知程度。

（三）护理诊断

1. **有受伤的危险** 与意识改变及骨骼肌无力有关。
2. **气体交换受损** 与呼吸肌无力有关。
3. **舒适的改变** 与肌无力及胃肠道反应有关。
4. **排尿异常** 与膀胱平滑肌无力及肾脏浓缩能力下降有关。
5. **营养失调：低于机体需要量** 与胃肠道反应及麻痹性肠梗阻有关。

6. 活动无耐力 与骨骼肌无力有关。

7. 知识缺乏 缺乏低钾血症的有关知识。

（四）护理措施

1. 祛除病因 如及时控制呕吐或腹泻、防止钾的继续丢失等。

2. 预防高危患者发生低钾血症

（1）观察患者的临床表现，发现有低钾血症征象时，应立即通知医师，及时处理。

（2）如果通过食物来补钾，应指导患者选用含钾量高的食物。

（3）遵医嘱补充含钾药物，向患者说明用药的原因和方法。

3. 及时补钾 最常用的口服药是10%的氯化钾溶液，不能口服者可经静脉滴注补充，静脉补钾的原则如下。

（1）浓度不宜过高：在静脉滴注的液体中，钾盐浓度不可超过0.3%。禁止将10%的氯化钾溶液直接静脉注射（推注），以免导致心搏骤停。

（2）滴速不宜过快：成人静脉滴注速度不要超过每分钟60滴。

（3）总量不宜过多：每天补充氯化钾的总量不宜超过3～6 g。

（4）见尿补钾：一般原则是尿量超过40 ml/h时，方可补钾。

4. 建立适当且安全的活动模式

（1）患者因肌无力有易受伤的危险，护士应与患者及其家属共同制定活动的时间、项目及活动量。

（2）移去环境中的危险物品，减少意外伤害的可能。

5. 预防营养不良及防止便秘

（1）在医疗限制范围内与患者共同拟定一份进食营养表。

（2）应摄入高热量、高蛋白、富含维生素和纤维素的食物。

（3）若患者过于疲倦或活动无耐力，应协助其进食。

（4）养成正常的排便习惯，定时如厕。

6. 观察心率（律）及呼吸的变化

（1）观察患者有无心律失常及心输出量减少的症状，如低血压、面色苍白等。

（2）持续监测患者的呼吸情况，训练患者深呼吸及有效咳嗽的方法。

（3）必要时向患者提供足够的氧气和使用呼吸机辅助呼吸，并做好呼吸道的护理。

（五）健康教育

1. 为患者介绍钾的作用及钾摄入方面的有关知识，鼓励患者在病情允许的情况下尽早恢复正常饮食，多进食含钾高的食物，如奶类、蛋类、豆类、鱼类、肉类、谷类、新鲜蔬菜及水果等，尽早恢复患者的正常饮食。

2. 向患者及其家属宣传易引起低钾血症的因素及原发疾病的有关知识。
3. 向患者讲解低钾血症对人体的危害。
4. 治疗期间定期监测患者血清钾的浓度,以观察疗效。

二 高钾血症患者的护理

血清钾浓度＞5.5 mmol/L 时即为高钾血症。

(一)临床表现

1. 手足麻木、腹胀、腹泻、四肢疲乏、软弱无力,严重者可瘫痪。
2. 多有神志淡漠或恍惚、感觉异常等。
3. 血钾过高者常有微循环障碍的表现,易引起类似缺血的症状,如皮肤苍白、湿冷、发绀、低血压等。
4. 可有心动过缓和其他心律失常的表现,甚至发生舒张期心搏骤停。

(二)护理评估

1. 健康史 评估患者是否存在导致高钾血症的各种因素,如静脉补钾过快、输入库存血、急性肾衰竭、酸中毒及严重挤压伤等。

2. 身体状况

(1)症状和体征:评估患者是否存在手足麻木、软弱无力甚至瘫痪,以及心动过缓和其他心律失常的表现,是否发生舒张期心搏骤停。

(2)辅助检查:血清钾＞5.5 mmol/L。心电图检查可见早期 T 波高而尖,QT 间期延长,随后出现 QRS 波群增宽及 PR 间期延长。

3. 心理-社会状况 评估患者是否由于肌无力、腹胀和心律失常而导致出现焦虑不安的情绪。评估患者及其家属是否了解有关钾的作用、钾摄入方面的知识及其对高钾血症的认知程度。

(三)护理诊断

1. **有受伤的危险** 与软弱无力、意识恍惚有关。
2. **活动无耐力** 与肌无力及弛缓性麻痹有关。
3. **知识缺乏** 缺乏对高钾血症病情及防治知识的了解。
4. **潜在并发症:心搏骤停。**

(四)护理措施

1. **一般护理措施** 积极配合医师处理原发病因,停用一切含钾药物(如青霉素钾盐等），禁输库存血，禁食含钾量多的食物。

2．降低血清钾浓度

（1）将K^+转入细胞内

1）促进糖原合成。静脉滴注25%的葡萄糖溶液200 ml＋胰岛素12.5 U（每5 g糖加1 U胰岛素）。

2）促进蛋白质合成。静脉滴注复方氨基酸，肌内注射丙酸睾酮或苯丙酸诺龙10 mg。

3）静脉滴注5%的碳酸氢钠溶液100～200 ml，促使K^+转入细胞内或由尿排出，同时有助于纠正酸中毒。

（2）使用促进K^+排泄的方法：①呋塞米40 mg静脉推注；②应用阳离子交换树脂。

（3）其他方法：上述治疗无法降低血清钾浓度时，可采用透析疗法，常用的方法有腹膜透析和血液透析，注意做好相关的护理工作。

3．心律失常的处理　发生心律失常时，立即使用10%的葡萄糖酸钙或5%的氯化钙10～20 ml缓慢静脉注射。

（五）健康教育

1．向患者及其家属宣传本病的相关知识。

2．向患者及其家属讲解有关导致高钾血症的因素及原发疾病的知识。

3．须重点向患者及其家属交代的是高钾血症对心脏的影响，增强对患者的观察与防护。

4．定期监测患者治疗期间的血钾浓度。

第四节　酸碱平衡失调患者的护理

在正常情况下，体液的pH维持在7.35～7.45，它有赖于体内的缓冲系统及肺和肾脏的调节。若体内酸或碱性物质过多或过少，超出了人体的代偿能力，或者体内的调节功能发生了障碍，即可表现出不同类型的酸或碱平衡失调，通常分为代谢性酸中毒、代谢性碱中毒、呼吸性酸中毒、呼吸性碱中毒4种类型，临床最常见的是代谢性酸中毒。

一　临床表现

（一）代谢性酸中毒

代谢性酸中毒指体内酸性物质积聚或产生过多，或HCO_3^-丢失过多而导致的血液pH<7.35。

1. **呼吸改变** 较典型的症状为呼吸深而快，呼吸频率可达50次/分，呼出气体有酮味。
2. **神经系统症状** 可出现疲乏、眩晕、嗜睡、感觉迟钝或烦躁不安，甚至意识模糊或昏迷，伴对称性肌张力减低，腱反射减弱或消失。
3. **循环系统症状** 可有面色潮红、心率加快、血压偏低，易发生休克、心律失常等。
4. **缺水表现** 多数患者伴有缺水症状和体征。

（二）代谢性碱中毒

代谢性碱中毒指体内H^+丢失或HCO_3^-增多而导致的血液pH>7.45。

1. **呼吸改变** 可出现呼吸变浅变慢。
2. **神经系统症状** 如头晕、嗜睡、谵妄或昏迷等。
3. **缺水表现** 可伴有缺水症状和体征。
4. **低钙症状** 因离子化钙减少，可出现手足抽搐、麻木、腱反射亢进等。

（三）呼吸性酸中毒

呼吸性酸中毒指肺泡通气及换气功能减弱，不能充分排出体内生成的CO_2，使血液中动脉血二氧化碳分压（arterial partial pressure of carbon dioxide，$PaCO_2$）增高而引起的高碳酸血症，血液pH<7.35。

1. **呼吸系统症状** 主要为胸闷、气促和呼吸困难。
2. **神经系统症状** 因CO_2潴留、脑血管扩张，可出现颅内压增高、脑水肿。患者可出现持续性头痛，甚至表现出脑疝的症状和体征。
3. **循环系统症状** 因酸中毒和高钾血症，患者可发生心律失常。

（四）呼吸性碱中毒

呼吸性碱中毒指由于肺泡通气过度、体内CO_2排出过多，使血液中$PaCO_2$降低而引起的低碳酸血症，血液pH>7.45。

1. **呼吸系统症状** 呼吸急促。
2. **神经系统症状** 出现头晕、晕厥、表情淡漠或意识障碍。
3. **低钙症状** 出现手足和口周麻木及针刺感、肌震颤、手足抽搐及Trousseau征阳性。
4. **循环系统症状** 常伴有心率加快。

二、护理评估

1. 健康史 评估患者是否存在严重损伤、腹膜炎、高热或休克。评估患者是否存在肾衰竭、大量输注库存血、全身麻醉过深、镇静药物过量、呼吸机管理不当、喉或支气管痉挛、急性肺水肿、严重气胸、胸腔积液、心搏骤停等。

2. 身体状况

（1）症状和体征：评估患者呼吸的深度和节律。评估患者是否存在烦躁不安、谵妄、嗜睡、心律失常等。

（2）辅助检查：评估患者的血气分析结果是否异常。

3. 心理-社会状况 评估患者是否因头晕、乏力而产生焦虑不安的情绪。评估患者及其家属是否了解酸碱失衡的有关知识及其对酸碱失衡的认知程度。

三、护理诊断

1. 有受伤的危险 与疲乏、眩晕、嗜睡、感觉迟钝、意识改变等有关。

2. 潜在并发症：低钾血症、高钾血症、低钙血症、心律失常、颅内压增高、脑疝等。

四、护理措施

1. 祛除病因 配合医师治疗原发病，消除导致酸碱平衡失调的根本原因。

2. 纠正酸碱平衡失调

（1）纠正代谢性酸中毒：轻者遵医嘱输液，纠正缺水后，酸中毒即可被纠正；重者给予碱性溶液，常用5%的碳酸氢钠溶液，一般首次给予125～250 ml，之后根据情况酌情补充。

（2）纠正代谢性碱中毒：轻者遵医嘱给予氯化钠和氯化钾即可纠正，必要时给予盐酸精氨酸溶液。严重代谢性碱中毒者应给予稀释的盐酸溶液，即将1 mol/L的盐酸150 ml溶入1000 ml 0.9%的氯化钠溶液或5%的葡萄糖溶液（此时盐酸浓度为0.15 mol/L），经中心静脉导管缓慢滴入（25～50 ml/h）。治疗期间应每4～6小时重复测定血气分析及血电解质。纠正碱中毒不宜过于迅速，一般也不要求完全纠正。有手足抽搐者，遵医嘱给予10%的葡萄糖酸钙溶液20 ml静脉注射。

（3）纠正呼吸性酸中毒：积极配合医师查找并祛除诱因，改善通气功能，必要时配合气管插管或气管切开术。对因呼吸机使用不当而导致呼吸性酸中毒的患者，应及时调整呼吸机的各项参数，促使患者排出体内蓄积的CO_2。由于吸入高浓度氧可减弱呼吸中枢对缺氧的敏感性，使呼吸更受抑制，故应低浓度给氧。

（4）纠正呼吸性碱中毒：积极配合医师查找并祛除诱因，并采取限制通气的措施，如用纸袋罩住口鼻，以减少CO_2的呼出。给予患者含5%CO_2的氧气有手足抽搐者，遵医嘱给予10%的葡萄糖酸钙20 ml静脉注射。

3. 观察病情　观察酸碱平衡失调引起的呼吸系统症状、神经系统症状、循环系统症状及缺水的症状和体征有无改善或加重。观察动脉血气分析结果、血清钾浓度、血清钙浓度有无好转。必要时进行心电监测，若发现心搏骤停的征象，应及时报告医师，并积极配合抢救。

五　健康教育

1. 告知患者若发生严重损伤、腹膜炎、高热、休克、腹泻、消化道瘘、肾衰竭等症状或疾病时，应警惕代谢性酸中毒的出现。

2. 告知患者若有严重呕吐、长期胃肠减压、长期服用碱性药物或大量输注库存血、低钾血症、使用呋塞米或依他尼酸等情况，可引起代谢性碱中毒。

3. 如患者存在镇静药物过量、喉或支气管痉挛、急性肺水肿、严重气胸、胸腔积液、肺组织广泛纤维化、重度肺气肿等情况时，须警惕呼吸性酸中毒。

4. 当患者存在癔症、高热、疼痛、创伤、感染、低氧血症等情况时，可能发生呼吸性碱中毒。一旦身体存在上述症状，应到医院诊治，以防止发生酸碱平衡失调。

（张小明）

第三章　外科营养支持患者的护理

第一节　肠内营养支持患者的护理

肠内营养（enteral nutrition，EN）是指经口或喂养管提供维持人体代谢所需的营养素的一种方法。其优点：①肠内营养制剂经肠道吸收入肝，在肝内合成机体所需的各种成分，整个过程符合生理，且肝脏可发挥解毒作用；②食物的直接刺激有利于预防肠黏膜萎缩，保护肠道屏障功能，防止细菌移位；③食物中的某些营养素（如谷氨酰胺）可直接被消化道黏膜细胞利用，有利于黏膜代谢；④肠内营养给药方便、价格低廉，无严重并发症，因此，凡胃肠功能正常或存在部分功能者，营养支持时应首选肠内营养。

一、肠内营养的适应证和禁忌证

（一）适应证

有营养支持指征、胃肠有功能并可利用的患者均可行肠内营养支持。
1. **吞咽或咀嚼困难**　如食管癌、破伤风、严重颌面部损伤等。
2. **意识障碍不能进食**　如颅脑损伤、肝性脑病等。
3. **消化系统疾病稳定期**　如肠瘘、短肠综合征、炎性肠病、胰腺炎等。
4. **高分解代谢状态**　如严重感染、烧伤、创伤或大手术等。
5. **慢性消耗性疾病**　如结核、肿瘤等。

（二）禁忌证

肠内营养禁忌证：①完全性机械性肠梗阻、麻痹性肠梗阻；②消化道活动性出血；③腹腔或肠道感染；④严重呕吐、腹泻、吸收不良；⑤短肠综合征早期、高流量肠瘘；⑥严重感染、创伤等应激状态的早期及休克状态。

二 护理措施

（一）建立投给途径

肠内营养投给途径有经口和管饲2种。多数患者因经口摄入受限或不愿口服而采用管饲。遵医嘱放置鼻胃管、鼻十二指肠管或鼻空肠管，或配合医师做胃造口、空肠造口等。按常规做好各留置管、造瘘管的护理。

（二）营养液的配制

肠内营养制剂有液体、粉剂2种。液体制剂无须配制，直接应用即可。粉剂须配制成一定浓度的溶液才能使用，应遵医嘱取一定量的粉剂放入有刻度的容器中，用50 ℃左右的温开水调成糊状，然后边加温开水边搅拌，稀释至一定容量，将配制好的营养液分装于容器（如500 ml输液瓶）中，于4 ℃冰箱存放，24 h内用完。

（三）输注营养液

常用方式有一次投给、间歇输注、连续输注、循环输注等。

（四）预防误吸

误吸为常见且严重的并发症，死亡率很高，易发生于经鼻胃管喂养者，与喂养管移位、胃排空迟缓、体位不当、咳嗽、呕吐反射减弱或消失、意识障碍等原因有关。经鼻胃管灌注时，应安置患者为半卧位。

（五）保护黏膜、皮肤

长期留置鼻胃/肠管者，鼻咽部黏膜因长时间受压可发生溃疡，应每天用油膏涂拭并润滑鼻腔黏膜。胃/空肠造口者，导管周围可有胃液或肠液溢出，应定时换药，并用氧化锌软膏保护皮肤，以防消化液刺激引起红肿和糜烂。

（六）预防胃肠道并发症

恶心、呕吐、腹胀与输注速度过快、乳糖不耐受、膳食有异味等有关。腹泻与应用某些治疗性药物、低蛋白血症使小肠吸收不良、脂肪酶缺乏使脂肪吸收障碍有关，或者与营养液渗透压过高、温度过低、输注速度过快、细菌污染等有关。

（七）预防感染

与肠内营养相关的感染主要有吸入性肺炎、急性腹膜炎及肠道感染。

1. 吸入性肺炎 由误吸所致，预防措施参见"预防误吸"。

2. 急性腹膜炎 由于胃、空肠造口管脱出至游离腹腔，从而使营养液注入腹腔所致。

3. 肠道感染 因营养液污染、变质引起。因此，在配制过程中应避免一切可能的污染，配制好的营养液应置于4 ℃冰箱内存放，输注时应在规定的时间内输完。

（八）喂养管护理

1. 妥善固定 各种喂养管均应采用妥善的方法加以固定，以防导管移位和脱出。告知患者在卧床、翻身时应避免喂养管折曲、受压或拖拽。

2. 保持通畅 为保持喂养管通畅，应使用20～30 ml的温开水或0.9%的氯化钠溶液冲洗管道。

（九）心理护理

向患者及其家属讲解营养不良对人体健康的影响、营养支持的重要性、治疗期间需要监测的内容、可能产生的治疗费用，以及欲实施的营养途径、方法、优点、可能发生的并发症等，使患者及其家属心中有数、消除疑虑、知情同意，以积极的心态配合治疗和护理。

三、健康教育

（一）早发现、早治疗

教育患者若由于某种原因长期不能正常进食或因慢性疾病导致近期体重明显下降、乏力等，应警惕营养不良，及时到医院检查，必要时接受正规的治疗。

（二）巩固治疗、维持营养

告知患者出院后应遵医嘱继续接受巩固治疗，以维持或进一步改善营养状态。

第二节　肠外营养支持患者的护理

肠外营养（parenteral nutrition，PN）是指通过肠外（通常是静脉）途径提供人体代谢所需的营养素的一种方法。当患者被禁饮食，而所需营养素均经静脉途径提供时称为"全肠外营养（total parenteral nutrition，TPN）"。

一 肠外营养的适应证和禁忌证

（一）适应证

对有营养支持指征及胃肠功能障碍或衰竭者可行肠外营养支持。

1. 胃肠道功能障碍 如消化道瘘、胃肠道梗阻、短肠综合征、放射性肠炎等。

2. 因疾病或治疗限制不能经胃肠道摄食或摄入不足 如重症胰腺炎及化疗、放疗、手术前后等。

3. 高分解代谢状态 如严重感染、大面积烧伤或大手术等。

（二）禁忌证

肠外营养的禁忌证：①胃肠功能正常、适应肠内营养或5天内可恢复胃肠功能者；②不可治愈、无存活希望、临终或不可逆昏迷者；③存在严重水、电解质及酸碱平衡失调，以及凝血功能异常或休克者。

二 护理措施

（一）建立投给途径

肠外营养输注途径有经周围静脉和经中心静脉2种，具体选择应视病情、营养液组成、输液量及护理条件等而定。

（二）输注营养液

常用方式有全营养混合液（total nutrient admixture，TNA）或全合一营养液输注和单瓶输注2种方式。

（三）并发症的观察及护理

应加强对技术性、感染性并发症的观察和护理。

1. 技术性并发症 主要有气胸、空气栓塞、静脉炎、血管或胸导管损伤等。

（1）气胸：若在中心静脉穿刺或置管后，患者出现胸闷、胸痛、呼吸困难、同侧呼吸音减弱等表现，应怀疑气胸，尽快协助医师处理。

（2）空气栓塞：为最危险的并发症。应以预防为主，锁骨下静脉穿刺时安置患者为平卧位，嘱患者屏气，置管成功后妥善连接输液管道，输注结束后旋紧导管塞。一旦出现空气栓塞症状，应立即安置患者为左侧卧位，配合急救。

(3)血栓性静脉炎:多见于周围静脉营养液输注时,一旦输注静脉出现红肿、条索状变硬、触痛等,应立即按血栓性静脉炎的情况实施护理。给予患者局部湿热敷,外涂抗凝、消炎药膏,更换穿刺部位,禁止局部按摩。

2. 感染性并发症 主要为穿刺部位感染、导管性脓毒症及肠源性感染,与患者免疫力降低、静脉穿刺置管技术缺陷、局部护理不当及营养液配制不符合规范等多方面因素有关。

(四)发热的观察及护理

肠外营养液输注过程中可能出现的高热与营养素产热有关,一般不需要特殊处理即可自行消退,部分患者可予以物理降温或服用退热药。但如患者持续高热或发热经一般处理无效,须警惕发热为感染所致,应及时告知医师,协助排查原因并进行相应的处理。

三 健康教育

参见"肠内营养支持患者的护理"。

(张小明)

第四章 外科休克患者的护理

休克是机体受到强烈有害因素侵袭后出现的以有效循环血容量锐减、组织灌注不足、细胞广泛缺氧、代谢紊乱及器官功能障碍为共同特点的病理过程，是一种危急的临床综合征。

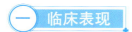

一、临床表现

（一）休克早期

相当于微循环痉挛期。此期机体处于代偿阶段，表现为精神紧张、兴奋或烦躁不安，口渴，皮肤苍白，手足湿冷，呼吸急促，脉率增快，收缩压正常或略低而舒张压升高，脉压减小，尿量正常或减少。此期若能得到及时处理，休克可很快好转。

（二）休克期

相当于微循环扩张期。此期机体失去代偿能力，表现为神情淡漠，反应迟钝，皮肤和黏膜发绀，四肢湿冷，呼吸浅快，脉搏细快，收缩压<80 mmHg，脉压<20 mmHg，浅静脉瘪陷，毛细血管充盈时间延长，尿量<30 ml/h。此期若能正确处理，休克尚有逆转的可能。

（三）休克晚期

相当于微循环衰竭期。此期已经发展至弥散性血管内凝血和重要脏器功能衰竭阶段。表现为不同程度的意识障碍，皮肤和黏膜发绀加重或有花纹，四肢厥冷，脉搏微弱甚至摸不清，血压进行性下降甚至测不出，尿量进行性减少甚至无尿，有出血症状（如皮肤和黏膜出血点或瘀斑、呕血、便血等）。此期患者常因继发多器官功能衰竭而死亡。

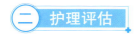

二、护理评估

（一）健康史

了解患者有无引起休克的原因，如大面积烧伤、骨折、挤压综合征、消化道大出血、肝脾破裂、大血管损伤、急性胆管感染、急性弥漫性腹膜炎、绞窄性肠梗阻等。

(二) 身体状况

1. 意识和精神状态 评估患者是精神紧张、兴奋、烦躁不安，还是表情淡漠、反应迟钝、意识模糊或昏迷。

2. 皮肤色泽及温度 评估患者有无皮肤和黏膜苍白或发绀、花斑，手足湿冷等。

3. 生命体征 评估患者有无收缩压降低、脉压缩小或血压测不到等，有无脉率增快、脉搏细弱或测不到，有无呼吸浅促或不规则，有无高热或体温偏低。

4. 尿量及尿比重 评估患者有无尿量减少、尿比重异常。观察并记录24 h液体出入量。

5. 周围血管 评估患者有无浅静脉萎陷及毛细血管充盈时间延长。

(三) 心理-社会状况

观察患者及其家属的情绪反应，了解其心理承受能力及对治疗和预后的知晓程度。休克起病急、病情重、变化快，加之抢救过程中使用的监测和治疗仪器较多，易使患者和家属产生遭受死亡威胁的感觉，可出现不同程度的紧张、焦虑或恐惧心理。

三、护理诊断

1. **体液不足** 与急性大量失血、失液有关。
2. **组织灌注量改变** 与循环血量不足、微循环障碍等有关。
3. **心输出量减少** 与冠状动脉供血减少、心肌缺氧和损害等有关。
4. **气体交换受损** 与肺萎陷、通气/血流比例失调、弥散性血管内凝血等有关。
5. **体温过高或过低** 与感染、毒素吸收或体表灌注减少等有关。
6. **有感染的危险** 与机体免疫力降低、留置导尿管和静脉导管等有关。
7. **潜在并发症：压疮、多器官功能障碍等。**

四、护理措施

(一) 紧急救护

1. 安置休克卧位 安置患者于平卧位或头和躯干抬高20°～30°、下肢抬高15°～20°的卧位。

2. 控制出血 立即采取压迫止血、加压包扎、上止血带、上止血钳等措施，控制活动性出血。

3. 保持呼吸道通畅 立即清理口鼻分泌物、呕吐物、血迹或异物等，必要时安置口咽通气道，以保持呼吸道通畅。

4. 改善缺氧状态 行鼻导管给氧，氧浓度为40%～50%、流量为6～8 L/min，以提高动脉血氧饱和度。对严重呼吸困难者，应协助医师行气管插管或气管切开，并尽早使用呼吸机辅助呼吸。

5. 使用抗休克裤 抗休克裤是专门为紧急抢救各种原因所致的低血容量性休克患者而设计的，它通过对腹部和下肢施加可测量和可控制的压力，使体内有限的血液实现最优分配，进而迅速改善心、脑重要脏器的血供。

6. 调节体温 多数患者体温偏低，应采取保暖措施，但禁忌体表加温（如使用热水袋保暖），以防血管扩张而加重休克。感染性休克者可有高热，应采取降温措施。

7. 镇静、镇痛 保持患者安静，尽量减少不必要的搬动，骨折处行临时固定，必要时遵医嘱给予镇静、镇痛药物。

（二）补充血容量

补充血容量是抗休克的关键措施。应尽快建立两条静脉通路，一条用于快速补液，另一条用于静脉给药。

（三）纠正酸中毒

在休克晚期因组织严重缺氧、酸性代谢产物蓄积，可出现明显的代谢性酸中毒，应遵医嘱给予碱性溶液。常用碱性溶液为5%的碳酸氢钠溶液。

（四）遵医嘱用药

遵医嘱给予以下药物，并注意观察药物的疗效及不良反应。

1. 血管活性药物 常用的血管收缩药有去甲肾上腺素、间羟胺、多巴胺、异丙肾上腺素等。常用的血管扩张药有酚妥拉明、阿托品、硝普钠等。使用血管活性药物时，应注意以下事项。

（1）从低浓度、慢滴速开始用药，逐渐达到理想的治疗水平，当生命体征和病情平稳后逐渐减慢速度，直至停药。

（2）使用血管收缩药物时，应慎防药液外渗，以免引起皮下组织坏死。若出现脉搏细速、四肢厥冷、出冷汗、尿量减少等情况，应停止用药，以防因血管收缩而加重器官功能损害。

（3）血管扩张药物只有在血容量补足的情况下方可使用，以防血管扩张导致血压进一步下降而加重休克。

（4）用药期间应严密观察血压、脉搏、尿量、末梢循环等变化，视具体情况调整静脉滴注药物的浓度及速度。

2. 强心药 对于心功能不全的患者，应遵医嘱给予强心药物（如静脉注射毛花苷C），注意观察有无心律失常、黄视或绿视、胃肠道反应等药物中毒症状。

（五）观察病情

休克患者病情危重，病情变化快，应置于危重症监护室，并安排专人护理。

1. 意识 反映脑组织灌注情况。

2. 生命体征 若血压上升且稳定、脉搏有力、呼吸平稳、体温维持在正常范围内，则表示休克好转。

3. 皮肤、黏膜 皮肤、黏膜的色泽和温度能反映体表灌注情况。若皮肤和口唇颜色由苍白或发绀转为红润，手足温度由湿冷或冰凉转为温暖，表示血容量补足，末梢循环恢复，休克好转。

4. 周围静脉和毛细血管充盈时间 周围静脉由瘪陷转为充盈，毛细血管充盈时间恢复正常，表示血容量恢复，休克有好转。

5. 尿量及尿比重 反映肾血流灌注情况的重要指标，也是判断血容量是否充足的最简单而有效的指标。尿量<25 ml/h、尿比重增高，表明血容量不足；血压正常，尿量仍少且比重降低，应考虑急性肾衰竭；尿量>30 ml/h、比重正常，表示休克已纠正。

（六）心理护理

安慰患者及其家属，做好必要的解释工作，使其能安心地接受治疗和护理。抢救过程中要做到严肃认真、细心沉稳、忙而不乱、快而有序，通过各种护理行为使患者及其家属产生信任感和安全感，减轻焦虑和恐惧心理，树立战胜疾病的信心。

五 健康教育

健康教育的重点是教育人们识别可能导致休克的原因，当自己或他人遭遇下列情况时，应及时到医院救治，以防发生休克或延误休克的抢救时机。

1. 严重损伤，如大面积烧伤、长骨骨折或严重挤压伤、胸腹部损伤、骨盆损伤等。
2. 大出血，如大量呕血或便血、大血管破裂出血或体表开放性损伤大量出血等。
3. 严重感染，如胆管感染、弥漫性腹膜炎、绞窄性肠梗阻等。
4. 严重腹泻、呕吐或脱水等。

（张小明）

第五章　麻醉患者的护理

第一节　麻醉前患者的护理

麻醉前护理的主要任务是评估患者有无影响麻醉的全身和局部因素，以及患者对麻醉的耐受能力，找出需要护理干预的问题，纠正全身状况，改善重要脏器功能，提高患者对麻醉的耐受力，确保麻醉和手术的安全及顺利进行，减少麻醉后并发症。

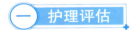

（一）健康史

评估患者有无心、肺、肝、肾、脑等重要器官疾病史，尤其应注意有无糖尿病、高血压、冠心病、癫痫、慢性阻塞性肺疾病、支气管哮喘、出血性疾病等；评估患者有无麻醉史、手术史、药物过敏史及用药史（特别是强心药、抗高血压药、降糖药、催眠药、镇痛药、激素类药物、抗凝药等药物应用史）；评估患者有无烟酒嗜好，每天饮酒和吸烟的数量等；评估患者家族中有无遗传性、过敏性及其他疾病史。

（二）身体状况

1. 症状和体征

（1）评估患者的生命体征是否稳定，意识、精神、面色、表情有无异常。

（2）评估患者有无心、肺、肝、肾、脑等重要脏器功能损害的表现。

（3）评估患者有无贫血、营养不良，以及水、电解质代谢紊乱及酸碱平衡失调的症状和体征。

（4）评估患者的牙齿有无缺少或松动，是否装有义齿。

（5）评估患者有无脊柱畸形或骨折、椎间盘突出、穿刺部位感染灶等。

2. 对麻醉的耐受能力　可根据心功能分级和病情分级，对患者的麻醉耐受能力做出判断。

（1）心功能分级：心功能Ⅰ级，对麻醉耐受力良好；心功能Ⅱ级，耐受力尚可；心功能Ⅲ级，经充分准备后可耐受；心功能Ⅳ级，耐受力极差，宜推迟手术。

(2)病情分级(表1-5-1)。

表1-5-1 病情分级与麻醉耐受力的关系(美国麻醉医师协会分级)

病情分级	健康状况	麻醉耐受力
第1级	健康	耐受力良好,风险性较小
第2级	有轻度系统性疾病、年龄>70岁或新生儿	耐受力良好,风险性较小
第3级	有严重系统性疾病,日常活动受限	耐受力减弱,风险性较大,经充分准备尚能耐受麻醉
第4级	有严重系统性疾病,且经常面临威胁生命的危险	风险性极大,即使充分准备,围手术期死亡率仍很高
第5级	无论手术与否,生命难以维持24 h	异常危险,不宜实施麻醉

(三)心理-社会状况

1. 了解患者的性格特征、人格类型等。
2. 了解患者和家属的情绪状态及其对所患疾病和麻醉方法的认知程度。
3. 了解家属对患者的支持力度、关心程度及家庭经济承受能力。
4. 了解患者有无可利用的社会资源和支持系统。

二 护理诊断

1. **焦虑、恐惧** 与对麻醉的无知和担心麻醉的安全性有关。
2. **知识缺乏** 缺乏配合麻醉前医疗和护理工作的知识。
3. **营养失调:低于机体需要量** 与疾病所致营养摄入不足或机体代谢增强有关。

三 护理措施

(一)心理护理

根据患者及其家属的心理状况,采取适当的护理措施。临床经验表明,减轻麻醉前焦虑或恐惧的最有效措施是进行麻醉知识教育。向患者及其家属介绍麻醉的方法和实施过程、如何配合麻醉、麻醉过程中可能会有的感受、麻醉中可能出现的问题及抢救措施、麻醉后的恢复过程等,还要告知患者及其家属在麻醉实施前尚需与麻醉师签署麻醉同意书。通过教育,使患者及其家属对麻醉有正确的认识,减轻焦虑和恐惧,增强信心,以最佳心态接受并配合麻醉。

(二)提高患者对麻醉的耐受力

主要措施是指导患者合理膳食以摄取足够的营养。凡禁食、进食困难或营养不良者，应遵医嘱给予营养支持治疗。

（三）麻醉前常规准备

1. 禁饮食 目的是保持胃肠道空虚，防止麻醉中呕吐物误吸引起窒息或吸入性肺炎。除门诊小手术实施局部麻醉外，其他麻醉前成人须禁食12 h、禁饮4 h。

2. 局部麻醉药过敏试验 使用有致敏性局部麻醉药的患者，应遵医嘱在麻醉前24 h内做皮肤过敏试验。

3. 皮肤准备 局部麻醉和椎管内阻滞前24 h内，遵医嘱对患者进行麻醉区域的皮肤准备。具体内容可参见"手术前护理"。

（四）麻醉前用药

麻醉前用药的目的：①减轻患者的紧张、焦虑和恐惧，使其能在安定的情绪下配合麻醉；②抑制呼吸道腺体分泌，减少唾液，保持口腔干燥和呼吸道通畅，以防发生误吸；③消除因麻醉或手术引起的不良反射，特别是迷走神经反射，预防麻醉意外；④提高患者的痛阈，缓和或解除原发病或麻醉前有创操作引起的疼痛。常用药物有以下4种，应遵医嘱在麻醉前30～60 min给药。

1. 催眠药 常用苯巴比妥、戊巴比妥、司可巴比妥等，具有镇静、催眠和抗惊厥作用，能预防局部麻醉药的不良反应。适用于各种麻醉前。

2. 镇静催眠药 常用地西泮、劳拉西泮、氟哌利多、异丙嗪等，具有镇静、催眠、抗焦虑和抗惊厥作用，对预防局部麻醉药的不良反应也有一定效果。适用于各种麻醉前。

3. 镇痛药 常用哌替啶、吗啡、芬太尼等，与全身麻醉药起协同作用，可增强麻醉效果，减少全身麻醉药的用量。剧痛患者麻醉前给药可使其安静合作，椎管内麻醉前给药能减轻腹部手术中的内脏牵拉反应。因镇痛药对呼吸中枢有抑制作用，因此，小儿、老年人应慎用，呼吸功能障碍者及临产的孕妇禁用。

4. 抗胆碱药 常用阿托品、东莨菪碱、山莨菪碱等，有抑制腺体分泌的作用，可使口腔唾液和呼吸道黏液减少，有利于保持呼吸道通畅，是全身麻醉前不可缺少的用药。因其能抑制迷走神经反射，故也作为椎管内阻滞前用药。但心动过速、甲状腺功能亢进症、高热等患者应慎用阿托品，可选用东莨菪碱或山莨菪碱。

四 健康教育

1. 告知患者严格遵守禁食水的时间。
2. 在备皮时防止患者局部皮肤发生破损。
3. 遵医嘱服用麻醉前用药。

第二节　局部麻醉患者的护理

局部麻醉（下文简称"局麻"）又称"部位麻醉"，是将局麻药经注射、涂敷、敷贴、滴入或灌注等方式作用于周围神经的某个部位而产生麻醉作用的方法。局麻操作简单、费用低、安全性好，为外科、眼科、耳鼻喉科等门诊手术常用的麻醉方法。

一、常用局麻方法

（一）表面麻醉

通过喷雾、涂敷、敷贴、滴入、灌注等将穿透力强的局麻药施用于黏膜表面，使其透过黏膜阻滞黏膜下的神经末梢而使黏膜麻醉的方法。

表面麻醉应根据手术部位选择给药方法和局麻药的浓度。例如，眼科手术用滴入法；鼻腔、口腔手术用棉片敷贴法或喷雾法；咽喉、气道手术用喷雾法或滴入法；尿道和膀胱手术用灌注法。

（二）局部浸润麻醉

将局麻药注射于手术区域的组织内，阻滞其中的神经末梢而使手术局部区域麻醉的方法。

（三）区域阻滞

将局麻药注射在手术区域四周和底部，阻滞通入手术区的神经纤维而使手术区域麻醉的方法。

（四）神经阻滞

将局麻药注入神经干、神经丛、神经节的周围，阻滞神经冲动的传导，使其所支配区域产生麻醉的方法。

二、护理诊断

1. **焦虑**　与担心麻醉及手术安全性等有关。
2. **潜在并发症**　局麻药的毒性反应及过敏反应。

三 护理措施

（一）一般护理

局麻药对机体影响小，一般无须特殊护理。门诊手术者若术中用药多、手术过程长，术后休息片刻，经观察无异常后方可离院，同时应告知患者若有不适，应即刻就诊。

（二）局麻药的不良反应及护理

局麻药的不良反应包括局部不良反应和全身不良反应。局部不良反应多为局麻药与组织直接接触所致，若局麻药浓度高或与神经接触时间过长可造成神经损害，用药必须遵循最小有效剂量和最低有效浓度的原则。全身不良反应包括高敏反应、过敏反应、中枢神经系统不良反应和心血管不良反应。

应用小剂量局麻药即发生不良反应者，疑为高敏反应，一旦发生应立即停药，并积极治疗。绝大部分局麻药过敏者是对酯类药过敏，对疑有过敏反应者可行结膜、皮内注射试验或嗜碱性粒细胞脱颗粒试验，以预防过敏反应的发生。中枢神经系统不良反应表现为舌或口唇麻木、头痛、头晕、耳鸣、视物模糊、眼球震颤、言语不清、肌肉抽搐、语无伦次、意识不清、惊厥、昏迷、呼吸停止等。心血管不良反应表现为心肌收缩力降低、传导速度减慢，外周血管扩张等。

导致局麻药中毒的原因：①药物浓度过高、用量过大，超过患者的耐受力；②误将药物注入血管；③局部组织血供丰富，药物吸收过快，血中浓度过高；④患者体质差，对正常用量的局麻药耐受力下降；⑤药物之间的相互影响导致不良反应增强，如普鲁卡因与琥珀酰胆碱同时使用，前者分解减少，易发生蓄积中毒。

预防局麻药中毒的关键措施：①控制局麻药的总量和浓度；②注射局麻药前须反复进行"回抽试验"，证实无回血后方可注射；③在血供丰富的部位注射局麻药时，可加入肾上腺素以减慢吸收；④麻醉前改善患者的身体状况，提高耐受力；⑤注意药物配伍禁忌。

四 健康教育

1. 告知患者局麻同样需要禁食。
2. 麻醉后出现恶心、头晕，应及时反馈给医护人员。
3. 告知患者手术完成后，局麻的患者需要在留观室观察30 min。

第三节　椎管内麻醉患者的护理

椎管内麻醉是将局麻药注入椎管内的蛛网膜下腔、硬脊膜外隙或骶管，阻断部分脊神经的冲动传导，使一定平面以下区域的感觉、运动及反射消失，伴肌肉松弛。椎管内麻醉时，患者保持清醒、镇痛效果确切、肌肉松弛良好，但对生理功能有一定的影响，也不能完全消除内脏牵拉反射。

一、适应证和禁忌证

（一）蛛网膜下腔阻滞麻醉

蛛网膜下腔阻滞（俗称"腰麻"）是将局麻药注入蛛网膜下腔，阻滞部分脊神经的传导功能，使其所支配区域产生麻醉作用的方法。

1. 适应证　适用于 3 h 之内的下腹部、盆腔、下肢、肛门及会阴部手术。但对于精神病或小儿等不合作的患者，除非先用基础麻醉，否则不用腰麻。因腰麻后神经系统并发症较多，麻醉时间受到限制，现多被硬膜外阻滞所取代。

2. 禁忌证　①中枢神经系统疾病，如脑脊膜炎、颅内压增高；②休克；③穿刺部位皮肤感染或脓毒症；④脊柱外伤或结核；⑤急性心力衰竭或冠心病发作；⑥严重腰背痛史、凝血功能障碍、明显腹内压增高等。

（二）硬膜外阻滞麻醉

硬膜外阻滞是将局麻药注入硬脊膜外间隙，阻滞部分脊神经，使其支配区域产生麻醉作用的方法。

1. 适应证　适用于除头部以外的任何手术，最常用于膈以下的各种腹部、腰部和下肢手术，也可用于颈部、上肢和胸部手术，但这些部位麻醉操作和管理技术较为复杂，应慎重实施。因其具有不受时间限制的优点，在临床上得到了较为广泛的应用。

2. 禁忌证　与腰麻相似。中枢神经系统疾病、休克、穿刺部位皮肤感染、脊柱严重畸形或结核、凝血功能障碍等均应列为禁忌证。老年人、妊娠期女性，以及贫血、高血压、心脏病、血容量不足等疾病患者，应谨慎应用，必要时减少局麻药的用量，加强监护和管理。

二 护理诊断

1. **焦虑** 与担心麻醉及手术安全性等有关。
2. **潜在并发症**：低血压、呼吸抑制、恶心、呕吐等。

三 护理措施

（一）一般护理

1. **体位** 麻醉时，应协助麻醉师安置和维持患者的麻醉体位。硬膜外阻滞麻醉时，协助麻醉师固定硬膜外导管。腰麻手术后为预防麻醉后头痛，应常规去枕平卧 6~8 h。硬膜外麻醉手术后为防止直立性低血压，应常规平卧 4~6 h。
2. **病情观察** 密切监测患者的生命体征，防止麻醉后并发症的出现。
3. **心理护理** 做好详尽的解释工作，向患者介绍麻醉的过程及必要的配合，缓解其焦虑、紧张的情绪。

（二）常见并发症的护理

1. **蛛网膜下腔阻滞麻醉**

（1）低血压：由交感神经阻滞所致。防治措施：①加快输液速度，增加血容量；②若血压骤降，可用麻黄碱 15~30 mg 静脉注射，以收缩血管、维持血压。

（2）恶心、呕吐：由低血压、迷走神经功能亢进、手术牵拉内脏等因素所致。防治措施是吸氧、输液、暂停手术以减少对迷走神经的刺激。

（3）呼吸抑制：常见于胸段脊神经阻滞，表现为肋间肌麻痹，胸式呼吸减弱，潮气量减少，咳嗽无力，甚至发绀。防治措施是谨慎用药、吸氧、维持循环，紧急时行气管插管、人工呼吸。

（4）头痛：发生率为 3%~30%，主要因腰椎穿刺时穿破硬脊膜和蛛网膜，使脑脊液流失、颅内压下降、颅内血管扩张所致。

（5）尿潴留：主要因支配膀胱的第 2、3、4 骶神经被阻滞后恢复较迟，下腹部、肛门或会阴部手术后切口疼痛，下腹部手术时膀胱的直接刺激及患者不习惯床上排尿体位等因素所致，一般诱导、热敷下腹部和膀胱区可有助于解除尿潴留。若上述措施解除不了尿潴留，应选择导尿。

2. **硬膜外阻滞麻醉** 全脊麻是硬膜外阻滞麻醉最危险的并发症，系硬膜外阻滞时穿刺针或导管误入蛛网膜下腔而未被及时发现，致超量局麻药注入蛛网膜下腔而产生的异常广泛的阻滞。若未及时发现和正确处理，可发生心搏骤停。一旦疑有全脊麻，应立即行面罩正压通气，必要时行气管插管以维持呼吸，加快输液速度，予以升压药以维持循环功能。主要预防措施：①麻醉前常规准备麻醉机和气管插管器械；②穿刺操作时细致认真，注射药前先回抽，观察有无脑脊液；③注射时先用试验剂量（3～5 ml）并观察5～10 min；④改变体位后须再次注射试验剂量以重新检验，有效防止患者术中躁动。

四 健康教育

1. 为了预防术后患者头痛，蛛网膜下腔阻滞麻醉术后去枕平卧6～8 h。
2. 告知患者如出现恶心、呕吐等，可能是麻醉药所致，让患者了解相关知识，协助患者头偏向一侧。
3. 向患者解释各种引流管的重要性，防止患者拔管。告知患者术中置有各种管道，不可乱动。

第四节　全身麻醉患者的护理

全身麻醉（下文简称"全麻"）是麻醉药经呼吸道吸入或经肌内、静脉注射进入体内，暂时抑制中枢神经系统功能而产生麻醉作用的方法。全身麻醉时，患者意识丧失、全身感觉消失、反射活动减弱或伴肌肉松弛，能减轻患者的痛苦，满足全身各部位手术的需要。全麻药对中枢神经的抑制作用是可控制、可逆转的，无时间限制，患者清醒后不留后遗症，与局部麻醉和神经阻滞相比，具有舒适、安全的优点，故适用于全身各部位的手术。

一 全麻类型

（一）吸入麻醉

吸入麻醉是将在室温下为气体或挥发性液体的麻醉药经呼吸道吸入而产生全身麻醉作用的方法。由于麻醉药经肺通气进入体内和排出体外，故麻醉深度的调节比其他麻醉方法更容易，在临床麻醉中的应用也最广泛。

（二）静脉麻醉

静脉麻醉是经静脉注射麻醉药物，药物通过血液循环作用于中枢神经系统而产生全身麻醉作用的方法。其优点是诱导迅速，无诱导兴奋期，对呼吸道无刺激、无环境污染，麻醉苏醒期较平稳；缺点是麻醉深度不易调节，容易产生快速耐药，无肌肉松弛作用，长时间用药后可产生体内药物蓄积和苏醒延迟。

（三）复合全身麻醉

复合全身麻醉即将静脉麻醉药、镇痛药、肌肉松弛药等联合应用而产生全身麻醉作用的方法，适用于复杂或较长时间的手术。根据给药途径的不同，可分为全静脉麻醉和静吸复合麻醉。全静脉麻醉是指在静脉麻醉诱导后，采用多种短效静脉麻醉药复合应用，以间断或连续静脉法维持麻醉；静吸复合麻醉是在全静脉麻醉的基础上，在麻醉减浅时，给予间断吸入挥发性麻醉药，以维持麻醉稳定，减少麻醉药的用量，有利于患者麻醉后迅速苏醒。

二 护理诊断

1. **有受伤的危险** 与患者麻醉后未完全清醒或感觉未完全恢复有关。
2. **潜在并发症**：恶心、呕吐、窒息、麻醉药过敏、低血压等。

三 护理措施

（一）麻醉期的护理

1. **观察病情** 麻醉期间，连续观察患者的呼吸和循环系统功能状态，采取必要的措施，维持患者呼吸和循环功能的正常。
2. **并发症的观察、预防及处理**

（1）恶心、呕吐：向患者及其家属解释麻醉、手术后出现恶心和呕吐的原因，嘱患者放松情绪、深呼吸，以减轻紧张感。对呕吐频繁者，除保持胃肠减压通畅、及时吸除胃内潴留物外，必要时还应按医嘱予以甲氧氯普胺 10 mg 经静脉或肌内注射，多能缓解。

（2）窒息：全身麻醉时，患者意识消失、吞咽和咳嗽反射丧失、贲门松弛，若胃内容物较多且未及时吸除时，易发生胃内容物反流而引起窒息。预防措施：①完善术前胃肠道准备。②调整术后体位。麻醉未清醒时取平卧位，头偏向一侧；麻醉清醒后，若无禁忌，可取斜坡卧位。③清理口腔。一旦患者发生呕吐，应立即清理口腔等处的呕吐物，以免因口腔内留有残存物而造成误吸。

（3）上呼吸道梗阻：主要原因为舌后坠、口腔分泌物或异物、喉头水肿等引起的机械性梗阻。喉头水肿为气管插管、手术牵拉或刺激喉头所致。患者主要表现为呼吸困难，不完全梗阻者表现为呼吸困难及鼾声，完全梗阻者则有鼻翼扇动和三凹征。护理措施：①密切观察患者有无舌后坠、口腔内分泌物积聚、发绀或呼吸困难的征象；②对舌后坠者，应托起其下颌，将其头后仰，置入口咽或鼻咽通气管；③清除咽喉部分泌物和异物，解除梗阻。

（4）下呼吸道梗阻：主要原因为气管导管扭折，或者导管斜面过长使其紧贴于气管壁，或者分泌物或呕吐物误吸后阻塞气管及支气管。轻者无明显症状，重者可表现为呼吸困难、缺氧、发绀、心率加快、血压降低，处理不及时可危及患者的生命。护理措施：①及时清除呼吸道分泌物和吸入物；②注意观察患者有无呼吸困难、发绀，若发现异常应及时报告医师并配合治疗；③注意避免患者因变换体位而引起气管导管扭折。

（5）低血压：当麻醉患者的收缩压下降超过基础值的30%或绝对值＜80 mmHg时即为低血压，主要原因有麻醉过深、失血过多、过敏反应、肾上腺皮质功能低下、术中牵拉内脏等。长时间低血压可致心、脑及其他重要脏器低灌注，导致患者出现少尿或代谢性酸中毒，严重者可出现心肌缺血、中枢神经系统功能障碍等。护理措施：①密切观察患者的意识、血压、尿量、心电图及血气分析等指标的变化。注意患者有无皮肤弹性差、少尿、代谢性酸中毒、心肌缺血及中枢神经系统功能障碍等表现。②调整麻醉深度、补充血容量，一旦发现患者低血压，应根据手术刺激的强度调整麻醉深度，并根据失血量快速补充血容量。③做好用药护理。患者血压骤降且经快速输血、输液仍不能纠正时，应及时按医嘱使用血管收缩药，以维持血压。若因术中牵拉反射而引起低血压的患者，应及时解除刺激，必要时静脉注射阿托品。

（6）高血压：当麻醉患者的收缩压高于基础值的30%或血压＞160 mmHg时即为高血压。主要原因有原发性高血压、手术和麻醉操作、麻醉浅或镇痛药用量不足、麻醉药物的作用等。护理措施：①完善高血压患者的术前护理，对术前已存在高血压的患者，应完善其术前准备并有效控制高血压；②密切观察血压变化，一旦发现患者高血压，应根据原因进行针对性处理；③做好用药护理，对因麻醉过浅或镇痛药用量不足所致高血压者，可根据手术刺激程度调整麻醉深度和镇痛药的用量。

（二）麻醉恢复期的护理

1. 体位 去枕、平卧，头偏向一侧，直至完全清醒为止，防止呕吐物导致的窒息。

2. 维持呼吸功能 常规给氧，保持呼吸道通畅。及时清除口咽部的分泌物及呕吐物，防止窒息。

3. 维持循环功能 严密监测血压变化，出现异常须及时处理。

4. 其他护理

（1）加强基础护理：注意保暖，提高室温，保持各种引流管、输液管的通畅，记录引流量、输液量及麻醉苏醒期间所用的药物。

（2）防止意外伤害：患者在清醒过程中可出现躁动不安或幻觉等，容易发生意外伤害。注意适当加以防护，必要时予以约束，防止患者坠床、碰撞及不自觉地拔出输液管和引流管等。

（3）防止发生坠积性肺炎

1）主要原因：①呕吐物反流及误吸导致肺损伤、肺水肿及肺不张等；②呼吸道梗阻使分泌物积聚；③气管插管刺激呼吸道分泌物增加；④血容量不足使分泌物变黏稠。

2）护理措施：①保持呼吸道通畅，定时雾化吸入，稀释痰液，促进痰液排出；②密切观察，定期监测血常规；③一旦发生坠积性肺炎，应立即按医嘱及时合理应用抗生素以控制感染，同时予以吸氧；④全身支持治疗。

四　健康教育

1. 告知患者在麻醉平稳后，可采取半卧位，有利于患者的呼吸及引流。
2. 告知患者如出现恶心、呕吐等，可能是麻醉药所致，让患者了解相关知识，协助患者头偏向一侧。
3. 向患者解释各种引流管的重要性，防止患者拔管。告知患者术中置有各种管道，不可乱动。
4. 鼓励患者床上活动，告知患者定时翻身，促进肠蠕动，防止压疮。教会患者做肢体活动，特别是下肢活动，防止深静脉血栓的形成。

（张小明）

第六章　手术室护理工作

手术室是对患者实施手术治疗的重要场所，是医院的重要技术部门，更是无菌技术应用得到最集中体现的部门。随着手术治疗范围的不断扩大及手术技术和仪器设备现代化程度的提高，手术室的建设和管理水平、人员素质和技术要求等也越来越高。手术室护理工作的目的是为患者提供安全的手术环境，创造有利的手术条件，保证手术过程的顺利，为患者的术后康复奠定基础。

第一节　手术室环境和管理

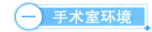

（一）手术布局

1. 手术室位置　手术室应建在医院内安静、污染较少的位置，并与外科或其他手术科室、监护室、中心化验室、血库等相邻。

2. 手术间数目与面积　手术间数目应与手术科室的实际床位数成比例，一般为1∶20～1∶25。手术间面积有大小之分，以满足不同手术的需要，大手术间为50～60 m^2，中手术室间为30～40 m^2，小手术间为20～30 m^2。

3. 手术间内设备　应具备手术台、器械桌、器械托盘、麻醉桌、吊顶式无影灯、立地聚光灯、药品及敷料柜、读片灯、吸引与供氧装置、麻醉机、心电监护仪、输液架、踏脚凳、污物桶、挂钟、各种扶托及固定患者的物品等。此外，还应有术中检查用的移动式C形臂X线机、教学用的闭路电视和录像装置、预防停电用的双电源或备用供电装置等。

（二）洁净手术室的标准和空气净化技术

1. 洁净手术室的标准　手术室空气的洁净程度是以含尘浓度来衡量的。我国手术室按洁净程度分为以下4个等级（表1-6-1）。

表 1-6-1　我国手术室的洁净等级标准

等级	适用手术范围	静态空气洁净度及级别		浮游菌浓度/（菌落·米$^{-3}$）	沉降菌（φ90 mm，30 min）/（菌落·皿$^{-1}$）
		级别	≥0.5 μm的微粒数/（粒·米$^{-3}$）		
Ⅰ级（特别洁净手术室）	关节置换、器官移植，以及脑外科、心脏外科、眼科等无菌手术	100级	≤3500	≤5	≤1
Ⅱ级（标准洁净手术室）	卵巢移植，以及胸外科、整形外科、泌尿外科、肝胆外科、骨科、普通外科等Ⅰ类切口手术	1万级	≤3.5万	≤75	≤2
Ⅲ级（一般洁净手术室）	普通外科（Ⅰ类除外）、妇产科等Ⅱ类切口手术	10万级	≤35万	≤150	≤3
Ⅳ级（准洁净手术室和辅助用房）	感染或脓肿切开及肛肠外科等Ⅲ类切口手术	30万级	≤350万	≤400	≤10

2. 空气净化技术　洁净手术室的空气净化系统主要由空气处理器，初效、中效和高效过滤器，加压风机，空气加温器，送风口及回风口等组成。其净化原理是在空调技术的基础上，通过初效、中效和高效三级过滤控制室内尘埃含量，采用不同气流方式（如乱流、垂直层流、水平层流）和换气次数［我国的标准是每小时25次（万级），每小时15次（10万级）］，使空气达到一定级别的净化标准。

（三）手术室分区

按洁净度将手术室分为洁净区、准洁净区和非洁净区3个区域。分区的目的是防止区域之间的相互干扰，保证各区域的空气质量达到国家卫生健康委员会发布的空气净化标准，防止医院内感染。

1. 洁净区　包括手术间、洗手间、手术间内走廊、无菌物品间、储药室、麻醉准备室等。洁净要求最高的区域设在手术室最靠内的位置。非手术人员或非在岗人员禁止入内。此区内的所有人员及其活动都必须严格遵守无菌原则。

2. 准洁净区　包括器械室、敷料室、洗涤室、消毒室、手术间外走廊、麻醉恢复室、石膏室等。洁净要求较高，设在手术室的中间位置。该区为由非洁净区进入洁净区的过渡性区域，进入者必须避免噪声，保持安静，凡是已完成手臂消毒或穿好无菌手术衣者不得进入，以防污染。

3. 非洁净区　包括办公室、会议室、实验室、标本室、污物室、资料室、电教室、值班室、更衣室、医护人员休息室、手术患者家属等候室等。洁净要求不高，设在手术室最靠外的位置。交接患者时，应在这个区域更换平车，以阻止外来车轮带入细菌。

二 手术室管理

（一）手术室日常管理制度

1. 为了严格执行无菌技术，必须严格控制入室人员，除参加手术的医师、麻醉师、护士、本科室工作人员外，其他人员不得随便进入。患有上呼吸道感染、皮肤感染者，勿入手术室，更不能参加手术。
2. 手术室内应保持安静，不可大声喧哗和随便走动，禁止吸烟。
3. 手术室工作人员应坚守岗位，随时准备接收急症及意外事故患者。
4. 严格遵循无菌操作规程，工作人员之间应互相监督，如有违反，应立即纠正。
5. 在手术间安排上，通常无菌手术安排在先，感染性手术在后，严重感染手术应安排在感染手术间。
6. 进入手术室人员须更换手术室清洁衣裤、鞋帽、口罩，带菌者不宜入室。
7. 手术进行时尽量不从正门进入，非手术用品不得带入手术间。
8. 手术进行时应减少人员进出，需要外出时必须更换外出衣和外出鞋，工作人员离开时应换下手术衣裤、鞋帽、口罩等。
9. 常规手术的手术通知单应在术前一日送交手术室，急症手术除由负责医师电话通知外，也必须送交手术通知单。
10. 手术室设备应有专人保管、维修、保养，使用者必须熟悉各种设备器具的操作规程和注意事项，做到术前检查，术后安全存放，发现问题及时报修。
11. 各种易燃、易爆、毒麻药品，应由专人保管，定期清点。易燃物品的存放应远离火种、电源。

（二）接送患者制度

1. 常规手术患者一般在术前30 min进入手术室，手术室护士按手术通知单接患者，仔细核对手术患者的姓名、床号、住院号、手术部位、手术名称、血型等，并清点带来的物品，核对无误后送至所安排的手术间。行急诊手术时，病房应做好一切术前准备，由医护人员护送至手术室。
2. 患者进入手术室后，按规定戴清洁帽、更换拖鞋等。
3. 手术结束后，病情允许时将患者送回病房，并与病房护士做好各项交接工作。

（三）参观制度

1. 参观人员应安排在有闭路电视的教学参观室观摩手术。若无条件，应严格限定参观人数,一般25～30 m²的手术间不超过4人。

2. 参观人员必须经手术室批准后,根据手术室统一安排,在指定的时间和指定的手术间内参观。

3. 参观人员必须严格遵守手术室的管理规定,进入手术室必须更换参观衣、鞋帽、口罩等。

4. 参观人员应站立于手术人员身后,不可距手术人员太近,以免造成污染。参观人员应接受医护人员的指导,严格遵守无菌原则,不能随意出入和四处走动。

(四)手术间清洁和消毒制度

1. 每天手术结束后,在手术室净化空调系统运行过程中对台面、桌面、设备和物品表面、地面进行湿式打扫,净化空调系统应运行至规定的洁净级别为止。

2. 特殊感染手术后,用50 mg/L有效消毒液对台面、桌面、设备和物品表面、地面进行湿式打扫。乙型肝炎病毒表面抗原(HBsAg)阳性,尤其是乙型肝炎病毒e抗原(HBeAg)阳性患者手术后,用1 g/m³过氧乙酸熏蒸消毒,密闭30 min。净化空调系统应运行至规定的洁净级别为止。

3. 每周至少彻底大扫除1次,并进行空气消毒。

4. 每月做1次空气洁净度和生物微粒监测。

第二节 手术物品的准备和无菌处理

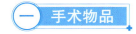

(一)手术器械

1. 手术刀 手术刀主要用于切开和分离组织。手术刀由刀柄和可装卸的刀片两部分组成(图1-6-1),一般二者要分别存放和消毒。刀柄根据其长短及大小可分为7、4、3号3种规格,一把刀柄可安装几种不同型号的刀片;刀片按其形态可分为圆刃刀和尖刃刀,并有各种规格。装载刀片时,用持针器夹持刀片前端背部,使刀片的缺口对准刀柄前部的槽孔,稍用力向后拉动即可装上;卸载刀片时,用持针器夹持刀片尾端背部,并向上稍用力提出槽孔,向前推即可卸下(图1-6-2)。

2. 手术剪 手术剪分组织剪和线剪两大类(图1-6-3)。组织剪用于剪断、分离组织,有直、弯,钝、尖,以及长、短之分。通常浅部手术操作使用直剪,深部手术操作使用弯剪。线剪多为直剪,用于剪线、修剪引流物和敷料等,浅部剪线使用尖头剪,深部剪线使用钝头剪。

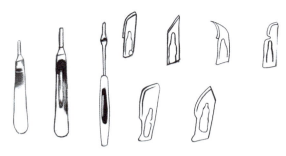

图1-6-1　各种刀柄及刀片

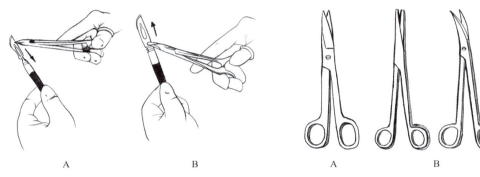

图1-6-2　手术刀片的装卸方法
注：A. 安装手术刀片；B. 卸下手术刀片。

图1-6-3　各种手术剪
注：A. 线剪；B. 组织剪。

3. 手术钳　手术钳种类繁多，主要有以下5种（图1-6-4）。

（1）止血钳：又称"血管钳"。主要用于钳夹止血及钝性分离等。有直、弯、有齿、无齿，以及长、短之分，细小的止血钳又称"蚊式钳"。直钳用于浅部止血，弯钳用于深部止血、分离操作、带线结扎、扶持组织进行缝合等。蚊式钳用于精细止血和分离操作。有齿直钳（柯克钳）用于钳夹较厚和易滑脱的组织，如将要切除的胃或肠等。

（2）持针钳：又称"持针器"。用以夹持缝针进行缝合及持钳打结。其基本结构与血管钳类似，但前端齿槽床部短、柄部长，钳叶内有交叉齿纹，弹性和稳定性较好。持针钳也用于装卸手术刀片。

（3）组织钳：又称"鼠齿钳"或"爱丽丝钳"。其前端稍宽，有一排细齿，闭合时互相嵌合。用于夹持组织（如皮下组织、要切除的组织和皮瓣等）作为牵引。

（4）布巾钳：前端弯而尖，似蟹的大爪，能交叉咬合。主要用于钳夹、固定手术巾，防止术中手术巾移位。

（5）卵圆钳：又称"海绵钳"或"环钳"。钳的前部呈环状，分为有齿和无齿两种。前者也称"持物钳"，主要用于夹持、传递已消毒的器械物品，也用于夹持消毒棉球以行手术区皮肤的消毒；后者主要用于夹提胃、肠等脏器组织。

4. 手术镊　用于夹持组织，便于分离、剪切、缝合等操作。分有齿、无齿，

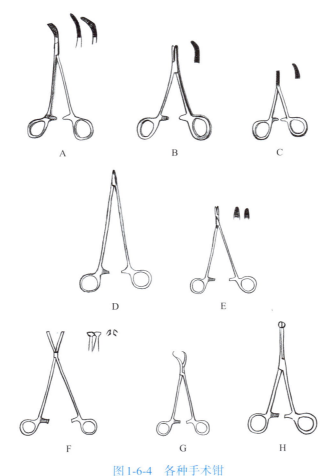

图1-6-4 各种手术钳

注：A. 大号止血钳；B. 中号止血钳；C. 小号止血钳；D. 大号持针钳；E. 小号持针钳；F. 组织钳；G. 布巾钳；H. 卵圆钳。

以及大、中、小号（图1-6-5）。有齿镊夹持牢固，对组织有一定的损伤作用，用于夹持皮肤、肌腱等坚韧组织。无齿镊对组织的损伤较轻，用于夹持肠管、血管、神经及黏膜等较脆弱的组织。

5. 牵开器 又称"拉钩"。用于牵开组织，显露深部手术野，便于手术操作。可分为手持拉钩和自动拉钩两类，有大、中、小之分。根据使用范围、形状等又有不同的别名（图1-6-6）。手持拉钩钩浅或钩小者，用于牵开各类手术的皮肤切口和浅部组织（如腹壁、甲状腺、肌肉等），钩深或钩大者，用于牵开体腔（如腹腔、胸腔）。自动拉钩主要用于牵开胸腔和腹腔。

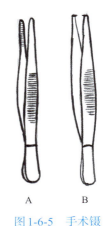

图1-6-5 手术镊

注：A. 无齿镊；B. 有齿镊。

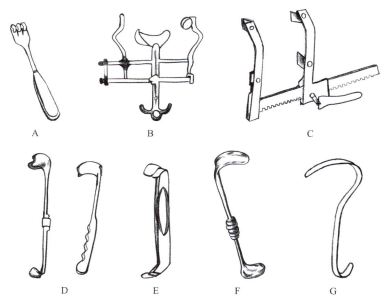

图1-6-6 各种牵开器

注：A. 皮肤拉钩；B. 三翼腹壁自动牵开器；C. 胸腔自动牵开器；D. 阑尾拉钩；E. 甲状腺拉钩；F. 腹腔直角拉钩；G. S形拉钩。

6. 缝合针 用于缝合组织。有直针和弯针两类。根据弯曲的弧度分为1/4圆、3/8圆和1/2圆，根据针尖的断面分为圆针、三角针和铲形针等（图1-6-7）。圆针对组织损伤小，用于缝合肌肉、脏器、血管、神经、皮下等软组织；三角针锋利、穿透力强，用于缝合皮肤、软骨等坚韧组织。

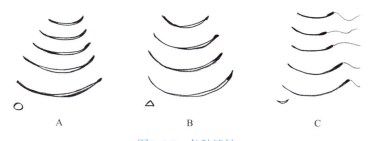

图1-6-7 各种缝针

注：A. 圆针；B. 三角针；C. 铲形针。

7. 吸引器头 用于吸引手术野的渗血和渗液、空腔脏器内容物、手术野冲洗液等。有弯头和直头两种（图1-6-8）。使用时接上吸引导管，并与吸引器连接。

（二）缝合线

缝合线用于结扎血管、缝合组织和脏器，线的粗细以号码表示，号码越大，表示线越粗，反之线越细。规格由粗至细有10号、7号、4号、1号、0号至11个0号等数种。分为不可吸收和可吸收两类。

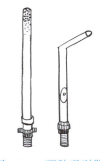

图1-6-8 两种吸引器头

1. 不可吸收缝线 此类线不会被组织酶消化。

（1）丝线：由优质蚕丝制成，在体内不能被吸收，抗拉力强，组织反应小，打结后不易滑脱，价廉，易于消毒，故用途最广。用于缝合皮肤、皮下组织、腹膜、筋膜、肌肉、肠管等，也用于结扎、缝扎血管等。

（2）合成线：一般为带缝针的无损伤缝线，为高分子化合物，能长期保持张力和强度，组织反应小，但有的打结后易滑脱。

（3）金属线：如不锈钢丝、钽丝、银丝等，直径为0.1～1.5 mm，拉力大、组织反应小、价格较高，不易打结。用于骨折固定，缝合肌腱、软骨，也可用于腹部切口的减张缝合。

2. 可吸收缝线 此类线可由体内酶消化而被组织吸收。

（1）肠线：用于缝合胃肠、子宫、膀胱、胆管等，能避免因线结引起结石或腹腔肠管粘连。

（2）化学合成线：聚乙交酯-丙交酯可吸收缝线，为带缝针的无损伤缝线，近年来已在临床广泛应用。其具有良好的生物相容性，强度高，质地平滑，打结容易，柔韧性好，可降解为二氧化碳和水。抗张强度维持时间超过伤口愈合时间，15天后开始吸收，1个月后可大部分吸收，2～3个月可完全吸收。

（三）引流用物

引流用物用于脓肿、创面及体腔内的渗血、渗液、积气等的引流，具有预防和治疗感染的作用。常用的引流物有以下几种。

1. 纱布引流条 为纱布剪成小条梳去毛边制成。包括凡士林纱条、碘仿纱条、0.9%的氯化钠溶液纱条、碘附纱条等，用于表浅创面引流、脓肿切开后引流及覆盖供皮区创面等。

2. 乳胶片 为乳胶手套剪成条状制成。用于皮下浅层组织的引流。

3. 烟卷引流条 为纱布卷外套薄乳胶片制成，直径1 cm左右，长15～20 cm。插入伤口的部分剪数个侧孔，主要凭借纱布的虹吸作用，引出伤口内渗出物。用于腹腔和深部创口的引流。

4. 引流管 为粗细不等的乳胶、橡胶、硅胶、塑料类制品，种类较多，应用广泛。

（1）普通引流管：用于胸腔、腹腔及深部创腔的引流。可按需选择合适的管径和材质，放入前在引流管前端剪2～3个侧孔。

（2）负压球引流管：由引流管和收集液体的负压球组成，引流管前端为扁管，有数十个小孔。用于甲状腺、乳腺、胆囊切除等渗出液较多的伤口引流。

（3）套管式引流管：由粗细不同的两种管相套而成，粗管前端的管壁上有数排小孔，细管套插于粗管中，吸引器接细管可做持续吸引。此管能将腹腔内液体吸出而不易被组织堵塞。用于腹腔、肠瘘等的引流。

（4）"T"形引流管：外观呈"T"形。用于胆总管切开术后的胆汁引流。

（5）蕈状引流管：头端膨大，正、侧孔有多个，置入后不易脱出和移位，也不易被腔外软组织或腔内固体物质阻塞。用于膀胱及胆囊造口的引流等。

（四）布类和敷料

布类包括手术衣、手术单及手术包的包布等；敷料包括纱布类和棉花类。布类和敷料有不同的名称、规格及用途（表1-6-2）。

表1-6-2 手术室常用布类及敷料

名称	规格	用途
手术衣	身长120～145 cm，袖长70～80 cm，腰围150～170 cm。腰带左、右各一，带长70 cm。袖口具有松紧性，前襟的胸腹局部为双层	手术人员洗手后再穿，用于遮盖身体，有无菌隔离的作用
手术巾（切口巾）	单层单，80 cm×50 cm	手术区皮肤消毒后，将其覆盖于手术切口四周
中单	单层单，200 cm×80 cm	遮盖手术切口头端和足端，包括上、下未消毒部位及器械台等
剖腹单（大单）	规格为300 cm×160 cm，距头端100 cm处中心开1个25 cm×7 cm的孔，孔的上端有一红色三角标志。除四周30 cm为单层外，其余部分均为双层	用于腹部手术，覆盖于手术巾及中单之上，开孔处对准手术切口
孔巾（洞巾）	80 cm×50 cm，正中开一直径约9 cm的圆孔，孔周20 cm为双层	用于小手术、椎管内阻滞及各种穿刺操作等
包布	双层单，大号110 cm×110 cm，中号80 cm×80 cm，小号50 cm×50 cm	用于包裹手术器械、手术衣及敷料等
纱布块	大号40 cm×10 cm，小号10 cm×10 cm	用于手术拭血、覆盖伤口等
纱布垫	40 cm×10 cm，由6～8层纱布制成，其一角嵌入一小金属环，并有一长20 cm的布带	使用时用盐水浸湿，用于保护脏器组织，也用于术中拭血
纱布球	用15 cm×15 cm的纱布制成球状或三角形	用于皮肤消毒，压迫深部出血点或拭血等
剥离子（花生米）	用5 cm×5 cm的纱布将四周毛边向内折并卷紧，用线缝制成如花生米大小的球形	使用时用弯止血钳夹住，用于分离粘连组织

二、手术物品的传递

尽管现代化手术室多备有电刀、电凝、吻合器、一次性缝合针线等，有的手术也是在镜（如腹腔镜、胸腔镜、膀胱镜）下完成的，但这些先进的设备和方法并不能完全取代开放性手术和手工操作，故器械物品的传递仍是手术室护士的主要工作。

（一）器械物品传递的基本规律

手术操作包括切开、止血、结扎、分离、缝合等，器械物品的传递应围绕这些基本操作展开。

1. 切开操作 切开皮肤时，递乙醇纱球、有齿镊、干纱布、刀、直止血钳、结扎线、线剪等；切开其他组织时递无齿镊、刀、湿纱布、弯血管钳、组织剪、结扎线、线剪等；切开腹膜时，递2把弯止血钳、刀、组织剪、拉钩、吸引器头、热盐水纱垫、洗手盐水等；切开胃或肠时另需递纱布吸附腔内液防止污染，还需递0.5%的碘附棉球消毒残端；阑尾切除后依次递石炭酸、70%的乙醇、0.9%的氯化钠溶液棉签涂擦残端。

2. 止血和结扎操作 浅部出血时递止血钳、结扎线或缝扎线、线剪；深部止血时递长弯血管钳、钳带结扎线或缝扎线、线剪等。

3. 分离操作 分离一般组织递2~3把弯止血钳、组织剪或刀、结扎或缝扎线、线剪等；分离粘连组织另需递剥离子。

4. 缝合操作 缝合皮肤时递乙醇消毒棉球、有齿镊、三角针、线剪等；缝合其他组织时递无齿镊、圆针、线剪等。

（二）器械物品传递的基本方法

1. 器械类 应以柄端轻击手术者的手掌，以提示对方握持。

（1）手术刀：应握住刀柄中前段背侧，将刀柄尾端递给手术者（图1-6-9）。

（2）环柄器械：应持器械前段或中段，弯钳、弯剪应弯曲面朝上，将柄端递给手术者（图1-6-10）。

（3）缝针：应先用持针钳的前端夹持缝针的中、后1/3交界处，再穿入缝线，将缝线重叠1/3，并将重叠部分嵌于前端缝隙之间，以防滑脱。传递时，应使针尖朝上，并以掌心托住缝线，以防缝线脱出，将柄端递给手术者（图1-6-11）。

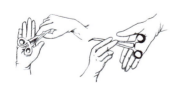 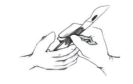 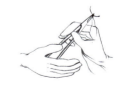

图1-6-9 手术刀的传递　　图1-6-10 环柄器械的传递　　图1-6-11 持针钳的传递

2. 缝线 目前以一次性单根线的应用最多。应使用0.9%的氯化钠溶液湿润缝线后传递给手术者。深部结扎时，需用止血钳夹住线的一端，将钳的柄端递给术者。

3. 纱布和纱垫 应先用0.9%的氯化钠溶液浸湿，拧干后抖开再传递。

4. 手动拉钩 应先把头端浸入0.9%的氯化钠溶液后再传递。

三 手术物品的无菌处理

在手术、穿刺、注射、插管、换药等过程中，如不采取一定的措施，微生物即可通过直接接触、飞沫及空气进入伤口，引起感染。因此，无菌术是外科护理工作必须全方位遵守的工作原则。无菌术是运用灭菌和消毒的方法，制定严格的操作规则及管理制度，以保证外科手术和各种诊疗操作不受外源性感染的措施。

（一）高压蒸汽灭菌法

应用最普遍，效果可靠。蒸汽压力为15～20 lb/m^{2}时，温度可达121～126 ℃，维持30 min，即能杀死包括具有顽强抵抗力的细菌芽孢在内的一切细菌，达到灭菌目的。物品灭菌后，一般可保存2周。高压蒸汽灭菌法多用于耐高温、耐潮湿的物品，如金属器械、玻璃、搪瓷、敷料、橡胶类、药物等物品的灭菌。灭菌注意事项：①需要灭菌的各种包裹不应过大、过紧。②放入灭菌器内的包裹，不要排得过密。③包内和包外各贴一条灭菌指示带。④易燃和易爆物品（如碘仿、苯类等），禁用高压蒸汽灭菌法；锐利器械如刀、剪不宜用此法灭菌，以免变钝。⑤瓶装液体灭菌时，要用玻璃纸和纱布包扎瓶口，如使用橡皮塞的瓶装液体，应插入针头排气。⑥已灭菌的物品应做记号，以便识别，并与未灭菌的物品分开放置，以免弄错。⑦要有专人负责。

（二）煮沸灭菌法

适用于金属器械、玻璃及橡胶类等物品的灭菌。在水中煮沸至100 ℃后，持续15～20 min，可杀灭一般细菌，杀灭芽孢至少需煮沸1 min。如在水中加碳酸氢钠，制成2%的碱性溶液，沸点可提高至105 ℃，灭菌时间缩短至10 min，并可防止金属物品生锈。高原地区气压低、沸点低，故海拔高度每增高300 m，应延长灭菌时间2 min。在高原地区，可应用压力锅来煮沸灭菌。压力锅的蒸汽压力一般为127.5 kPa，锅内最高温度能达124 ℃左右，10 min即可灭菌。灭菌注意事项：①物品必须完全浸没在水中，才能达到灭菌目的。②橡胶和丝线类应在水煮沸后放入，持续煮沸15 min即可取出，以免煮沸过久影响质量。③玻璃类物品要用纱布包好，放入冷水中煮，以免骤热而破裂。如为注射器，应拔出其内芯，用纱布包好针筒和内芯。④灭菌时间应从水煮沸后算起，如果中途加入其他物品，应重新计算时间。⑤煮沸器的锅盖应严密关闭，以保持沸水的温度。

(三）消毒法

消毒法的注意事项：①使用药液浸泡消毒法时，锐利器械、内腔镜等不宜热力消毒，可采用浸泡消毒。②2.0%～2.5%的碘酊用于皮肤消毒，涂抹后用70%的乙醇脱碘2次，以免引发刺激性皮炎。面部、会阴部、供皮区、小儿皮肤及黏膜等处禁用。③70%的乙醇多用于皮肤消毒。应每周核对1次浓度。④使用1∶1000的新洁尔灭溶液浸泡30 min，常用于刀片、剪刀、缝针的消毒。1000 ml中加医用亚硝酸钠5 g，可防生锈。药液宜每周更换1次。

第三节　手术人员的准备

（一）一般准备

进入手术室时，应先在手术室入口处更换专用鞋，再进入更衣室更换洗手衣、裤，戴帽子和口罩。洗手衣扎入洗手裤内，自身衣领、袖和裤脚不可外露，手术帽应遮盖全部头发，口罩应遮盖口鼻。摘除身上饰物，修剪指甲，除去甲下积垢。

（二）手臂的刷洗与消毒

手臂的刷洗与消毒简称"外科洗手"。目的是通过机械性刷洗和化学消毒的方法，尽可能清除手及前臂皮肤上的暂居菌和部分常驻菌。随着各种消毒剂的生产、推广及应用，目前医院多采用消毒剂（如碘附、灭菌王等）刷手法。

刷手的消毒液种类较多，如0.5%的碘附、碘尔康、活力碘、灭菌王、美逸柔、丹尼尔、术必泰等，使用方法大同小异。使用消毒液刷手，用时短（一般为3 min），对皮肤刺激性小，消毒效果可靠，目前已基本取代了传统的肥皂液刷手法。

1. 碘尔康刷手法　用肥皂液刷手法刷洗手和前臂3 min，再用吸足消毒液的纱布块或海绵均匀地从指尖涂擦至肘上6 cm，待皮肤干燥后穿无菌手术衣、戴无菌手套。

2. 灭菌王刷手法　用清水洗双手、前臂至肘上10 cm，用无菌毛刷蘸灭菌王3～5 ml，按肥皂液刷手法刷洗3 min，用流动的水冲净后擦干手臂，再用吸足消毒液的纱布块或海绵均匀地从指尖涂擦至肘上6 cm，待皮肤干燥后穿无菌手术衣、戴无菌手套。

（三）穿无菌手术衣、戴无菌手套

手臂消毒仅能清除皮肤表面的暂居菌和皮肤深处的部分常驻菌，而在手术过程中，残留的常驻菌会随汗腺分泌等方式逐渐移到皮肤表面，故在手臂消毒后必须穿无菌手术衣、戴无菌手套。

1. 穿无菌手术衣的方法 取无菌手术衣，提起衣领，内面朝向自己；抖开衣服并轻轻抛起，双手顺势插入衣袖，并向前伸出袖口外（巡回护士可在背后轻拉衣领协助术者穿上，并顺手系好领带）；身体略前倾，双手交叉提起腰带中段，向身体两旁递出，巡回护士在背后系好腰带。穿好手术衣后双手应拱手置于胸前区域，避免触摸手术衣或其他物品。

2. 戴无菌手套的方法 戴手套时，首先要根据手的大小选择合适的号码。戴手套的方法：戴手套前已经穿好手术衣；右手捏住手套的翻折部（内面），取出手套，使两只手套的掌面对合；显露左侧套口，左手五指伸入左手套内；用戴了手套的左手2~5指插入右手套翻折部内，将右手插入手套内；分别将两手手套的翻折部翻回并裹在手术衣的袖口上。戴手套时应注意，未戴手套的手，不可触及无菌手套的外面；已戴手套的手，不可触及无菌手套的内面。

3. 连台手术更换手术衣及手套法 如果手术完毕，需连续做另一台手术，必须更换手术衣及手套。其步骤如下。

（1）脱手术衣：洗净手套上的血迹，在巡回护士的协助下先解开衣带，将手术衣由背部向前反折脱去，同时使手套的腕部随之翻转于手上。操作中应避免手臂及洗手衣、裤的污染。

（2）脱手套：用戴手套的右手指捏住左手套翻折部将左手套脱下，再用左手指伸进右手套内面脱去右手套。操作中应避免手指接触手套的外面。

（3）手臂的清洁和消毒：用流动的水冲去手上的滑石粉，用无菌毛巾擦干。若为无菌手术，不必重新刷手，用消毒剂按前述方法涂擦手臂即可；若为感染性、污染性手术或手套已经破损，应按前述方法重新刷手和消毒手臂。

（4）穿无菌手术衣、戴无菌手套：按前述方法重新穿无菌手术衣、戴无菌手套。

第四节　患者的准备

（一）一般准备

患者必须提前到达手术室，做好手术前准备。全麻或椎管内麻醉患者应提前30 min、低温麻醉患者应提前1 h到达手术室。手术室护士应仔细核对患者的姓名、床号、住院号、诊断名称、手术部位、手术医师等。询问患者有无发热、咳嗽、流涕等症状，对于女性患者还要询问有无月经来潮。询问患者禁饮食的时间、麻醉前用药、排便、排尿等情况。若患者能说话，以上问题必须让其自己回答。验收随患者带来的药品、CT片及其他特殊用品等。在接待患者的过程中，应同时做好心理护理，帮助患者放松紧张的心理，使其能主动配合手术前准备及手术治疗。

（二）安置手术体位

为充分显露手术野，便于手术操作，一般由巡回护士根据手术部位，利用手术台的转动、升降功能及附件的支持作用，使用枕垫、沙袋、固定带等物件为患者安置合适的手术体位，必要时请手术医师核实或协助完成。

1. 安置手术体位的注意事项

（1）最大限度地保证患者的舒适与安全。

（2）有利于手术野的显露，方便手术者的操作。

（3）对呼吸、循环的不利影响最小。

（4）妥善固定，不使肢体、神经受到过度牵拉或压迫。

（5）肢体应有托架支持，不可悬空放置。

（6）躯干或肢体贴近手术床的凹、凸部位时应垫软枕。

（7）便于麻醉和病情的监测。

2. 常用的手术体位

（1）仰卧位（图1-6-12）

1）水平仰卧位：适用于腹部、胸前手术。患者仰卧，两臂用中单固定于体侧，头部置软枕，腘窝和足跟各置软垫，膝部加约束带固定。

2）上肢外展仰卧位：适用于乳房及腋部手术。患者仰卧，手术侧靠近手术

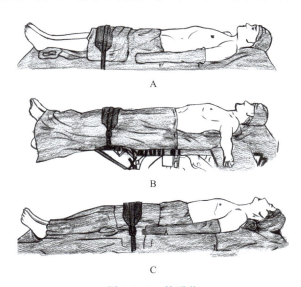

图1-6-12 仰卧位

注：A. 水平仰卧位；B. 上肢外展仰卧位；C. 颈过伸仰卧位。

床边，肩胛下置软垫，上肢伸直，外展90°置于托臂板上，对侧上肢用中单固定于体侧，其余与水平仰卧位相同。

3）颈过伸仰卧位：适用于颈前部（如甲状腺）手术。患者仰卧，手术台躯干部抬高10°~20°，头板适当下落，颈后垫一圆枕，双肩下垫肩枕，使颈过伸，头后仰或转向健侧，其余与水平仰卧位相同。

（2）侧卧位（图1-6-13）

1）胸部手术侧卧位：适用于胸腔手术。患者健侧侧卧90°，背部、胸部、腋下各垫一软枕，两上肢伸直分别固定于托臂架的上、下层，位于上方的下肢屈曲，下方的下肢自然伸直，两膝、踝间分别垫软垫，髋部和膝部用固定带固定。

2）肾手术侧卧位：适用于肾手术。患者健侧侧卧90°，肾区对准手术床腰桥，腰部垫软垫，将手术床腰桥摇起，位于上方的下肢伸直，下方的下肢屈曲，手术床的头板和足板适当降低，其余与胸部手术侧卧位相同。

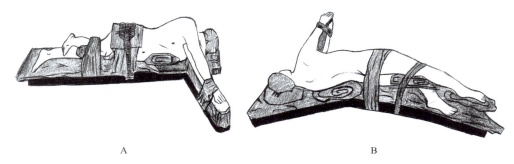

图1-6-13　侧卧位

注：A. 胸部手术侧卧位；B. 肾手术侧卧位。

（3）俯卧位（图1-6-14）：适用于脊柱及其他背部手术。患者俯卧，头偏向一侧，两臂半屈置于头旁，头部、上胸部、耻骨及髂嵴处各垫一软枕，使腹部不接触床面，以减轻对胸腹部的压迫，小腿、足背垫软枕，使踝关节自然下垂，腘窝部用固定带固定，手术床的头板和足板适当降低。

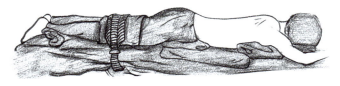

图1-6-14　俯卧位

（4）截石位（图1-6-15）：适用于会阴部、肛门、尿道等部位的手术。患者仰卧，臀部下移，使骶尾部低于背板下缘，必要时臀下可垫一小枕，穿上腿套，两腿分别置于左右搁腿架上，腘窝部垫软垫，用固定带固定。

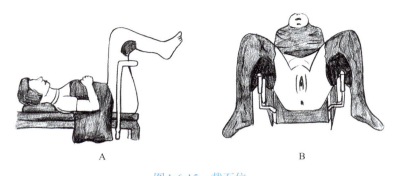

图 1-6-15 截石位

注：A. 截石位侧面图；B. 截石位正面图

（三）手术区皮肤消毒

麻醉成功、安置好患者的手术体位后，由手术医师（第一助手）在洗手后、穿手术衣之前进行手术区皮肤的消毒，目的是杀灭切口及周围皮肤上的病原微生物。

1. 常用消毒液 消毒时，手术护士将盛有消毒液纱球的小杯或弯盘及卵圆钳递给第一助手。常用的消毒液有0.5%的碘附溶液、0.5%的氯己定醇溶液、2.5%的碘酊、70%的乙醇等。

2. 消毒方法 以切口为中心逐步向四周涂擦，范围与备皮范围相同，一般应超过切口四周至少15 cm。若为感染伤口或会阴、肛门部位的手术，应按相反顺序涂擦，即自四周涂向感染伤口或会阴、肛门处。若用0.5%的碘附、0.5%的氯己定醇消毒，涂擦2遍即可；若用2.5%的碘酊消毒，可涂擦2遍，待碘酊稍干后再用70%的乙醇脱碘2遍。

3. 注意事项 皮肤消毒时，不可遗留空白区，已涂擦污染部位的纱球不可再用来涂擦清洁区。面部、会阴部、黏膜、供皮区及婴幼儿等不可用2.5%的碘酊消毒。

（四）手术区铺单法

手术区皮肤消毒后，由手术护士配合手术医师铺盖无菌手术巾、单，目的是遮盖手术切口以外的皮肤，避免或减少术中污染。下面以腹部手术为例，介绍铺单的方法。

1. 铺手术巾（切口巾） 即用4块手术巾遮盖切口周围。每块的一边折叠1/4，依次展开递给第一助手。通常第一助手在手臂消毒后铺单，一般先铺对面或相对不清洁的一侧（如下腹部、会阴部），最后铺靠近自己的一侧。递巾时前3块折边朝向第一助手，第4块折边朝向自己，双手不可与第一助手的手接触，最后递4把布巾钳给第一助手，夹住切口巾交角处，以防移动（图1-6-16）。若第一助手已穿无菌手术衣，应先铺靠近自己的一侧，再铺相对不清洁的一侧，然后

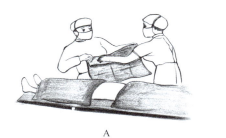
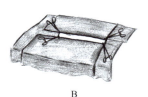

图1-6-16　铺手术巾

注：A. 铺切口巾；B. 布巾钳固定。

铺其他两侧，递巾时第一块折边朝向自己，后3块折边朝向第一助手。若使用无菌塑料薄膜粘贴皮肤切口，可免去布巾钳的传递。

2. 铺中单　应与已穿戴好手术衣及手套的手术医师配合铺单。双手托住中单，将中单一端递给手术医师，两人同时后退先横向展开，然后依次向患者头端和足端纵向展开。注意应将中单一侧平切口巾的边缘，另一侧展开时转腕用中单角包住手部，展平后同时松手，使中单自然垂下（图1-6-17）。

3. 铺大单　以铺剖腹单（图1-6-18）为例。双手将剖腹单翻开，将开孔处对准切口位置，使有红色三角标志的一侧朝向患者头端。翻开对折面同时后退横向展开，然后先向患者头端展开，再向患者足端展开，展开时也应转腕用单角保护手部，以免污染。

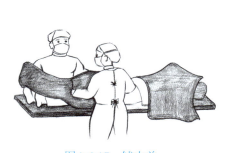
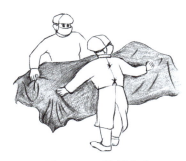

图1-6-17　铺中单　　　　　　图1-6-18　铺剖腹单

第五节　无菌桌的准备及术中无菌原则

一、无菌桌的准备

无菌桌用于摆放手术中使用的器械和物品，也称"器械桌"。一般为金属（如不锈钢）、塑料材质的方桌或圆形桌，其结构简单、坚固、轻便、可移动，易清洁。桌的四周有围栏，栏高4～5 cm。准备无菌桌的基本要求是台面上铺6层布单，布单垂至桌面下至少30 cm。具体方法如下。

1. 第一阶段　由巡回护士根据手术需要选择大小合适的器械桌。将手术器械包、敷料包等放于桌面上，解开打包带，绕结后置于对侧，再打开第一层包布，依次由内向外展开，使包布下垂至桌面下，手只可接触包布的外面，手臂不可跨越无菌区。再用无菌持物钳打开第二层包布，顺序是先对侧，再两侧，最后近侧，使包布下垂至桌面下。

2. 第二阶段　器械护士手臂刷洗消毒后，用手打开第三层包布，使包布下垂至桌面下。以上每层包布均为双层，台面上共有6层布单，布单下垂于桌面下不少于30 cm。器械护士穿无菌手术衣、戴无菌手套后，将手术器械和物品按术中使用的先后顺序，分门别类地摆放整齐，以方便术中传递时拿取。

若有连台手术，可按上述方法准备备用无菌桌，准备好后用双层无菌巾盖好，有效期为4 h。

二、术中无菌原则

1. 保护无菌区　手术中的无菌区指铺妥当的手术台台缘以上的平面和无菌桌桌缘以上的平面。任何未经灭菌，或虽经灭菌但超过保质期，或怀疑被污染的物品，均不得在无菌区内使用。向手术台上提供物品，应保持一定距离，不得进入或跨越无菌区。手术中若需擦汗，应将头转向一侧，咳嗽、打喷嚏也应避开无菌区。

2. 正确使用手术衣　手术衣的无菌范围仅限于腹侧肩以下、腰以上区域和衣袖，其他部位视为有菌。因此，穿手术衣后应保持双手呈拱手姿势放于胸前位置。站立、活动均应在规定区域内。与他人互换位置，应先后退一步，背对背完成转身。手术器械不得经背后或腋下传递。

3. 正确使用无菌包和无菌容器　无菌包和无菌容器的无菌范围，仅限于包布的内面和容器的内腔。打开无菌包时，应避免包布的四角或边缘接触内面。如需无菌包中的部分物品，可按无菌操作打开、取出，再包好，该包在4 h内仍可使用。打开无菌容器时，盖子应内面朝上放置，夹取物品时，不可触碰容器的边缘，物品取出后应立即盖好。

4. 正确使用无菌桌　铺好的备用无菌桌，如超过4 h，应视为污染，不可使用。无菌桌缘及以下视为有菌区，手术人员不得扶持或触碰。垂落至桌缘以下的物品，应视为污染，不可再带至桌面使用。术中污染的器械物品，应隔离放置，勿与其他器械接触。无菌桌面如被水或血浸湿，应加盖无菌巾。手术开始后，该无菌桌仅对该患者是无菌的，对其他患者则视为污染，故桌上的物品不可挪用。无菌桌应保持清洁、整齐、有序，有利于随时高效地提供术中所需要的器械物品。

5．防止皮肤上的细菌造成污染　手术人员和患者的皮肤虽经消毒，但深藏在皮肤深处的细菌，在手术中可逐渐移至皮肤表面，造成污染。皮肤切开及缝合前，均应使用70%的乙醇再次消毒，或在手术区粘贴无菌塑料薄膜后再切开，也可切开后在切口边缘缝无菌巾以遮盖。戴无菌手套的手，不可直接接触皮肤。接触皮肤的物品，手术中不可再用。手术中若手套破损，应立即更换。

6．正确隔离污染　空腔脏器内容物、感染坏死组织或脓液，均可造成手术区的污染。切开这些脏器、组织或脓肿前，应使用纱布垫保护周围组织，并随时吸尽流出物。被污染的器械物品应隔离存放，缝针和持针钳应以盐水刷洗。隔离污染步骤完成后，应移去被污染的物品，并更换手套，必要时加盖无菌单，重建无菌区。

（张小明）

第七章　手术前后患者的护理

第一节　手术前患者的护理

按照手术的时限性，可将外科手术分为三大类：①择期手术。施行手术的迟早不影响治疗效果，应当做到充分的术前准备，如未嵌顿的腹外疝手术等。②限期手术。手术时间虽然可以选择，但不宜过久延迟，应在较短时间内做好术前准备，如各种恶性肿瘤的根治术等。③急症手术。病情危急，需在短时间内迅速手术，抢救患者生命，如外伤性脾破裂、肠破裂等，应在最短的时间内进行必要的术前准备。

从患者准备手术至进入手术室这段时间的护理称手术前护理。完善的手术前准备是手术成功的重要步骤。

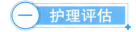

一、护理评估

（一）健康史

1. 个人史　详细了解患者的姓名、性别、年龄、民族、月经史、生育史等，有无吸烟和饮酒的习惯，有无酒精中毒史。注意这些因素与疾病发生发展及手术方式之间有无相互影响的关系。

2. 既往史和现病史　了解患者有无糖尿病、高血压、心脏病、慢性支气管炎、肝炎、贫血等病史，有无黄疸、腹水、呕血、排尿困难、血尿等。了解患者本次发病的诱因、主诉、主要病情、症状和体征（生命体征和专科体征）等。

3. 手术史　了解患者是否接受过手术治疗，以及手术方式、手术时间、手术过程平稳情况及预后情况。

4. 用药史　评估患者近期是否使用抗高血压药、抗凝血药、利尿药、激素类药物及降血糖药等，这些药物可能给手术患者带来不良影响。

5. 药物过敏史　了解患者有无青霉素、链霉素、普鲁卡因及磺胺类等药物过敏史，以便选择性用药。

（二）身体状况

1. 年龄 婴幼儿及老年人对手术的耐受力低下，手术后各脏器功能变化显著，手术风险较大。婴幼儿术前应重点评估生命体征、出入液量及体重的变化等。老年人术前应全面评估生理状态，包括呼吸、循环、消化、内分泌、泌尿等各系统的状态，掌握其病理生理变化情况。

2. 营养状况 根据患者的身高、体重、三头肌皮褶厚度、上臂周径，结合血清蛋白含量等，评估患者的营养状况。患者的营养状况与手术进行及手术后恢复情况有直接的关系。营养不良患者的手术耐受力下降，围手术期易发生休克、各种感染、伤口愈合障碍等。

3. 体液平衡状况 评估患者有无脱水及脱水的程度、类型，有无电解质代谢紊乱和酸碱平衡失调。长期呕吐、严重腹泻、出血及液体补充不足可引起脱水和电解质紊乱，老年人和幼儿更易发生。

4. 有无感染 评估患者是否有上呼吸道感染症状，并观察皮肤（特别是手术区域的皮肤）有无损伤和感染的现象。有上述情况应通知医师，可以考虑延迟手术。

5. 重要器官和系统功能 重点评估心、肺、肝、肾等脏器及内分泌、免疫系统的功能，了解患者是否伴随其他疾病及其对手术和麻醉的耐受力。

6. 辅助检查

（1）实验室检查，如血、尿、粪便常规、出血时间、凝血时间、凝血酶原，血型，血交叉试验，血清电解质，肝肾功能，血糖、尿糖等。

（2）影像学检查。根据病情选择X线检查、B超、CT、磁共振成像（MRI）等影像学检查，以明确病灶的部位、大小、范围及性质。

（3）心电图检查。

（4）肺功能检查。

（5）血气分析。

（三）心理-社会状况

1. 心理状况 多数患者术前对自己的疾病和手术治疗会产生不同程度的心理反应，主要为焦虑或恐惧，这种情绪状态常会使患者出现失眠、食欲缺乏、排尿次数增加、行为被动和依赖等。

手术前患者产生焦虑和恐惧的主要原因：①对手术效果担忧；②对麻醉和手术的不了解；③以往手术经验；④医务人员的形象效应；⑤对机体损毁的担忧。一般来说，患者术前轻度的焦虑或恐惧属于心理适度性反应过程，有利于与医护人员的配合，以取得较好的手术效果。中度焦虑或恐惧会影响患者对手术的适应力和耐受力，对手术的预后不利。因此，手术前应全面评估患者的心理状况，正确引导并及时纠正患者不良的心理反应，以保证各项医疗护理措施的顺利实施。

2. 家庭社会状况 了解家属对患者的关心程度、心理支持是否有力、家庭经济状况及医疗费用的承受能力等。

二、护理诊断

1. **焦虑或恐惧** 与担忧麻醉和手术效果及预后有关。
2. **营养失调：低于机体需要量** 与机体营养摄入不足或机体代谢增强有关。
3. **体液不足** 与术前体液补充不足或丢失过多有关。
4. **知识缺乏** 缺乏有关疾病和手术治疗配合的知识。
5. **潜在并发症：休克、肺部感染等。**

三、护理措施

（一）心理护理

良好的心理状态和积极、健康的情绪对外科患者的手术治疗及术后康复有重要的作用。在手术前，护理人员应做好以下工作：①应以满腔热情、和蔼可亲的态度来关心、同情并热心周到地接待患者及其家属；②工作应认真、负责、严肃、细致，以娴熟的技术操作获得患者的信赖，赢得患者的合作；③术前应加强与患者的沟通，以充分了解患者对疾病的认识及其不良的心理状况；④根据患者不同的性别、年龄、职业、文化程度、性格、信仰等个体差异，结合患者的病情，以通俗易懂的语言，深入浅出地讲解和介绍疾病治疗的有关知识；⑤向患者详细阐明手术在治疗中的必要性和重要性，以及在术前准备、术中和术后的治疗、护理中的有关问题，指导患者如何与医护人员密切配合；⑥向患者介绍术后可能留置的各种引流管、氧气管、导尿管及胃肠减压管的目的和重要意义；⑦向患者介绍麻醉后的反应和注意事项，介绍术后出现伤口疼痛是术后的必然现象且持续时间短暂；⑧可邀请同病房做过同类手术的患者介绍他们在治疗、护理全过程中的配合经验和体会，以帮助患者正确认识和对待自己的疾病，消除其对手术的顾虑、恐惧、紧张等不良心理反应，增强其对手术的信心。

（二）纠正患者的生理功能紊乱，提高其手术耐受力

保证患者充足的睡眠和休息，保持安静舒适的病房环境，如患者情绪不稳

定、失眠，可遵医嘱应用镇静药。在饮食方面，可根据疾病情况指导患者合理膳食，保证患者的营养需求。患者如有营养不良，术前应尽量预防或纠正。重度贫血患者应少量多次输新鲜血。脱水的患者应遵医嘱进行液体疗法。合并糖尿病、高血压、心脏病等疾病时，应遵医嘱分别做好术前的特殊准备工作。

（三）手术前常规准备

1. 胃肠道准备 择期手术患者术前12 h禁食、4 h禁水，以防麻醉或手术引起呕吐而发生窒息或吸入性肺炎。胃肠道手术患者术前1~2天开始进流质饮食，常规放置胃管。幽门梗阻患者手术前3天每晚以0.9%的氯化钠溶液洗胃，以减轻胃黏膜充血、水肿。结肠或直肠手术术前3天起口服肠道不吸收抗生素，术前1天及手术当天清晨行清洁灌肠或结肠灌洗，以减少术后感染的机会。

2. 呼吸道准备 有吸烟嗜好者，术前戒烟2周以上，以免呼吸道黏膜受刺激、分泌物增多。指导患者做深呼吸及有效的咳嗽、排痰练习。有肺部疾病的患者可使用抗生素，指导其体位引流，一般情况下，待感染控制后再考虑安排手术。

3. 排便练习 绝大多数患者不习惯在床上大小便，从而容易发生尿潴留和便秘，尤其是老年患者，因此，术前必须进行排便练习。

4. 手术区皮肤准备 皮肤准备是预防切口感染的重要环节，包括剃除手术区毛发和清洁皮肤。若切口周围毛发不影响手术操作，可不必剃除，因为剃毛可造成肉眼看不到的表皮损伤，容易引起细菌的生长和繁殖。皮肤准备最好在手术日晨。如皮肤准备时间超过24 h，应重新准备。此外，手术前1天还应洗头、理发、剪指（趾）甲，在清洁皮肤后更换清洁的衣服。

（1）常用手术皮肤准备的范围（表1-7-1）。

表1-7-1　常用手术皮肤准备的范围

手术部位	备皮范围
颅脑手术	剃除全部头发及颈部毛发，保留眉毛
颈部手术	上自唇下，下至胸骨角，两侧至斜方肌前缘
胸部手术	上自锁骨上及肩上，下至脐水平，包括患侧上臂和腋下，胸背部均超过中线5 cm
上腹部手术	上自乳头水平，下至耻骨联合，两侧至腋后线，剃除阴毛
下腹部手术	上自剑突，下至大腿上1/3前内侧及会阴部，两侧至腋后线，剃除阴毛
腹股沟和阴囊部手术	上自脐平线，下至大腿上1/3内侧，包括会阴部，剃除阴毛
肾区手术	上自乳头平线，下至耻骨联合，前后均过正中线
会阴部及肛门手术	上自髂前上棘，下至大腿上1/3，包括会阴部及臀部，剃除阴毛
四肢手术	以切口为中心包括上、下方各20 cm以上，一般超过远、近端关节或者整个肢体

（2）皮肤准备的方法（表1-7-2）。

表1-7-2 皮肤准备的方法

项目	内容
用物准备	人员准备：工作衣、帽、口罩、洗手
	用物准备：治疗车上置治疗盘，治疗盘内放安全剃须刀、弯盘、换药碗（内盛20%的肥皂液及软毛刷）、纱布、绷带、棉签、70%的乙醇、手电筒、橡胶单及中单、脸盆（内盛温水）、毛巾，必要时备汽油、屏风
	环境准备：室内整洁、温度适宜、关好门窗
操作流程	核对床号、姓名、性别、手术部位、手术时间
	向患者解释备皮的临床意义及方法
	根据操作需要安置体位
	关好门窗，暴露备皮区，下垫橡胶单、中单
	用软毛刷蘸肥皂液涂抹备皮区域
	左手持纱布绷紧皮肤，右手持安全剃须刀成30°自上而下轻巧地剃去毛发，备皮应片片相接，不要出现盲区
	剃毕用手电筒照射，仔细检查毛发是否剃净，皮肤有无割痕、割伤
	用温毛巾洗净并擦干皮肤，用棉签蘸汽油或乙醇清除皮肤上的胶布痕迹，腹部手术者应除去脐窝污垢
	撤去床上橡胶单、中单，整理床单位，清理用物
	洗手，记录完成的时间、部位，有无割伤等

（3）特殊手术部位的皮肤准备

1）颅脑手术：术前3天剪短发，每天洗头1次（急症例外），术前2 h剃净头皮，剃后洗头，并戴清洁的帽子。

2）颜面部手术：尽量保留眉毛，不予剃除。

3）口腔内手术：入院后保持口腔清洁，术前3天用复方硼酸溶液漱口。

4）骨、关节、肌腱手术：术前3天开始皮肤准备。第1、2天先用肥皂水洗净患侧，并用70%的乙醇消毒后再用无菌巾包裹；第3天进行剃毛、刷洗，用70%的乙醇消毒后，用无菌巾包扎手术野，待手术日晨重新消毒后，再用无菌巾包裹。

5）阴囊、阴茎手术：入院后每天局部用温水浸泡，并用肥皂水洗净，术前1天剃除阴毛。

5. 配血 对大手术或估计出血多的手术，术前要给患者采血，术前测定血型并做血型交叉试验，配足术中用血。

6. 药物过敏试验 术前1天常规做青霉素、普鲁卡因皮肤试验。有特殊要求者，还需做碘过敏试验、TAT皮肤测试等。

（四）手术日晨护理

1. 测量体温、脉搏、呼吸、血压，如有发热、感冒、血压升高或女性患者月经来潮或其他病情变化，应考虑暂停手术。

2. 检查手术前的准备工作是否完善，如皮肤准备情况，以及患者是否做到禁食、禁水等。骨、关节手术者，用70%的乙醇消毒手术区皮肤后，用无菌巾包扎，更换清洁衣裤。

3. 遵医嘱进行手术日晨灌肠或安置胃管。

4. 遵医嘱于手术前30 min给予术前用药，多为麻醉前用药。手术污染重或手术后感染可能性较大者，手术前应预防性使用抗生素。

5. 协助患者取下眼镜、义齿、发夹、戒指及贵重物品等，交给家属或为其妥善保管。

6. 进手术室前嘱患者排空膀胱。下腹部手术、盆腔手术或手术在4 h以上者均应安置导尿管并妥善固定。

7. 将手术患者的X线片、CT等影像检查，以及术中特殊用药和用物、胸带、腹带等随患者一起带入手术室。

8. 按手术大小及麻醉种类准备好床位及术后所需用物。大手术及全麻患者应集中到术后恢复室或监护室，以便观察病情、监护患者、及时抢救。

（五）特殊患者术前准备

合并糖尿病、高血压、心脏病等疾病时，应遵医嘱分别做好术前的特殊准备工作。

1. 糖尿病 应适当控制血糖、尿糖，纠正水、电解质代谢失调和酸中毒，改善营养。凡是施行有感染可能的手术，术前均应使用抗生素。

2. 高血压 若患者血压<180/100 mmHg，可不必做特殊准备。血压过高者，在术前应遵医嘱给予抗高血压药物，使血压控制在一定程度内。

3. 心脏病 尤其是严重心律失常的患者，应遵医嘱使用药物治疗，尽可能使心律恢复正常后方能手术。

（六）急诊手术患者术前准备

急诊手术系指病情危急、需在短时间内迅速进行的手术，如脾破裂、空腔器官穿孔、绞窄性肠梗阻等。为抢救患者的生命，应争取时间，尽快做好必要的准备和救护工作。

1. 密切观察病情变化 如意识、生命体征、瞳孔、肤色及肢端温度等，并做好记录，发现问题立即与医师联系，及时正确处理。

2. 其他准备 通知患者禁食、禁饮，给予输液，迅速做好配血、备皮、药物过敏试验、术前用药等工作。及时做好血、尿常规及出、凝血时间的检查。急诊手术患者术前不做灌肠，不用泻药。危重患者不做复杂的特殊检查。时间紧迫时，可记录药物过敏试验的执行时间，通知手术室人员观察药物过敏试验的结果。

四 健康教育

在手术前向患者做好健康指导，可减轻患者的心理负担，使其了解有关疾病和手术的知识，主动配合治疗和护理。

1. 向患者讲述手术的名称、目的、必要性、时间、麻醉方式，以及术中和术后的不适及应对方法。

2. 向患者介绍配合术前检查的方法及注意事项，如大小便标本的采集方法，以及X线检查、B超检查前的准备和注意事项。

3. 向患者说明饮食管理、戒烟及保持口腔卫生的意义，向患者解释备皮、配血、服用泻药、灌肠、洗胃、插导尿管的重要性及作用。

4. 指导患者学习有关技能。①术中采用体位的适应性练习；②训练深呼吸及有效咳嗽和排痰的方法；③床上排便、排尿的适应性训练；④指导床上翻身及下床活动的方法。

5. 向患者描述手术室的有关环境和规则。

6. 向患者讲解术后可能留置的各种引流管、氧气管、导尿管及胃肠减压管的目的和意义。

第二节 手术后患者的护理

手术后护理是指患者从手术结束回到病房直至出院这一阶段的护理。手术后护理的重点在于密切观察病情，帮助患者避免或缓解不适，积极防治并发症，促进患者尽快全面康复，给予适当的健康指导。

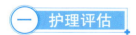

一 护理评估

（一）手术情况

了解患者的麻醉情况、使用何种麻醉药、手术方式、术中出血量、输液及输血量、尿量，以及用药等情况，了解患者安置了何种引流管及安放的部位、作用等。

（二）身体状况

1. 麻醉恢复情况 评估患者的意识、呼吸和循环功能、肢体运动、感觉、皮肤色泽等，综合判断麻醉是否苏醒及苏醒的程度。

2. 呼吸　注意患者的呼吸频率、节律及深浅度，呼吸道是否通畅，有无胸闷、呼吸困难、烦躁、发绀等缺氧表现。

3. 循环　监测患者血压的变化，脉搏的频率、强弱及节律性，评估患者的皮肤颜色及温度，观察患者肢端血液循环情况。

4. 体温　一般术后24 h内，每4小时测1次体温，以后根据病情延长测量间隔时间。手术后患者的体温常升高至38 ℃左右，这是机体对创伤的反应，是由机体对组织损伤后的分解产物及渗血、渗液的吸收所致，2～3天可恢复正常，即所谓的"吸收热"。

5. 营养状况　手术后患者大多数处于应激状态，机体代谢活动增强，因此，应重点注意患者营养的摄入量是否能满足机体的需要，同时要注意水与电解质的平衡。

6. 切口及引流情况　观察患者的敷料有无脱落、切口有无出血及分泌物，若敷料渗湿时要注意其颜色及渗血、渗液的量，观察切口有无发红、肿胀、压痛、渗液等现象，观察引流是否通畅、有效，评估引流液的性状、颜色和量。

7. 其他生理状态　观察患者的排泄是否正常、有无腹泻或便秘、排尿是否正常、皮肤的完整性是否受损、有无皮肤受压等现象，判断患者的自理能力，以便在手术后不同时期拟定合适的护理计划。

（三）心理-社会状况

手术后患者的心理反应比较强烈。麻醉和手术期的安全度过会让患者在心理上有一定程度的解脱感，多数能消除手术引起的焦虑、恐惧，但随之又会有新的心理变化，如担忧手术的结果、病变的性质及疾病的预后等。手术顺利的患者，常表现出积极的情绪反应，对术后康复充满信心，能积极配合治疗和护理。术中无法切除病灶的患者，常表现为焦虑和忧郁。若手术使身体失去某一器官或造成外表的改变，如截肢、乳房切除术、结肠造瘘术等，患者可表现为情绪低下、消极。如术后发生并发症或预后不良，患者往往情绪紧张、抑郁不安，甚至悲观、失望。

二　护理诊断

1. **清理呼吸道无效**　与痰液黏稠、切口疼痛不能有效咳嗽有关。
2. **体液不足**　与术后出血、失液或术后禁食、呕吐、引流等有关。
3. **营养失调：低于机体需要量**　与禁食、基础代谢率升高有关。
4. **舒适的改变**　与术后疼痛、恶心、呕吐、腹胀、尿潴留、呃逆有关。
5. **活动无耐力**　与切口疼痛、疲乏、体质虚弱有关。
6. **焦虑**　与对手术治疗及术后正常反应的认识不足有关。

7. 潜在并发症：出血、切口感染或裂开、肺不张与肺部感染、尿路感染、下肢深静脉血栓形成等。

8. 知识缺乏 缺乏术后饮食、活动等有关知识，缺乏术后康复知识。

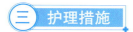

（一）卧位

手术后先根据麻醉方法安置患者的体位，可根据手术部位及治疗要求调整体位：颅脑手术后清醒无休克者，取头高斜坡卧位，即抬高床头15～30 cm，有利于脑部静脉回流；颈、胸、腹部手术患者一般取半卧位，有利于血液循环，并增加肺潮气量，可减轻腹部张力，使患者舒适，可使腹腔渗血、渗液流入盆腔以避免形成膈下脓肿；骨科手术后应平卧于硬板床上。

（二）维持呼吸和循环功能

1. 生命体征的观察 根据手术大小，定时监测患者的体温、脉搏、呼吸、血压。病情不稳定或特殊手术者，应送入重症监护病房，随时监测心、肺等生理指标，及时发现呼吸道梗阻、伤口、胸腹腔及胃肠道出血和休克等早期表现，并对症处理。

（1）血压、脉搏：中、小手术后每小时测血压、脉搏1次直至平稳；大手术后或有内出血倾向者，必要时可每15～30分钟测血压、脉搏1次，病情稳定后改为每1～2小时1次，并做好记录。

（2）体温：术后3天内，每4小时测1次体温，体温正常后改为2次/天。

（3）呼吸：随体温升高而加快，有时可因胸、腹带包扎过紧而受影响。若术后患者出现呼吸困难或急促时，应先检查胸、腹带的松紧度，做出适当调整，但仍应警惕肺部感染和急性呼吸窘迫综合征的发生。

2. 保持呼吸道通畅 参见"手术前患者的护理"。

（三）饮食和输液

手术后患者营养及液体的补充直接关系到患者代谢功能的术后康复。患者开始饮食的时间应根据手术性质、麻醉种类及肠蠕动恢复情况来决定。

1. 非消化道手术 局麻和小手术患者，术后不会出现或者很少出现全身性反应，术后即可进食或依患者要求给予饮食；蛛网膜下腔阻滞和硬膜外阻滞麻醉者，术后6 h即可进饮食；全身麻醉者，应待麻醉清醒且恶心、呕吐反应消失后方可进食；大手术患者，在术后2～3天，由于消化功能减退，患者食欲下降，甚至出现恶心、呕吐，此时进食亦少，护士应向患者多做解释工作，讲明术后饮食的重要意义，根据患者的饮食习惯和要求，逐步过渡到正常饮食。

2. 消化道手术 一般在术后24～48 h禁食，第3～4天肠功能恢复、肛门排气后，开始进少量流质饮食，可增加到全量流质饮食，第5～6天开始进半流质饮食，一般在第7～9天可改为软食或普食。进食早期，应避免服用牛奶、薯类、糖类等易引起胀气的食物。禁食期间，须从静脉补充水、电解质及营养物质。大手术后，如禁食时间较长可通过深静脉给予营养支持。开始进食时，应鼓励患者进食高蛋白、高热量、高维生素类的饮食。患者的口腔清洁和美味可口的饮食可增加患者的食欲。

（四）鼓励患者早期活动

手术后患者原则上应早期活动，并逐渐增加活动范围或活动量，以促进机体各项功能的恢复。术后早期活动有利于增加肺通气量，减少肺部并发症的发生，促进血液循环，防止静脉血栓的形成，促进肠蠕动及早恢复，减轻腹胀或便秘，促进排尿功能的恢复，解除尿潴留。主要措施如下。

1. 解释 向患者多做解释，消除患者害怕切口疼痛、出血、切口裂开等顾虑，以取得患者的合作。

2. 卧床活动 在患者已清醒、麻醉作用消失后，应鼓励其在床上活动，如深呼吸、四肢主动活动及间歇翻身等。足趾和踝关节伸屈活动及下肢肌肉松弛和收缩的交替运动有利于促进静脉回流。痰多者，应定时咳嗽，患者可坐在床沿上做深呼吸和咳嗽。

3. 离床活动 手术次日若无禁忌，应协助患者取半卧位或床边坐几分钟，随后扶患者沿床边走几步。每次活动时还应观察患者的面色及生命体征，以不过度疲劳为原则，并防止患者摔倒。

（五）切口及引流管的护理

1. 切口的护理 要保证切口愈合良好，必须加强患者的营养支持，维持切口良好的血液循环，保证手术区敷料的清洁干燥。手术后应注意观察伤口有无渗血、渗液、敷料脱落及伤口感染等情况。

切口的愈合分为3级，分别用"甲""乙""丙"表示。甲级愈合为切口愈合优良，无不良反应；乙级愈合为切口处有炎症反应，如红肿、硬结、血肿、积液等，但未化脓；丙级愈合为切口化脓，需要切开并做引流处理。

缝线拆除时间依据患者的年龄、切口部位、局部血液供应情况而决定。一般头、面、颈部手术后4～5天拆线；胸部、上腹部、背部、臀部手术后7～9天拆线；下腹部、会阴部手术后6～7天拆线；四肢手术后10～12天拆线；减张缝线拆线时间为14天。

2. 引流管的护理 引流是将体腔或组织间积聚的脓、血或渗出液通过引流物引流于体外的方法。手术后为了达到排出渗出物、观察有无出血、预防感染及减少吻合口张力等目的，常放置各种引流物，如胸、腹腔引流管或引流条等。各类引流管的护理要点如下。

（1）妥善固定，防止移位或脱落。

（2）保持引流通畅，引流管切勿扭曲、压迫、阻塞，如有阻塞应以无菌等渗盐水缓慢冲洗。

（3）观察并记录引流液的量、性状和颜色，如有异常及时与医师联系。

（4）如需用引流瓶引流，应注意无菌操作，每天更换1次连接管及引流瓶。

（5）掌握各类引流管的拔管指征、时间及方法。

（六）术后不适的护理

1. 切口疼痛

（1）评估切口疼痛的原因，向患者介绍术后疼痛的规律，消除患者对疼痛的恐惧。妥善固定各类引流管，防止其移动所致切口牵拉痛。

（2）安置患者于舒适的体位，指导或协助患者在翻身、深呼吸及咳嗽时，手放在切口两侧并向切口方向按压，以减少因切口张力增加或震动引起的疼痛。

（3）分散患者的注意力，降低机体对疼痛的感受性，如有节奏地深呼吸、听广播、听音乐、看书、与人交谈等。

（4）遵医嘱给予镇静镇痛药，小切口手术后的切口疼痛可口服解热镇痛药，如双氯芬酸钠等，可取得较好的效果。

（5）大手术后24 h内的切口疼痛，常需肌内注射阿片类镇痛药（如盐酸哌替啶），必要时隔4～6 h重复，但不可多次使用，以防成瘾。同时还可根据手术情况选用患者自控镇痛等方法。

（6）对于由切口血肿、感染或脓肿形成所引起的疼痛，应积极处理原发病灶。

2. 恶心、呕吐 术后恶心、呕吐常见的原因是麻醉反应，麻醉作用消失后即可逐渐停止。主要措施如下。

（1）保持安静、舒适及空气新鲜的病室环境。

（2）稳定患者情绪，鼓励其做深呼吸和吞咽动作，以抑制呕吐反射。

（3）协助患者取合适体位，头偏向一侧，防止发生吸入性肺炎或窒息。

（4）观察患者出现恶心、呕吐的时间及呕吐物的量、颜色、性状并做好记录。可使用镇静止吐药，如甲氧氯普胺、氯丙嗪等，疗效较好。亦可针刺内关、足三里等穴位。

3. 腹胀

（1）一般在肛门排气后，腹胀可自行消退，可不做特殊处理。

（2）严重的腹胀可使膈肌抬高、下腔静脉受压，影响呼吸和循环功能。此外，由于局部张力增高，会影响胃肠吻合口和腹壁切口的愈合，并加剧疼痛，因此须及时处理。具体方法：①鼓励患者进行床上活动或早期下床活动，以促进胃肠功能的恢复；②指导患者禁食，保证胃肠减压器有效地负压吸引，必要时行肛管排气；③遵医嘱针刺足三里、天枢、气海等穴位，艾灸脐部，热敷及按摩腹部等；④对非胃肠道手术患者，可使用新斯的明肌内注射。

4. 尿潴留 尿潴留可引起患者不适及尿路感染，应及时采取有效措施。

（1）安慰、鼓励患者，焦虑、紧张会加重尿道括约肌痉挛，使排尿困难，因此，应安定患者情绪，增加其自行排尿的信心。

（2）若病情允许应协助患者坐于床沿或下床排尿。

（3）下腹部热敷、按摩，诱导排尿或肌内注射氨甲酰胆碱，可促使患者自行排尿。遵医嘱采用针灸、电兴奋治疗，可促进患者膀胱功能的恢复。

（4）采用以上措施无效时，可行导尿术。

5. 呃逆 手术早期发生呃逆者，可采用压迫眶上缘、短时间吸入二氧化碳、针刺足三里等穴位、给予镇静催眠药或解痉药等措施进行治疗。胃潴留或胃扩张患者应插胃管行胃肠减压。如检查未能发现明显原因而一般措施无效时，也可肌内注射哌甲酯，必要时封闭膈神经以解除患者的痛苦。

（七）术后并发症的护理

1. 术后出血

（1）常见原因 术中止血不彻底、创面渗血未完全控制、术后结扎线松脱、手术中痉挛而无出血表现的小动脉断端于术后舒张、凝血功能障碍等。

（2）预防措施

1）手术时严格止血，关闭切口前确保手术野没有任何出血点是预防术后出血的关键。

2）术后严密监测生命体征，观察切口敷料有无渗血及引流液的颜色、量等，以及时发现出血征象。

2. 切口感染 指清洁切口和可能污染的切口并发了感染，发病率为3%～4%。主要原因：手术操作无菌技术不严格，使切口污染；切口内积血、积液或遗有无效腔、异物，使局部组织抵抗力降低；全身营养状况差或合并糖尿病、肥胖等导致机体抗感染能力下降。

感染常发生于术后3～4天。患者主诉切口疼痛加重或减轻后又加重，伴体温升高、脉搏加速、血白细胞计数增多和中性粒细胞比例增高。切口有红、肿、热、痛或波动感等典型体征。

切口感染早期采取局部热敷、理疗，使用有效抗生素等措施，使其不发展为脓肿。如已形成脓肿，应拆除局部缝线，敞开切口，畅通引流，定时更换敷料，待创面清洁时，可行二期缝合，以缩短愈合时间。

预防切口感染的关键在于时刻严格遵守无菌技术，认真仔细操作，防止手术残留无效腔，加强患者的营养护理，增强患者的抗感染能力，保持切口敷料的清洁、干燥，合理使用抗生素等。

3. 切口裂开 切口裂开多发生在腹部大手术后和肢体邻近关节部位的手术切口。引起切口裂开的主要原因：①营养不良导致组织愈合能力差，如贫血、低蛋白血症或过度肥胖；②切口缝合欠佳，如缝线不牢、打结不紧、打结过紧致血液循环不良、腹膜撕裂等；③切口感染；④腹腔内压突然增高，常因剧烈咳嗽、严重腹胀、呕吐、大小便困难等所致。

切口裂开多发生于手术后7～10天或拆除皮肤缝线后24 h内。切口完全裂开时，应立即用无菌生理盐水纱布覆盖，并用腹带包扎，立即通知医师送手术室重新缝合处理。如有内脏脱出，切勿在床上将内脏还纳，以免造成腹腔感染。

年老体弱、营养不良、低蛋白血症易发生此并发症者，应采取以下预防措施：①手术前加强营养支持；②手术时用减张缝线，手术后延缓拆线时间；③在良好麻醉、腹壁松弛条件下缝合切口，避免强行缝合造成腹膜等组织的撕裂；④切口外适当用腹带或胸带包扎；⑤避免用力咳嗽，咳嗽时适当按压伤口并取平卧位，减轻因横膈突然大幅度下降所致的腹内压骤升；⑥及时处理引起腹内压增加的因素（如腹胀、排便困难等），预防切口感染。

4. 肺不张与肺部感染 肺不张与肺部感染多发生于胸腹部大手术后，尤其是老年患者、有长期吸烟史、患有急/慢性呼吸道感染者更易发生。因麻醉的刺激使气管和支气管分泌物增多，或术后疼痛、胸腹部绷带包扎过紧等限制了患者的咳嗽和深呼吸，使分泌物积聚在肺底部、肺泡及支气管内不能排出，堵塞支气管，导致肺不张与肺部感染。

预防措施：①术前锻炼深呼吸。有吸烟嗜好者，术前2周停止吸烟，以减少气道内分泌物。②术前积极治疗原有的支气管炎或慢性肺部感染。③全麻手术拔管前吸净支气管内分泌物，术后平卧，头偏向一侧，以防止呕吐物和口腔分泌物的误吸。④鼓励患者深呼吸咳嗽、体位排痰，或者给予药物化痰，以利于支气管内分泌物的排出。⑤胸、腹带包扎松紧适宜，避免限制呼吸的固定或绑扎操作。⑥注意口腔卫生。⑦注意保暖，防止呼吸道感染。

5. 尿路感染 尿潴留和留置导尿管是术后并发尿路感染的主要原因，具体治疗及预防措施如下。

（1）应用有效抗生素，可根据药敏试验选择用药。

（2）鼓励患者多饮水，使每天尿量保持在1500 ml以上，保持排尿通畅，可起到内冲洗的作用。

（3）尿潴留量超过500 ml时，应放置导尿管持续引流，并做好导尿管的护理。

（4）做好尿路感染的预防，早期及时处理尿潴留，留置导尿管者应做好导尿管的护理。

6. 深静脉血栓形成 多发生于术后长期卧床及活动少的老年人或肥胖患者。深静脉血栓形成以下肢多见，一旦发生血栓性静脉炎应停止患肢静脉输液，抬高患肢并制动，局部用50%的硫酸镁湿敷，局部严禁按摩，以防血栓脱落导致肺栓塞。遵医嘱使用低分子右旋糖酐、复方丹参注射液、降纤酶等静脉滴注。

为预防术后血栓性静脉炎的发生，患者在手术后应早期离床活动。双下肢多做屈伸活动，以加速静脉回流，防止血栓形成。对血液处于高凝状态的患者，可口服小剂量阿司匹林或复方丹参片等，以预防深静脉血栓的形成。

（八）心理护理

由于麻醉和手术期的安全度过，患者术后会在心理上产生解脱感，多数患者在术后能消除手术引起的恐惧、焦虑，但部分患者仍存在心理障碍，如有的患者对正常的术后反应认识不足，长时间不敢翻身、活动，不敢咳嗽，不敢进食，认为手术会造成残疾，对术后恢复缺乏信心。身体不适、切口疼痛和生活不能自理也会增加新的焦虑。因此，针对患者的不良心理状态，应根据患者的社会背景、个性及手术类型的不同，对每个患者提供个体化的心理支持，给予心理疏导和安慰，以增强其战胜疾病的信心。医护人员要经常访视患者，给予患者术后健康指导。

四 健康教育

1. 指导患者自我护理、自我保健，避免疾病的诱发因素，防止疾病复发。
2. 教会患者自我调节、自我控制，以保持良好的心态及乐观的情绪。
3. 指导患者出院后继续治疗的方法及注意事项，以取得患者的配合。
4. 帮助患者建立良好的饮食习惯，教育患者遵守有关要求及医护方案。
5. 指导患者掌握康复锻炼的方法，提高患者的生活自理能力。
6. 按照医师出院给药的医嘱，教给患者合理用药知识，包括按时按量用药的重要性、正确服用的方法、药物的不良反应、特殊用药的注意事项等。
7. 告知患者出院后仍可能存在哪些症状、会遇到哪些情况、应怎样处理等知识。
8. 告知患者复诊的时间，以及遇有哪些情况须立即返院检查等。

（张小明）

第八章　外科感染患者的护理

第一节　概　　述

外科感染是指需要外科治疗的感染，常发生在创伤、手术、器械检查或留置导管后。

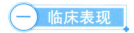 临床表现

（一）局部表现

急性感染，有红、肿、热、痛及功能障碍的典型表现。

（二）全身表现

较重感染者可出现发热、呼吸和心率加快、头痛、乏力、全身不适、食欲缺乏等症状。严重感染者可出现代谢紊乱、营养不良、贫血，甚至并发感染性休克等。

（三）器官与系统功能障碍

严重感染导致脓毒血症时，有大量毒素、炎症介质、细胞因子等进入血液循环，可引起肺、肝、肾、脑、心等器官的功能障碍。

（四）特异性表现

特异性感染的患者可因致病菌的不同而出现特殊的症状和体征。例如，破伤风患者可表现为肌肉强直性痉挛，气性坏疽和其他产气菌引起的感染可出现皮下捻发音，皮肤炭疽有发痒性黑色脓疱。

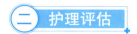 护理评估

（一）健康史

了解患者有无皮肤损伤、足癣、口腔溃疡、鼻窦炎、糖尿病等相关疾病，以

及就诊前的处理情况。

（二）身体状况

1. 症状和体征　评估患者局部是否有红、肿、热、痛及功能障碍的典型表现，是否出现发热、呼吸和心率加快、头痛、乏力、全身不适、食欲缺乏等症状。严重感染者可出现代谢紊乱、营养不良、贫血，甚至并发感染性休克等。评估患者是否出现重要脏器（如肺、肝、肾、脑、心等器官）的功能障碍，是否出现特异性表现等。

2. 辅助检查

（1）实验室检查：急性化脓性感染血白细胞计数多有增多（$>10\times10^9$/L），伴中性粒细胞比例增高。

（2）影像学检查：X线、超声、CT、MRI等影像学检查有助于深部脏器及组织感染的诊断。

（三）心理-社会状况

局部肿痛、发热等症状可影响患者的工作和生活，应评估患者有无焦虑、恐惧等心理反应，以及患者及其家属对外科感染知识的了解程度。

三　护理诊断

1. **疼痛**　与炎症刺激有关。
2. **体温过高**　与感染有关。

四　护理措施

（一）疼痛护理

1. **保护感染部位**　局部制动，避免受压，肢体感染者应抬高患肢。
2. **药物镇痛**　遵医嘱给予镇痛药。

（二）控制感染

1. **创面护理**　早期局部热敷，使用超短波或红外线照射。对切开引流者，应每天更换敷料，保持伤口清洁。
2. **厌氧菌感染的处理**　予以3%的过氧化氢溶液冲洗创面和湿敷。
3. **合理应用抗菌药物**　协助医师进行细菌培养及药物敏感试验，让患者遵医嘱合理应用抗菌药物，注意观察药物不良反应。

（三）高热护理

体温超过38.5 ℃时应采取物理或药物降温，鼓励患者多饮水，必要时可静脉输液，补充机体所需的液体量和热量，纠正水、电解质代谢紊乱及酸碱平衡失调，并监测24 h出入量。

（四）心理护理

向患者及其家属耐心解释外科感染的治疗方法、护理措施，争取让患者及其家属积极配合治疗。理解、关心、体贴患者，消除患者的焦虑情绪。

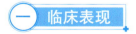

1. 告知患者注意个人卫生，保持皮肤清洁，在暑天或炎热环境中生活、工作时要勤洗澡，及时更换衣服，婴幼儿、糖尿病患者尤应注意。
2. 向患者及其家属讲解外科感染的病因、临床特点、治疗方法及护理措施，减轻患者的焦虑。告知患者有感染病灶存在时应及时就医，防止感染进一步发展。

第二节　浅部软组织化脓性感染患者的护理

浅部软组织化脓性感染是指发生于皮肤、皮下组织、淋巴管、淋巴结、肌间隙及周围疏松结缔组织处，由化脓性致病菌引起的各种感染。常见的感染有疖、痈、急性蜂窝织炎、丹毒、急性淋巴管炎、脓肿等。

一、临床表现

（一）疖

疖是单个毛囊及其周围组织的急性化脓性感染。多个疖同时或反复发生在身体各部位，称为"疖病"，好发于毛囊及皮脂腺丰富的部位。初起时，局部皮肤出现红、肿、痛的小硬结，逐渐增大呈锥形隆起。数日后，结节中央组织化脓、坏死，红、肿、痛的范围扩大，触之稍有波动，中心可见黄白色脓栓。鼻、上唇及其周围称为"危险三角区"，该部位的疖被挤压时，致病菌可经内眦静脉、眼静脉进入颅内，引起化脓性海绵状静脉窦炎，眼部及其周围出现进行性肿胀，患者可有寒战、发热、头痛等症状，可危及生命。

（二）痈

痈是邻近的多个毛囊及其周围组织的急性化脓性感染，好发于颈部、背部等皮肤厚韧的部位。早期为小片皮肤肿硬、色暗红、界线不清，其中可有多个脓点，疼痛较轻。随着病情进展，皮肤硬、肿范围增大，脓点增大、增多，中心处破溃流脓，破溃处呈"火山口"状，其内含坏死组织和脓液。病灶可向周围和深部组织浸润，伴区域淋巴结肿痛。患者多有寒战、发热、食欲缺乏及全身不适等症状。唇痈易引起颅内化脓性海绵状静脉窦炎。

（三）急性蜂窝织炎

急性蜂窝织炎是皮下、筋膜下、肌间隙或深部疏松结缔组织的急性弥漫性化脓性感染。

1. 一般性皮下蜂窝织炎 局部皮肤和组织红肿、疼痛、边界不清，并向四周蔓延，中央部位常出现缺血性坏死。深部组织的急性蜂窝织炎，皮肤红肿不明显，但有局部组织肿胀和深压痛，全身症状明显。

2. 产气性皮下蜂窝织炎 多发生在被肠道或泌尿道的内容物所污染的会阴部或下腹部伤口。病变进展快，局部可触及皮下捻发音，蜂窝组织和筋膜出现坏死，伴进行性皮肤坏死，脓液恶臭，全身症状严重。

3. 颌下蜂窝织炎 发生在口底、颌下、颈部等处的蜂窝织炎可致喉头水肿而压迫气管，引起呼吸困难甚至窒息。

（四）丹毒

丹毒是皮肤网状淋巴管的急性非化脓性感染。好发于下肢与面部，起病急，开始即有畏寒、发热、头痛、全身不适等症状。局部表现为片状皮肤红疹、微隆起、颜色鲜红、中间稍淡、边界较清楚，局部有烧灼样疼痛，有的可起水疱，附近淋巴结常肿大、有触痛。下肢丹毒反复发作可导致淋巴水肿，在含高蛋白的淋巴液刺激下局部皮肤粗厚，肢体肿胀，甚至发展成"象皮肿"。

（五）急性淋巴管炎和淋巴结炎

急性淋巴管炎分为网状淋巴管炎和管状淋巴管炎。丹毒即为网状淋巴管炎。管状淋巴管炎多见于四肢，以下肢更常见，常因足癣导致。

1. 急性淋巴管炎 浅层急性淋巴管炎在病灶表面出现一条或多条"红线"，触之硬而有压痛；深层急性淋巴管炎无表面红线，但患肢肿胀，有压痛。

2. 急性淋巴结炎 急性淋巴结炎初期，局部淋巴结肿大、疼痛、触痛，与周围软组织分界清楚，皮肤正常。感染加重时可形成脓肿。

（六）脓肿

脓肿是急性感染后病灶局部组织发生坏死、液化而形成的脓液的积聚。在压痛和波动处，用粗针头穿刺，抽出脓液，即可确诊。

二、护理评估

（一）健康史

了解患者有无皮肤损伤、足癣、口腔溃疡、口咽部炎症、糖尿病及机体抵抗力低下等情况。

（二）身体状况

1. 症状和体征 评估患者局部是否有红、肿、热、痛的典型表现，是否出现寒战、头痛、乏力、全身不适、食欲缺乏等症状。严重感染者可出现代谢紊乱、营养不良、贫血，甚至并发感染性休克等。

2. 辅助检查

（1）实验室检查：急性化脓性感染患者的血白细胞计数多增多（$>10\times 10^9/L$），伴中性粒细胞比例增高。

（2）影像学检查：X线、超声、CT、MRI等影像学检查有助于深部脏器及组织感染的诊断。

（三）心理-社会状况

局部肿痛、发热等症状可影响患者的工作和生活，应评估患者有无焦虑和恐惧等心理反应，以及患者及其家属对浅部软组织化脓性感染的知识的了解程度。

三、护理诊断

1. **疼痛** 与炎症刺激有关。
2. **体温过高** 与感染有关。
3. **潜在并发症：颅内化脓性海绵状静脉窦炎、脓毒症、窒息。**

四、护理措施

1. **颅内感染** 避免对"危险三角区"的疖进行挤压。观察患者有无寒战、高热、头晕、头痛等症状。

2. 窒息 特殊部位（如口底、颌下、颈部等）的蜂窝织炎可影响患者呼吸。应严密观察患者有无呼吸费力、呼吸困难甚至窒息等症状，以便及时发现和处理。应警惕突发喉头水肿或痉挛，做好气管插管或气管切开等急救准备。

3. 脓毒症 监测患者生命体征的变化，注意患者有无突发寒战、高热、头痛、意识障碍等，警惕脓毒症的发生。发现异常及时报告医师并配合救治。

4. 心理护理 参见本章第一节内容。

五 健康指导

1. 避免挤压未成熟的，尤其是"危险三角区"的疖，以免感染扩散引起颅内化脓性海绵状静脉窦炎。

2. 丹毒患者要进行接触性隔离，接触患者后要洗手，防止传染。应积极治疗与丹毒相关的足癣、溃疡、鼻窦炎等疾病，避免丹毒复发。

第三节 特异性感染患者的护理

一 破伤风患者的护理

破伤风是指破伤风梭菌经皮肤或黏膜伤口侵入人体，在缺氧环境下生长繁殖、产生毒素而引起的一种特异性感染。常继发于各种创伤后，亦可发生于不洁环境下分娩的产妇和新生儿。

（一）临床表现

1. 潜伏期 通常为7天左右，约90%的患者在伤后2天内发病，但也可短至24 h，或者长达数月、数年。

2. 前驱期 出现全身乏力、头晕、头痛、失眠、咀嚼无力、颈部发硬等表现。

3. 发作期 病程一般为3～4周。

（1）阵发性痉挛：典型症状是在肌肉紧张性收缩的基础上，呈现阵发性强烈痉挛。通常最先受影响的肌群是咀嚼肌，随后为面部表情肌及颈部、背部、腹部、四肢肌，最后为膈肌。开始时患者自觉咀嚼不便，甚至张口困难（牙关紧闭），随后出现面部表情肌痉挛，表现为蹙眉、口角下缩，形成"苦笑面容"。颈部肌肉收缩时，可出现颈项强直、头后仰；背部、腹部肌肉同时收缩时，因背部肌群较有力，可出现腰部向前凸，头、足后屈，形成"角弓反张"；四肢肌收缩时，肢体可出现屈膝、屈肘、半握拳等痉挛姿态；膈肌受影响时，患者可出现面唇发绀、呼吸困难，甚至呼吸暂停；膀胱括约肌痉挛时，可引起尿潴留。在肌肉紧张性收缩的基础上，任何轻微的刺激（如光、声、接触、饮水等）均可诱发全身性的阵发性痉挛。发作时患者意识清楚、表情痛苦，每次发作时间由数秒至数分钟不等。

（2）伴随症状：发作时患者可表现为呼吸急促、面色发绀、口吐白沫、手足抽搐、头频频后仰、全身大汗等。

（3）并发症：呼吸道分泌物淤积、误吸可导致肺炎、肺不张。强烈的肌肉痉挛可引起骨折、关节脱位、舌咬伤等。缺氧时间过长，可引起心力衰竭，甚至心搏骤停。

（二）护理评估

1. 健康史 了解患者有无火器伤、开放性骨折、烧伤、生锈铁钉刺伤等外伤史。

2. 身体状况

（1）症状和体征：评估患者是否存在乏力、头痛、颈部发硬、肌肉痉挛等症状。

（2）辅助检查：可将伤口分泌物进行革兰氏染色涂片检查。若发现涂片中有革兰氏染色阳性大肠埃希菌的存在，有助于诊断。

3. 心理-社会状况 患者存在乏力、呼吸困难时，会出现紧张情绪。患者及其家属对破伤风知识了解不足，会加重患者的恐惧。

（三）护理诊断

1. **有窒息的危险** 与持续性喉头及气管堵塞有关。
2. **有受伤的危险** 与强烈肌肉痉挛抽搐，造成肌肉撕裂或骨折有关。
3. **有体液不足的危险** 与反复肌痉挛消耗、大量出汗有关。
4. **潜在并发症**：肺不张、肺部感染、尿潴留、心力衰竭等。

（四）护理措施

1. 保持呼吸道通畅

（1）配合医师急救：病室内备气切包，药品和物品应准备齐全。对抽搐频繁、持续时间长、药物不易控制的严重患者，应配合医师尽早行气管切开。对气管切开患者，应注意做好呼吸道管理，包括气道雾化、湿化、冲洗等护理措施。

（2）协助排痰：在痉挛发作控制后，协助患者翻身、拍背，以利于排痰。必要时可吸痰，以防止痰液堵塞。痰液黏稠时，可给予雾化吸入。

（3）避免误吸：患者进食时要避免呛咳、误吸。频繁抽搐者应禁止经口进食。

2. 病情观察 每4小时测量体温、脉搏、呼吸1次，根据需要测量血压，观察并记录痉挛和抽搐发作的次数、持续时间及有无伴随症状，发现异常及时报告医师，并协助处理。

3. 控制痉挛的护理

（1）检查静脉通路：防止因抽搐使静脉通路堵塞、脱落而影响治疗。

（2）减少外界刺激：①医护人员要做到走路轻、语声低、操作稳；②避免光、声、寒冷及精神刺激，使用器具时无噪声；③护理治疗安排集中有序，可在使用镇静药30 min内进行；④减少探视，尽量不搬动患者。

4. 保护患者、防止其受伤 ①使用带护栏的病床，必要时加用约束带，防止痉挛发作时患者坠床和自我伤害；②应用合适的牙垫以防咬伤舌；③剧烈抽搐时勿强行按压肢体，关节部位放置软垫，以防肌腱断裂、骨折及关节脱位；④床上放置治疗气垫，防止压疮。

5. 加强营养 争取在痉挛发作的间歇期协助患者进高热量、高蛋白、高维生素饮食，进食应少量多次，以免引起呛咳、误吸。病情严重且不能经口进食者，应予以鼻饲，但时间不宜过长。必要时予以全肠外营养，以维持人体正常的营养需求。

6. 防止交叉感染

（1）环境要求：将患者置于单人隔离病室，室内遮光、安静、温湿度适宜。

（2）严格隔离消毒：破伤风梭菌具有传染性，应严格执行消毒隔离制度。

1）设专人护理，医护人员进入病房应穿隔离衣，戴口罩、帽子、手套，身体有伤口者不能参与护理。

2）伤口更换的敷料必须进行焚烧。尽可能使用一次性物品，室内的物品未经处理不得带出隔离间。病室内的空气、地面、用物等须定时消毒。

7. 并发症的护理 遵医嘱使用抗菌药物，防止肺部感染等并发症的发生。加强心电监护，注意防止心力衰竭的发生。

8. 心理护理 安慰患者及其家属，稳定其情绪，减轻焦虑和恐惧。向患者及其家属解释病情的发展情况、主要的治疗和护理措施，鼓励患者及其家属积极配合各项治疗和护理工作。

（五）健康教育

1. 告知患者破伤风可以预防 告知患者受伤后早期彻底清创、改善局部血液循环是预防破伤风的关键。

2. 告知患者人工免疫的方法 人工免疫包括主动免疫和被动免疫。

（1）主动免疫法：是对健康人有效的预防方法。方法是皮下注射破伤风类毒素3次，每次均为0.5 ml。

（2）被动免疫法

1）注射破伤风抗毒素：对伤前未接受主动免疫的伤员，尽早皮下注射破伤风抗毒素1500～3000 U，破伤风抗毒素易引起过敏反应，注射前必须进行过敏试验。如有过敏反应，应按脱敏法注射。

2）注射人体破伤风免疫球蛋白：人体破伤风免疫球蛋白由人体血浆中的免疫球蛋白提纯而成，无过敏反应，注射后被动免疫可持续3～4周，剂量为250 U，应做深部肌内注射。

3. 加强劳动保护　防止木刺、锈钉刺伤及其他可能引起破伤风的损伤。要正确处理深部感染，避免不洁接产，以防止新生儿破伤风及产妇产后破伤风等。

二　气性坏疽患者的护理

气性坏疽通常指由梭状芽孢杆菌所致的以肌坏死或肌炎为特征的急性特异性感染。因其发展急剧，预后较差。

（一）临床表现

1. 潜伏期　发病一般在伤后1～4天，最短6～8 h，可长达5～6天。

2. 发作期

（1）症状

1）疼痛：患部出现胀裂样剧痛，镇痛药不起效。

2）肿胀：患处肿胀明显，并迅速向上、下蔓延。

3）全身症状：可发生溶血性贫血、黄疸、蛋白尿，24 h内可迅速恶化。

（2）体征

1）伤口中有恶臭的浆液性或血性渗出物，可渗湿厚层敷料，当移除敷料时可见气泡从伤口中冒出。

2）伤口内肌肉坏死，呈红砖色，失去弹性，切面可不出血。

3）伤口周围皮肤水肿、发亮，可变为紫红、紫黑色，并出现大小不等的水疱。

4）皮下组织积气，可有捻发音。

（二）护理评估

1. 健康史　了解患者有无开放性损伤史、伤口处有无大片组织坏死及开放性骨折伴血管损伤等缺氧情况，还要了解受伤的时间及伤后处理经过等。

2. 身体状况

（1）症状和体征：评估患者是否有胀裂样剧痛，伤口是否有气泡溢出，皮下是否积气等。

（2）辅助检查

1）细菌学检查：伤口内渗出物涂片可检出粗大的革兰氏染色阳性梭菌，应同时行渗出物细菌培养。

2）X线检查：常显示伤口肌群间有气体。

3）血常规检查：多表现为血红蛋白迅速下降和白细胞计数增多。

4）血生化检查：严重患者可出现电解质紊乱及酸碱平衡失调的改变。

3. 心理-社会状况 疼痛剧烈及肌肉坏死呈紫红色会使患者出现紧张、焦虑的情绪，患者及其家属对气性坏疽的知识不了解会加重患者的恐惧心理。

（三）护理诊断

1. 疼痛 与创伤、感染及局部肿胀有关。

2. 组织完整性受损 与组织感染坏死有关。

3. 自我形象紊乱 与失去部分组织和肢体而致形体改变有关。

（四）护理措施

1. 疼痛的护理 护理疼痛剧烈者，应遵医嘱给予麻醉镇痛药或采用自控镇痛泵。对截肢后出现痛幻觉者，应给予耐心解释，解除其忧虑和恐惧的心理。

2. 监测病情变化

（1）观察伤口：对严重创伤患者，尤其伤口肿胀明显者，应严密监测其伤口肿痛情况，特别是突然发作的伤口胀裂样剧痛，并准确记录疼痛的性质、特点及其他与发作相关的情况。

（2）监测生命体征：对高热、烦躁、昏迷患者应密切观察生命体征的变化，警惕感染性休克的发生。如已发生感染性休克，应遵照休克患者的护理措施。

3. 控制感染 维持正常体温，动态观察和记录体温、脉搏等生命体征的变化。高热者给予物理或药物降温。遵医嘱应用抗菌药物。

4. 伤口护理 对开放或截肢后暴露的伤口，使用3%的过氧化氢溶液冲洗、湿敷，及时更换伤口敷料。

5. 防止交叉感染 参见"破伤风患者的护理"。

6. 心理护理

（1）截肢前：对需要截肢的患者，向患者及其家属解释手术的必要性和可能出现的并发症，使患者及其家属能够接受截肢的现实。

（2）截肢后：耐心倾听患者的诉说，安慰并鼓励患者正视现实。介绍一些已经截肢的患者与之交谈，使其逐渐适应自身形体变化及日常活动。

（五）健康教育

1．指导患者对患肢进行自我按摩及功能锻炼，以便尽快恢复患肢的功能。

2．对伤残者，应指导其正确使用假肢并进行适当的训练，帮助其制订出院后的康复计划，使其逐渐恢复自理能力。

（张小明）

第九章 损伤患者的护理

损伤指各种致伤因子作用于人体造成的组织器官结构破坏和功能障碍。按致伤因子的不同，可将损伤大致分为机械性、物理性、化学性和生物性损伤。其中最多见的是机械性致伤因子所致的损伤，又称"创伤"。交通运输和生产建设中发生的事故、社会治安事件、日常生活中的意外或不慎事件、地震等自然灾害及战争等均可导致损伤的发生。

第一节 创伤患者的护理

一、创伤的类型及特点

按照皮肤完整性是否受损可分为开放性创伤和闭合性创伤两大类。

（一）开放性创伤

开放性创伤指皮肤或黏膜有破损的创伤。

1. **擦伤** 粗糙物与受伤部位表面发生切线运动所致的表皮损伤，创面常有少量血液成分渗出及轻度的炎症反应。

2. **撕脱伤** 为人体某部位皮肤受强作用力牵拉所致，如人体某部位卷入运转的机器或车轮等，暴力作用越强，损伤越严重。伤口多不规则，皮肤和皮下组织与深部组织撕脱、断裂，可有大片创面暴露，污染严重。

3. **刺伤** 为尖锐而细长的器具穿入组织所致。由于尖端与体表的接触面积较小，不需要用很大的力即可穿入深部组织，伤口较深，可能伤及多层组织或内脏器官，易并发感染，尤其是厌氧菌感染。

4. **切伤** 为刃器或边缘锐利的物体切割所致。致伤物与组织间线形运动接触，伤口边缘整齐，对非接触的组织一般无损伤，故切断的血管不易收缩，出血较多。

5. **砍伤** 一般为刃器造成，但刃器较重、作用力较大，接近垂直方向的运动，因此伤口较深，可伤及骨。刃口若较钝，伤口边缘会较粗糙，可能有非接触的组织损伤，且炎症反应较明显。

6. 裂伤 钝器的打击造成皮肤和皮下组织断裂，创缘多不整齐，周围组织破坏较重。

7. 火器伤 因子弹、弹片击中或意外的爆炸、事故所致，高速的致伤物具有较大的动能，进入组织转变为压力、热力，甚至使非接触组织严重受损。伤口大小、形状及深浅不一，伤口污染较严重，常有异物存留。

（二）闭合性创伤

闭合性创伤指皮肤或黏膜保持完整性的损伤。

1. 挫伤 为最常见的软组织创伤，由钝器或钝性暴力引起。受力面积较大，未使皮肤破损但可使抗裂强度较小的皮下脂肪、小血管、肌肉组织等发生损伤，表现为局部皮肤淤血、肿胀或血肿。

2. 挤压伤 为巨大重物较长时间的挤压所致。受伤面积很大，皮肤虽未破裂，但大范围的皮下组织和肌肉组织均受挤压，压力解除后即出现广泛出血、血栓形成、组织坏死及严重的炎症反应。

3. 扭伤 外力作用使关节超过正常的活动范围，造成关节囊、韧带、肌腱或肌肉撕裂破坏，肢体恢复平衡后关节随即复位，但软组织损伤需经一段时间才能痊愈。

4. 关节脱位、半脱位 肢体受暴力牵拉、推动或动力失衡时导致构成关节的各骨关节面失去正常的对合关系，结构稳定性越差的关节脱位的机会越多。

5. 爆震伤 又称"冲击伤"，是由爆炸产生的高压和变速的冲击波所致。体表多无明显损害，而含气体或液体较多的胸腔、腹腔内脏及耳鼓可发生出血、破裂或水肿等。

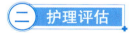

二 护理评估

（一）健康史

详细询问患者的受伤史，了解受伤的原因、部位、时间，以及受伤当时和伤后的情况。询问患者曾接受过何种治疗，以及既往健康状况、有无药物过敏史等。

（二）身体状况

1. 局部表现

（1）疼痛：其程度与创伤的部位、范围、轻重及炎症反应强弱有关。伤处活动时疼痛加剧，制动时减轻，一般在伤后2～3天逐渐缓解，若疼痛不减轻甚至加重表示可能并发了感染。但严重创伤并发休克时患者常不会主诉疼痛。内脏损伤所致的疼痛往往定位不明确。

（2）局部肿胀：为受伤局部出血、渗出所致。部位表浅者可出现皮下瘀斑、肿胀或血肿；组织疏松和血管丰富的部位肿胀尤为显著。严重肿胀可致局部组织或肢体远端血供障碍，出现肢体远端皮肤苍白、皮温降低等。

（3）功能障碍：疼痛可限制运动，组织结构的破坏可直接造成功能障碍，如骨折或关节脱位的肢体不能正常运动，脑外伤后发生意识障碍，肠穿孔后腹膜炎引起呕吐、腹胀、肠麻痹等。

（4）伤口或创面：为开放性创伤所共有的表现。其形状、大小、深度因致伤原因和暴力大小的不同而不尽相同，可能有出血或血块，还可能有异物存留。

1）清洁伤口：指未被细菌污染的伤口，通常指"无菌手术"的切口（如甲状腺切除术、腹股沟疝修补术等），也包括经清创术处理的无明显污染的创伤伤口。

2）污染伤口：指有细菌污染，但未发展成感染的伤口。一般认为是伤后 8 h 内处理的伤口，但时间不是绝对的标准。

3）感染伤口：指伤口已感染甚至化脓，包括延迟处理的开放性伤口和继发性感染的手术切口。

2. 辅助检查

（1）实验室检查：可根据需要选用。例如，血常规和红细胞压积检查可提示失血或感染的情况；尿常规检查可提示泌尿系统损伤；血气分析和血电解质检查可提示有无呼吸功能障碍、水及电解质紊乱、酸碱平衡失调等；尿量和肌酐、尿素氮的测定可了解肾功能。

（2）影像学检查

1）X线检查可证实骨折、气胸、肺实变、气腹等。

2）超声检查可发现胸、腹腔的积液和腹部实质性脏器损伤。

3）血管造影可帮助确定血管损伤或某些隐蔽的器官损伤。

4）CT可以辅助诊断颅脑损伤和某些腹部实质器官及腹膜后的损伤。

5）MRI有助于颅脑、脊柱、脊髓等部位损伤的诊断。

3. 心理-社会状况 　了解患者的心理反应、患者及其家属对疾病的态度及家庭经济状况等。

三 护理诊断

1. **疼痛** 　与局部组织受伤及创伤性炎症反应有关。
2. **组织完整性受损** 　与组织器官受损、结构破坏有关。
3. **体液不足** 　与组织出血、体液丢失或液体补充不足有关。

4. **躯体移动障碍** 与肢体受伤、组织结构破坏有关。

5. **有感染的危险** 与伤口污染、异物存留、机体免疫力低下有关。

6. **体温过高** 与创伤性炎症反应、脑损伤、并发感染有关。

7. **组织灌注量改变** 与伤后失血、失液、神经系统受强烈刺激导致有效循环血量减少有关。

8. **营养失调：摄入量低于机体需要量** 与摄入不足、组织破坏、分解代谢增加有关。

9. **焦虑** 与伤后所面临的身体和生活问题（如忧虑毁容或伤残、对前途悲观失望等）有关。

四 护理措施

（一）创伤救护

为使创伤急救更加有效，除不断提高抢救技术外，还应健全阶梯式的救治系统，做到轻度创伤就地抢救、中度创伤收进一般医院、重度创伤经急救后能及时送往大型医院或创伤中心进行专科处理。整个救护工作应遵循保存生命第一、恢复功能第二、顾全解剖完整性第三的原则。

（二）体位和局部制动

创伤较重的患者需卧床休息，其体位应利于呼吸及促进伤处静脉血液回流，如半卧位时膈肌下降可便于呼吸运动，患肢抬高15°～30°有利于静脉、淋巴回流，以减轻肿胀和疼痛。伤处可适当制动，骨折、关节脱位时应先行复位，再选用绷带、夹板、石膏等固定并制动，以缓解疼痛、利于修复。

（三）闭合性创伤的护理

小范围的软组织挫伤应早期局部冷敷，以减少组织内出血和肿胀，24 h后改用热敷和理疗，有利于炎症的吸收和消退。血肿较大者，须在严格无菌操作下穿刺抽吸并加压包扎。对疑有胸腔、腹腔脏器损伤及颅脑损伤的患者，应给予相应的检查和治疗。病情稳定后，应配合应用理疗、按摩及功能锻炼，以促进伤肢功能尽快恢复。

（四）镇痛镇静和心理支持

遵医嘱合理使用镇痛镇静药物，使患者安静休息，同时要注意药物的不良反应，防止掩盖病情。关心患者的心理状态，帮助其面对压力，给予心理支持，缓解其紧张、焦虑、恐惧的心理反应，使患者保持情绪稳定并配合治疗。

(五) 开放性伤口的处理

清洁伤口经过消毒处理可以直接缝合，达到Ⅰ期愈合。对污染伤口应行清创术，越早越好，使其接近或转变为清洁伤口后，当即缝合或延期缝合，争取Ⅰ期愈合。感染伤口须经引流、换药及肉芽组织形成，逐渐达到Ⅱ期愈合。

(六) 纠正水、电解质紊乱及酸碱失衡

根据脱水的性质和程度，补充不同浓度的氯化钠溶液和葡萄糖溶液。伤后血清钾浓度常有高低波动，应及时行心电图检查，必要时补充钾盐。因创伤情形不同，伤后可出现多种酸碱失衡，一般较重创伤后酸中毒比碱中毒较常见或持续时间较长，临床须用平衡盐溶液或加用碳酸氢钠。重视创伤患者的营养供给，不能经口进食者应选用肠内或肠外营养支持。

(七) 应用抗生素

无论是开放性还是闭合性创伤，必须重视感染的防治。但抗生素的使用并不能代替伤口处理，因此，应尽早施行伤口的清洁、清创术及闭合伤的手术处理，根据伤情选用合适的抗生素，尽量早用，以达到预防用药的目的。

五 健康教育

1. 向患者讲解创伤的病理、伤口修复的影响因素及各项治疗措施的必要性，使其充分了解病情、缓解焦虑情绪。
2. 在促进组织修复的前提下，鼓励患者积极进行身体各部位的锻炼，防止因制动引起关节僵硬、肌肉萎缩等并发症的发生。
3. 鼓励患者加强营养，以积极的心态配合治疗，促进组织和器官功能的恢复。
4. 加强安全生产、劳动保护及遵守交通法规的教育，避免受伤。对已有损伤者，要采取措施防止感染。

第二节 烧伤患者的护理

烧伤泛指各种热力、电流、激光、化学腐蚀剂、放射线等因素作用于人体所引起的一种损伤。狭义的烧伤是指单纯因热力因素（如火焰、高温固体、高温液体、高温气体等）所致的组织损伤。烧伤可以破坏皮肤的完整性和屏障作用，还

可以破坏皮肤调节体温和体液、分泌汗液、感觉及合成维生素D的功能，甚至有让患者失去身份识别的可能。严重烧伤常危及生命，获救者多致残。

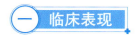

（一）烧伤面积的估算

目前我国统一采用的烧伤面积计算方法有2种。

1. 新九分法（表1-9-1和图1-9-1） 主要用于成年人，是将人体按体表面积分为11个9%，另加1%进行计算，即头颈部＝1×9%，双上肢＝2×9%，躯干＝3×9%，双下肢＝5×9%＋1%，共为11×9%＋1%。儿童由于头部较大而下肢较短，应结合年龄进行计算。

表1-9-1 新九分法对各部位体表面积的估计

部位及占比/%	成人不同部位占体表面积的百分比/%	儿童不同部位占体表面积的百分比/%
头颈部：9（9×1）	发部（3）	9＋（12－年龄）
	面部（3）	
	颈部（3）	
双上肢：18（9×2）	双手（5）	9×2
	双前臂（6）	
	双上臂（7）	
躯干：27（9×3）	躯干前（13）	9×3
	躯干后（13）	
	会阴（1）	
双下肢：46（5×9＋1）	臀部（5*）	46－（12－年龄）
	双足（7*）	
	双小腿（13）	
	双大腿（21）	
合计	100	100

注：*. 成年女性臀部、双足各占6%。

2. 手掌法（图1-9-2） 不论性别、年龄，烧伤面积按患者五指并拢的手掌面积（约为全身体表面积的1%）和五指自然分开的手掌面积（约为全身体表面积的1.25%）来估计，此法可用于估计小面积烧伤。

（二）烧伤深度的识别

目前有不同的分类方法，我国常采用三度四分法来描述烧伤深度，即按热力损伤组织的层次分为Ⅰ度、浅Ⅱ度、深Ⅱ度和Ⅲ度（图1-9-3）。Ⅰ度、浅Ⅱ度为浅

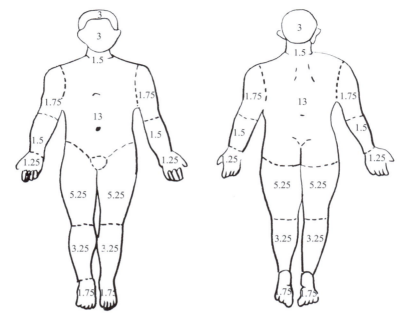

图1-9-1　新九分法各部位体表面积的估算（成年人）

注：成年女性臀部、双足各占6%。

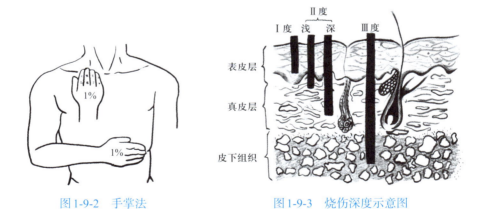

图1-9-2　手掌法　　　　　　图1-9-3　烧伤深度示意图

度烧伤，深Ⅱ度和Ⅲ度为深度烧伤。在估计烧伤面积时，Ⅰ度烧伤不必估计在内。

1. Ⅰ度烧伤　又称"红斑烧伤"，病变最轻，仅伤及表皮层，生发层健在，再生能力强。表现为皮肤红斑状、干燥、烧灼感、痛觉过敏，3～5天可脱屑愈合，脱屑后初期色素加深，后逐渐消退，不留瘢痕。

2. 浅Ⅱ度烧伤　伤及表皮的生发层与真皮浅层，局部红肿明显，水疱较大，疱壁较薄，内含淡黄色澄清液体，基底潮红湿润，疼痛剧烈，水肿明显。上皮再生靠残存的表皮生发层和皮肤附件（汗腺、毛囊）的上皮增生。如无感染，2周左右愈合，短期有色素沉着，一般不留瘢痕。

3. 深Ⅱ度烧伤　伤及真皮深层，水疱较小或无，疱皮较厚，基底苍白与潮红相间、微湿、痛觉迟钝，有拔毛痛的感觉。由于真皮内有残存的皮肤附件，可依赖其上皮增生形成上皮小岛。如无感染，3～4周愈合，常留有瘢痕和色素沉着。

4. Ⅲ度烧伤　伤及皮肤全层，可达皮下组织、肌肉或骨骼。创面无水疱，失去弹性，干燥如皮革样或呈蜡白、焦黄甚至炭化成焦痂，痂下水肿可见树枝状血管栓塞。因皮肤及其附件已全部烧毁，无上皮再生的来源，必须靠植皮愈合。只有很局限的小面积Ⅲ度烧伤才有可能靠周围健康皮肤的上皮爬行而收缩愈合。

二、护理评估

（一）健康史

了解何种原因（热源）导致的烧伤、受热时间、现场情况（如烧伤环境是否密闭、有无化学药物和烟雾吸入）及伤后急救措施的实施情况。另外，还需了解患者既往有无呼吸系统慢性疾病史等。

（二）身体状况

1. 症状和体征　了解患者烧伤的面积、深度，以及是否存在呼吸道烧伤。

2. 辅助检查　可根据需要选用。例如，血常规和红细胞压积检查可提示失血或感染等情况；血气分析和血电解质检查可提示患者有无呼吸功能障碍、水及电解质紊乱、酸碱平衡失调等情况。

（三）心理-社会状况

1. 了解患者对烧伤伤情、治疗中的配合及康复过程相关知识的掌握程度。
2. 了解患者对治疗和植皮手术可能出现的并发症是否了解、其对毁容和残肢的心理承受能力及对出院后功能康复训练方法的掌握情况。
3. 了解家属对患者烧伤的严重性、治疗过程、预后认知程度及心理承受能力。
4. 评估患者预后适应工作及生活自理的能力。

三、护理诊断

1. **有窒息的危险**　与吸入性烧伤有关。
2. **皮肤完整性受损**　与烧伤和长期卧床有关。
3. **体液不足**　与烧伤后体液大量渗出有关。
4. **有感染的危险**　与烧伤时皮肤屏障功能丧失、组织坏死、创面污染、机体免疫力下降有关。

5. 营养失调：摄入量低于机体需要量 与进食不足和伤后机体能量消耗增加有关。

6. 躯体活动障碍 与肢体烧伤、瘢痕组织形成有关。

7. 自我形象紊乱 与伤后毁容、肢残及功能障碍有关。

8. 恐惧 与疼痛、无法预知未来和再进入社会有关。

四 护理措施

（一）特殊部位烧伤的护理

1. 吸入性烧伤

（1）密切观察患者呼吸的变化，包括声音嘶哑的进展、呼吸运动的改变、呼吸功能参数的变化等。

（2）保持呼吸道通畅，鼓励伤员深呼吸、用力咳嗽及咳痰。及时清除口鼻分泌物，翻身拍背。对无力咳嗽、咳痰困难及气道内分泌物多者，应及时经口鼻吸净分泌物。

（3）给予吸氧，氧浓度一般不超过40%，采用雾化吸入。对一氧化碳中毒者给予纯氧吸入。

（4）监测脉搏、血压的变化，严格掌握并观察记录输液量及速度，防止急性肺水肿的发生。

（5）严格执行呼吸道管理及无菌操作。

2. 头面颈部烧伤 应安置患者于半卧位，观察有无呼吸道烧伤的表现，必要时给予相应的处理。保持眼、耳、鼻清洁，及时用棉签拭除分泌物；双眼使用抗生素眼膏或眼药水，防止角膜干燥而发生溃疡；保护耳郭，避免患侧卧位，防止耳郭受压发生软骨炎；定时清洁口腔，预防口腔黏膜溃疡及感染。

3. 会阴部烧伤 将患者的大腿外展以充分暴露创面，保持局部干燥，保护创面，防止大、小便污染，定时换药。便后使用0.9%的氯化钠溶液或0.1%的苯扎溴铵溶液清洗肛门及会阴部。

（二）休克期护理

1. 严密观察病情 监测患者的生命体征、血氧饱和度、尿量、尿比重、pH，以及有无肌红蛋白尿、血红蛋白尿等。

2. 液体疗法 烧伤伤员能否获得及时、正确的治疗并得以平稳度过休克期是关系预后乃至生命安全的关键措施。应按补液方案尽早实施这些措施，一般遵循"先晶后胶、先盐后糖、先快后慢、液种交替"的原则。

（三）创面护理

1. 包扎疗法的护理 包扎疗法适用于气候寒冷而病房保温条件差，以及四肢烧伤和小面积烧伤的门诊患者。

（1）清创后的创面先放一层油质纱布，外面覆盖3～5 cm吸水性强的敷料，然后加压包扎（勿过紧）。

（2）抬高被包扎的肢体，保持关节部位尤其是手部功能位和髋关节外展位。

（3）按时观察包扎肢体末端的血液循环情况，如皮肤温度、颜色、动脉搏动等。

（4）保持敷料干燥，如被渗液浸湿、污染或有异味，应及时更换。

2. 暴露疗法的护理 暴露疗法是将创面直接暴露于温暖而干燥的环境中，多用于头颈部、会阴部烧伤的患者，或者有严重感染创面和大面积烧伤的患者。

（1）烧伤病房应设有空气过滤装置，控制室温于28～32 ℃，相对湿度为50%左右，使创面暴露于温暖、干燥、清洁的空气中。

（2）随时用无菌吸水敷料或棉签吸净创面渗液，尤其是头面部。

（3）适当约束肢体，防止无意抓伤。

（4）焦痂可用2%的碘酊涂擦2～4天，4～6次/天。如发现痂下感染，应立即去痂引流，清除坏死组织，定时换药湿敷。

（5）避免创面受压，定时翻身，有条件者可使用翻身床。

（6）创面不应覆盖任何敷料或被单。

（四）感染防治的护理

1. 做好消毒隔离工作

（1）工作人员出入病房要穿隔离衣，戴好帽子、口罩，更换鞋。

（2）接触患者前后要洗手。

（3）对出院患者做好终末消毒工作。

2. 严密观察病情变化 早期发现和处理烧伤创面的感染灶及脓毒血症。做好口腔及会阴部护理，防止创面污染。发现问题及时报告医师并协助处理。

3. 严格无菌操作 加强各种治疗性导管的护理。

4. 药物的使用 定期做室内环境、创面、血液及各种排泄物和分泌物的细菌培养和药物敏感试验。合理选用广谱高效抗生素及抗真菌药物。

5. 加强营养、纠正水和电解质紊乱 给予患者高热量、高蛋白、多种维生素饮食，提高免疫力。在营养支持方面，可根据患者的情况给予口服、鼻饲或经肠内或肠外营养。对大面积烧伤者可少量多次输入新鲜血液。

（五）并发症的观察和护理

主要并发症有急性肾衰竭、急性呼吸窘迫综合征等。

1. 急性肾衰竭 若发现患者有肌红蛋白尿或血红蛋白尿，应遵医嘱输入5%的碳酸氢钠以碱化尿液，防止肾小管阻塞出现急性肾衰竭。若患者出现少尿、尿比重低，血肌酐、尿素氮和血钾等均有升高，提示发生了急性肾衰竭，应遵医嘱控制补液量，纠正水、电解质紊乱及酸碱平衡失调。

2. 急性呼吸窘迫综合征 若患者出现呼吸急促、呼吸困难进行性加重或发绀，且不因氧疗而改善，提示并发了急性呼吸窘迫综合征，此时应做好气管切开和机械通气的准备，并遵医嘱给予抗菌药物、糖皮质激素等处理措施。

（六）心理护理

烧伤伤员的心理压力尤为严重，会特别担心容貌和自身形象的改变影响其生活、工作和社交，因此，应根据患者不同时期的心理状态及时而有针对性地开展心理护理。心理护理的主要措施：①耐心倾听患者的诉说，鼓励其说出对意外事件、损伤、手术等的自我感觉；②对患者的提问应耐心解释、热心劝慰，消除其疑虑和恐惧，鼓励其树立信心、配合治疗，稳定其情绪；③对经济不宽裕的患者，应避免在其面前谈论医药费的问题；④对伤残或面容受损者，应注意交流的方法，既要使患者精神放松，又要避免无意中对患者造成自尊心的伤害，做到有的放矢；⑤加强沟通，让伤员了解护士，并愿意接受护士的护理；⑥鼓励患者参与力所能及的自我照顾活动，以增加自信心，出院后能重新参与工作及社会活动。

（七）疼痛护理

疼痛是由于心理压力及烧伤创面感觉神经末梢的暴露或反复受到刺激造成的。比较有效的疼痛护理方法：①接受伤员非理智性的表达，不加以评论；②以诚挚的同情心与伤员沟通；③鼓励伤员说出心里的痛苦和想法；④让患者精神放松，引导和转移其注意力；⑤实事求是地让患者了解医护过程中会引发的各种疼痛和不适，尽可能取得患者相应的配合；⑥对患者进行适当的物理疗法或体育疗法，可起到部分镇痛的作用；⑦麻醉镇痛药（如吗啡、哌替啶等）有抑制呼吸和成瘾的危险，有吸入性损伤者和老年烧伤者应慎用。

（八）康复护理

指导或协助患者做好功能锻炼对防治烧伤后关节僵直、肌肉萎缩、肌腱粘连，以及提高神经反射能力、增强免疫力具有重要作用。主要措施：①在烧伤早期维持并固定肢体于功能位，如颈部烧伤取后伸位，四肢烧伤取伸直位，手部应固定于半握拳的姿势且指间垫油纱布以防粘连；②创面愈合后应尽早下床活动，逐步进行肢体和关节的锻炼；③对肢体烧伤且采用包扎疗法者，应适当加压创面；④制订并实施康复治疗计划，对患者采用物理疗法或体育疗法；⑤防止过多的紫外线和红外线照射，防止瘢痕过度增殖，避免瘢痕创面受到机械性刺激。

五 健康教育

1. 普及防火、灭火、自救的常识，预防烧伤事件的发生。
2. 继续心理教育，督促患者锻炼自理能力。鼓励伤员参与一定的家庭和社会活动，重新适应生活和不同的环境，树立重返工作岗位的信心。
3. 指导患者保护皮肤的方法，防止紫外线、红外线的过多照射，避免对瘢痕组织的机械性刺激（如搔抓等）。
4. 鼓励患者活动受伤关节，若因瘢痕挛缩而影响肢体功能时，需待瘢痕挛缩稳定后（一般为6个月至1年）再行瘢痕切除与植皮术。

第三节　蛇咬伤患者的护理

咬伤是指通过致伤动物的牙齿或其身体自带的毒针对人体造成的损伤。咬人致伤的动物有犬、猫、猪、蛇、蜂、蝎、蜈蚣、毛虫、毒蜘蛛等，最常见的是蛇咬伤和犬咬伤。

蛇咬伤多发生于夏季和秋季。我国蛇类有160余种，其中毒蛇50余种，以眼镜蛇、五步蛇、金环蛇、银环蛇、蝰蛇、蝮蛇等比较多见，多分布于长江以南地区，东南沿海地区还有海蛇。毒蛇的头多呈三角形，颈部较细，尾部粗短，色斑鲜艳，牙齿较长，咬人时毒腺排出毒液，毒液经过毒牙注入人体的皮下或肌肉组织，引起局部和全身中毒症状。被毒蛇咬伤后在咬伤部位会留下两个深而粗的牙痕。若不能判断是否是毒蛇咬伤时，应按毒蛇咬伤处理。

一 临床表现

临床表现与毒蛇种类、蛇毒吸收量及患者的年龄、健康状况等有关，儿童、老年人及体弱瘦小者表现较严重。

（一）神经毒类毒蛇咬伤

神经毒类毒蛇咬伤表现为头晕、软弱、嗜睡、乏力、视物模糊、眼睑下垂、语言不清、四肢麻木、吞咽困难、呼吸困难等，最后会出现呼吸停止和循环衰竭。有时表现为局部伤口麻木感或痒感，肿胀和疼痛较轻，常不被引起注意。

（二）血液毒类毒蛇咬伤

血液毒类毒蛇咬伤表现为伤口剧痛，随即伤口肿胀并迅速向近端扩散，伤口内渗出血性液体，皮下有大片瘀斑，皮肤有水疱或血疱，甚至全身广泛出血，如眼结膜下出血、鼻出血、呕血、便血、咯血、血尿等，并可引起畏寒、发热、心律失常、谵妄等，严重者出现休克、心力衰竭、肝性脑病、急性肾衰竭等。

（三）混合毒类毒蛇咬伤

混合毒类毒蛇咬伤兼有神经毒和血液毒的中毒症状，伤口表现类似血液毒，全身表现类似神经毒。

二 护理评估

（一）受伤史

了解患者被蛇咬伤的经过，判断是否为毒蛇并现场处理。

（二）身体状况

1. 症状和体征 了解患者的伤口有无剧烈疼痛、肿胀、血性渗出液等。观察患者的生命体征是否平稳，有无头晕、嗜睡、软弱、乏力、视物模糊、眼睑下垂、语言不清、四肢麻木、吞咽困难、呼吸困难等症状；有无皮下瘀斑、皮肤水疱或血疱、全身广泛出血等表现；有无畏寒、发热、休克、心力衰竭、肝性脑病、急性肾衰竭等表现。

2. 辅助检查 尿液检查可有血红蛋白尿、管型尿；肝功能检查可有黄疸相关指标升高；凝血功能检查可发现相关的异常结果。

（三）心理-社会状况

观察家庭成员对急性事件的应对能力及其对患者的支持程度，观察患者及其家属的心理反应。毒蛇咬伤起病突然，发病迅速，病势凶猛，患者多有面临死亡的恐惧心理，家属也会出现恐慌不安的情绪。

三 护理诊断

1. 焦虑、恐惧 与毒蛇咬伤的刺激、对疾病的治疗和预后不了解有关。

2. **疼痛** 与血液毒引起局部的组织反应有关。
3. **知识缺乏** 缺乏毒蛇咬伤的急救知识。
4. **潜在并发症**：感染、休克、内脏出血、多器官功能障碍综合征等。

四 护理措施

（一）心理护理

关注患者及其家属的心理反应，给予安慰和鼓励，向其介绍治疗成功的病例及治疗经验，使他们放下思想包袱，树立信心，积极配合治疗和护理。

（二）伤口护理

安置患者卧床休息，伤肢保持下垂，以减少毒素的吸收；对多处切开扩创引流的伤口，可用多层纱布浸透高渗盐水或 1∶5000 的高锰酸钾溶液湿敷，有利于引流毒液和消炎退肿。注意纱布需保持湿润，血污较多时要及时更换敷料。

（三）遵医嘱给药

遵医嘱给予蛇伤药口服、外敷或注射；遵医嘱给予抗蛇毒血清、破伤风抗毒素注射。这两者注射前均须做过敏试验，试验结果阳性者可进行脱敏注射。

（四）营养支持

给予患者高热量、高蛋白、高维生素饮食，指导患者多饮水，每天给予足够的热量及 B 族维生素和维生素 C，以增强机体抵抗力。因蛇毒对心、肾的毒性较大，因此，不宜大量快速静脉输液，而且在补液过程中应监测患者的心、肺情况，以防补液过量引起心力衰竭和肺水肿。

（五）并发症的观察和护理

对患者常规进行心电和血氧饱和度的监护，密切观察其意识、血压、脉搏、呼吸、尿量的变化，注意有无中毒性休克的表现。若被蛇咬伤后 8 h 仍未排尿，经检查并非因血容量不足引起，应考虑急性肾衰竭的可能，及早遵医嘱应用甘露醇利尿。若出现呼吸困难、发绀时，应警惕呼吸衰竭，需及时给氧，遵医嘱使用呼吸兴奋药，并准备气管插管及人工呼吸机，必要时行紧急插管，使用呼吸机辅助呼吸。若出现呕血、便血或血尿，提示内脏出血，应遵医嘱使用止血药，如出血过多应予以输血。

五 健康教育

1. 教育人们在野外工作或旅行时，应随身携带蛇伤药，最好穿长裤、长靴或用厚帆布绑腿，草木丛生处应用木杆等拨开枝叶，赶走毒蛇，夜间要携带照明工具，防止踩踏到蛇体而被咬伤。选择宿营地时，要避开草丛、石缝、树丛、竹林等阴暗潮湿的地方，晚上在帐篷周围点燃火焰。

2. 告知人们一旦被蛇咬伤，切忌慌乱奔跑，应立即口服蛇伤药，就地在伤口上方5~10 cm处用鞋带、细绳等捆扎肢体，保持肢体处于下垂位置，并减少活动，以减少毒素的吸收，随后可以采用伤口排毒措施。若口腔黏膜无破损，可用口吸伤口，并用手自近心端向伤口处反复推挤，也可将伤口处浸入凉水中，用大量清水冲洗伤口，冲洗后用锐器在咬痕处挑开扩大伤口，以使毒素经伤口排出。经过上述处理后，尽快将患者转移到正规医院以行清创术等后续治疗。

（张小明）

第十章　肿瘤患者的护理

肿瘤是机体细胞在不同始动与促进因素的长期作用下，出现增殖与异常分化所形成的新生物。新生物一旦形成，不会因病因的消除而停止增殖。它不受生理的调节，可破坏正常的组织与器官。根据肿瘤的形态及肿瘤对机体的影响可分为良性和恶性肿瘤。随着疾病谱的改变，恶性肿瘤已成为目前常见的三大死亡原因之一，位居我国男性死因的第二位、女性死因的第三位。我国常见的恶性肿瘤在城市中的排序由高到低依次为肺癌、胃癌、肝癌、肠癌、乳腺癌，在农村依次为胃癌、肝癌、肺癌、食管癌、肠癌。

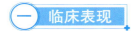

一、临床表现

（一）局部表现

1. 肿块　位于体表或浅在的肿瘤，肿块常是最早出现的症状，性质不同，其硬度和活动度亦不同。位于深部或内脏的肿块不易被触及，但可出现周围组织受压或空腔脏器梗阻症状。恶性肿瘤还可出现相应的转移灶，如淋巴结肿大、内脏或骨的结节及肿块等表现。

2. 疼痛　肿瘤的膨胀性生长、破溃或感染等可使神经末梢或神经干受刺激或压迫，可出现局部刺痛、跳痛、隐痛、烧灼痛或放射痛，患者常难以忍受，尤以夜间为重。肿瘤可致空腔脏器梗阻，使患者发生痉挛而引起绞痛。

3. 梗阻　肿瘤可造成空腔脏器阻塞而出现相应的梗阻表现。胃癌伴幽门梗阻可致呕吐，大肠癌可致肠梗阻，胰头癌可压迫胆总管而出现黄疸，支气管癌可引起肺不张等。

4. 溃疡　体表或空腔脏器的肿瘤生长迅速，可因供血不足而继发坏死、感染或溃烂。恶性肿瘤常呈菜花状或表面溃疡，可有恶臭及血性分泌物。

5. 出血　恶性肿瘤生长过程中若发生组织破溃或血管破裂可有出血。上消化道肿瘤可有呕血或黑便；下消化道肿瘤可有血便或黏液血便；泌尿系肿瘤可见血尿；肺癌可有咯血或痰中带血；子宫颈癌可有血性白带或阴道出血；肝癌破裂可致腹腔内出血。

6. 转移症状　当肿瘤转移至淋巴结，可有区域淋巴结肿大。若发生其他脏器转移可有相应的表现，如骨转移可有疼痛、病理性骨折等，肺转移可有咳嗽、胸痛等。

（二）全身表现

良性及恶性肿瘤的早期多无明显的全身症状。恶性肿瘤中晚期患者常出现非特异性的全身症状，如贫血、低热、乏力、消瘦等，发展至全身衰竭时可表现为恶病质，尤以头颈部及消化道肿瘤为常见。某些部位的肿瘤可呈现相应器官功能亢进或低下，继而引起全身性改变，如肾上腺嗜铬细胞瘤可引起高血压，甲状旁腺腺瘤可引起骨质改变，颅内肿瘤可引起颅内压增高及神经系统定位症状等。

二 护理评估

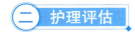

（一）健康史

了解患者有无不健康的行为及生活方式，如长期大量吸烟、酗酒等。了解患者近期有无遭受重大生活变故事件，如丧偶、离婚等。了解患者有无慢性炎症、溃疡等疾病史，如经久不愈的窦道和溃疡可因长期局部刺激而发生癌变，而胃癌与萎缩性胃炎、慢性胃溃疡、胃息肉有关。了解患者有无病毒、细菌、寄生虫感染史。了解患者所处的生活及工作环境是否有致癌物暴露（如长期从事炼钢或接触染料、橡胶、塑料等工作），有无化学物质的长期接触史等。了解患者的饮食、营养情况及个人生活习惯、特殊嗜好，如是否进食了霉变的食物及腌制食品等。了解患者有无癌前病史及家族史。

（二）身体状况

1. 症状和体征 患者是否出现局部肿块、疼痛、梗阻、溃疡、出血及肿瘤转移症状。

2. 辅助检查 患者的各项实验室检查指标是否正常，肿瘤标志物是否升高，影像学检查结果是否正常。

（三）心理-社会状况

1. 认知程度 评估患者对疾病诱因、常见症状、拟采取的手术方式、手术过程、手术可能导致的并发症、化疗、放疗、介入治疗及疾病预后及康复等知识的认知及配合程度。

2. 心理反应 评估患者的心理状况，包括对疾病诊断的心理承受能力，以及对治疗效果、预后等的心理反应。

3. 经济和社会支持状况 评估内容：①家庭成员对患者手术、化疗、放疗的经济承受能力；②家属对患者所患疾病及治疗方法、预后的认知程度及心理承受能力；③家属与患者的关系；④患者的社会支持系统。

三 护理诊断

1. 焦虑/恐惧 与担忧疾病预后及手术、化疗、放疗，在家庭和社会中的地位改变及经济状况的改变有关。

2. 营养失调：低于机体需要量 与肿瘤所致高代谢状态、摄入减少、吸收障碍、化疗和放疗所致味觉改变、食欲缺乏、进食困难、恶心、呕吐等有关。

3. 疼痛 与肿瘤生长侵及神经、肿瘤压迫周围组织及神经、手术创伤及化疗和放疗所致组织损伤有关。

4. 知识缺乏 缺乏肿瘤预防、术后康复、放疗和化疗反应等相关知识。

5. 潜在并发症 感染、出血、皮肤和黏膜受损、静脉炎、静脉栓塞及脏器功能障碍。

四 护理措施

（一）一般护理

1. 营养支持 充分的营养是保证患者细胞代谢、促进身体康复的重要条件。应积极采取措施改善患者的营养状况，鼓励患者进食高蛋白、高碳水化合物、高维生素、清淡、易消化的饮食，注意食物的色、香、味及温度，避免粗糙、辛辣的食物。严重呕吐、腹泻者，应给予静脉补液，防止脱水，必要时遵医嘱给予肠内、肠外营养支持。

2. 疼痛护理 疼痛是晚期癌症患者常见的症状之一。护理人员除观察疼痛的位置、性质、特点、持续时间并掌握疼痛评分外，还应向患者提供增进舒适感的方法，保持病室安静，减少环境中对患者造成压力的因素。鼓励家属关心、参与镇痛计划的实施。晚期难以控制的疼痛会对患者的治疗和生存质量造成极其严重的影响，可以按照世界卫生组织（World Health Organization，WHO）提出的三阶梯镇痛原则遵医嘱处理。WHO三阶梯镇痛原则包括以下5个方面的内容。

（1）给药途径：应尽量选择无创、简便、安全的途径给药。患者能口服药物时应首选口服镇痛药，不能吞咽或存在口服吸收障碍的患者可采用非口服途径，如透皮贴剂、栓剂等，也可持续静脉或皮下输注镇痛药。

（2）按阶梯给药：根据疼痛程度按阶梯选择镇痛药。轻度疼痛选择非甾体抗炎药；中度疼痛选择弱阿片类药物，如可待因、曲马多等；重度疼痛选择强阿片类药物，如吗啡、羟考酮、芬太尼等。低剂量强阿片类药物也可用于中度疼痛的治疗。

（3）按时给药：疼痛多表现为慢性持续性过程，按时给药时镇痛药可在体内达到稳定的血药浓度，有效缓解基础性疼痛，可以选择持续镇痛时间长的控释、缓释型药物。

（4）个体化治疗：在制订镇痛方案前应全面评估患者的基本情况，如肝肾功能、基础疾病、全身状况等，有针对性地开展个体化镇痛治疗。

（5）注意具体细节：镇痛治疗时的具体细节是指可能影响镇痛效果的所有潜在因素，既包括疼痛的全面评估、准确的药物治疗、动态随访等，又包括患者的心理、精神、宗教信仰、经济状况、家庭及社会支持等诸多方面。

（二）手术治疗患者的护理

手术可破坏机体的正常功能，如失语、截肢、人工肛门等，常致自我形象紊乱。对于这样的患者，在手术前就应向其解释手术的必要性及重要性，手术后指导患者进行功能锻炼并介绍功能重建的可能性及所需的条件，训练患者的自理能力，提高其自信心。

肿瘤患者手术后可能发生呼吸系统、泌尿系统、伤口或腹腔内感染等，因此，手术前应充分准备。肿瘤患者的术后护理措施：①常规监测生命体征、加强引流管和切口护理；②密切观察病情；③保持病室环境清洁；④鼓励患者翻身、深呼吸、有效咳嗽和咳痰；⑤加强皮肤和口腔护理；⑥早期下床活动，注意保暖。总之，采取有效措施可以减少并发症、促进康复。

（三）化疗患者的护理

1. 组织坏死的预防及护理 因强刺激性药物不慎漏入皮下可致组织坏死。外科护士应掌握正确的给药方法以保护血管，妥善固定针头以防滑脱及药液外渗。一旦发现药液外渗，应立即停止用药，尽量向外抽吸药液后拔针，局部皮下注入解毒剂（如硫代硫酸钠、碳酸氢钠等），根据不同的药物选择冷敷或热敷处理，同时报告医师并记录。

2. 栓塞性静脉炎的预防 化疗药物注射方法的不当可致血管硬化、血流不畅，甚至闭塞。因此，治疗时应选择合适的给药途径和方法。若为静脉给药，通常经深静脉或中心静脉置管给药。合理选择静脉并安排给药顺序，提高注射技能，提高"一针见血"的成功率。

3. 胃肠道反应的护理 化疗患者常表现为恶心、呕吐、食欲缺乏等，因此，应向患者做好化疗重要性及药物不良反应的解释工作。进食前用温盐水漱口，进食后用温开水漱口,以保持口腔清洁。口腔炎或溃疡剧痛者,可用2%的利多卡因喷雾,改用吸管吸取流质饮食,必要时行肠外营养。合并真菌感染时,可用3%的碳酸氢钠溶液和制霉菌素液含漱。溃疡创面可涂0.5%的金霉素甘油。

4. 骨髓抑制的护理 由于骨髓抑制作用,化疗患者常出现白细胞、血小板、血红蛋白的减少,因此,化疗或放疗后应常规监测血常规变化,每周1~2次,注意有无皮肤瘀斑、牙龈出血及感染等。红细胞降低时应给予必要的支持治疗,如中药调理、成分输血等,必要时遵医嘱应用升血细胞类药物。若白细胞计数$<3.0×10^9/L$、中性粒细胞计数$<1.0×10^9/L$,应遵医嘱停药或减量并采取一般性保护隔离措施;白细胞计数$<1.0×10^9/L$、中性粒细胞计数$<0.5×10^9/L$,应采取无菌性保护隔离并限制人员探视,以预防医源性感染,同时使用升白细胞药物治疗。血小板计数$<80×10^9/L$时应暂停化疗或放疗,$<50×10^9/L$时可出现凝血功能障碍,应避免外出,$<20×10^9/L$时应绝对卧床休息,限制活动。对大剂量强化化疗者应实施严密的保护性隔离或将患者置于层流室。

5. 肾脏毒性反应的护理 癌细胞溶解易导致高尿酸血症,严重者可形成尿酸结晶,轻度蛋白尿、管型尿、血尿,甚至无尿及急性肾衰竭。应鼓励患者大量饮水并准确记录出入量,同时使用碳酸氢钠碱化尿液,对入量已足而尿量少者酌情采用利尿措施。

6. 口腔黏膜反应的护理 大剂量应用抗代谢药物、抗恶性肿瘤药物、抗生素、烷化剂等易致严重口腔炎,因此,应保持口腔清洁,出现口腔溃疡时可用相应的漱口水含漱,也可采用口腔降温及中医中药治疗。

7. 皮肤反应的护理 出现皮肤反应时,应防止皮肤破损。氨甲蝶呤、巯基嘌呤常引起皮肤干燥及全身瘙痒,可用炉甘石洗剂止痒,严重的患者可出现剥脱性皮炎,须用无菌单行保护性隔离。

8. 脱发的护理 多柔比星、环磷酰胺等常引起脱发,影响患者的容貌。化疗时用头皮阻血器或使用冰帽降低头皮温度,可预防或减轻脱发。若脱发严重,可协助患者选购合适的发套。

(四)放疗患者的护理

1. 放疗患者感染的预防

(1)病室通风和空气消毒。保持病室空气新鲜,每天通风2次,每天紫外线空气消毒2次。

(2)监测体温,进行血常规检查。

(3)放射前要做好定位标志,放疗前后患者应静卧30 min避免干扰,保证充足的休息与睡眠。

(4)放疗期间应适当减少活动、多休息,逐渐增加日常活动量。

2. 防止皮肤、黏膜损伤

（1）保护照射野皮肤：保持清洁干燥，尤其要注意腋下、腹股沟、会阴部等皮肤皱褶处，洗澡禁用肥皂、粗毛巾搓擦，局部用软毛巾吸干。

（2）穿着要求：穿棉质、柔软、宽松的内衣并勤更换。

（3）避免各种刺激：避免热刺激、理化刺激，外出时防止日光直射，局部皮肤出现红斑时禁用乙醇、碘酊等涂擦及使用粘贴胶布。

（4）黏膜保护：放疗期间加强局部黏膜清洁，如口腔含漱、阴道冲洗等。

3. 脏器功能障碍的预防和护理 观察照射器官的功能状态变化，若发现严重不良反应（如膀胱照射后血尿、胸部照射后放射性肺纤维变等），应暂停放疗。

（五）心理护理

肿瘤患者因各自的文化背景、心理特征、病情及对疾病的认知程度不同，会产生不同的心理反应。分析患者不同时期的心理改变有助于有的放矢地对患者进行心理疏导，增强患者战胜疾病的信心。肿瘤患者可经历一系列的心理变化。

1. 震惊否认期 明确诊断后，患者会震惊，表现为不言不语，知觉淡漠，眼神呆滞甚至晕厥，继之极力否认，希望诊断有误，要求复查，甚至辗转多家医院就诊、咨询，企图否定诊断。这是患者面对疾病应激所产生的保护性心理反应，但持续时间过长易延误治疗。此期最好的护理是鼓励患者家属给予患者情感上的支持及生活上的关心，增进护士与患者之间的人际关系，使之有安全感。允许患者有一定的时间来接受现实，不阻止其发泄情绪，但要预防意外事件的发生。在否认期医护人员的态度要保持一致，肯定回答患者的疑问，减少患者怀疑及逃避现实的机会。

2. 愤怒期 当患者不得不承认自己患癌后，随之表现出恐慌、愤怒、悲哀、烦躁、不满的情绪。部分患者为了发泄内心的痛苦而拒绝治疗或迁怒于家人及医务人员，甚至出现冲动性行为。此虽属适应性心理反应，但若长期存在，将导致心理障碍。此期护士应在患者面前表现出严肃且关心的态度，尽量让患者表达自身的想法，但要及时纠正其感知错误。做任何检查和治疗前，应向患者详细解说，同时向患者家属说明患者愤怒的原因，让家属理解患者的行为，并请其他病友介绍治疗成功的经验，教育和引导患者正视现实。

3. 磋商期 此期的患者求生欲最强，会祈求奇迹的出现。患者易接受他人的劝慰，有良好的遵医行为。因此，护士应加强对患者及其家属的健康指导，维护患者的自尊、尊重患者的隐私，增强患者对治疗的信心，从而减少患者病急乱投医的不良后果。

4. 抑郁期 此期患者虽然对周围的人、事、物不再关心，但对自己的病情仍很关心。护士应利用恰当的非语言沟通技巧对患者表示关心，定时探望，加强交流，鼓励患者发泄情绪，减轻心理压力反应。鼓励患者家人陪伴，预防意外事故的发生。在此期间，由于病情加重、心情抑郁，患者常会疏忽个人卫生的处理，护士应鼓励患者维持身体的清洁与舒适，必要时协助其完成。

5. 接受期 有些患者经过激烈的内心挣扎，开始认识到生命终点的到来，心境逐渐变得平和，通常不愿多说话。在此期间，护士应尊重其意愿，替患者限制访客，主动发现患者的需求并尽量满足其需求。为患者制订护理计划时，应考虑患者的生理状况，最好能集中护理，以免增加患者的痛苦。

五 健康教育

1. 保持心情舒畅 负性情绪对机体免疫系统有抑制作用，可促进肿瘤的发生和发展。故肿瘤患者应保持乐观开朗的心境，避免不必要的情绪刺激，勇敢面对现实。可根据患者、家属的理解能力，深入浅出、有针对性地向其提供正确、有价值的信息资料，使患者能够积极配合治疗。

2. 注意营养 肿瘤患者应均衡饮食，摄入高热量、高蛋白、富含膳食纤维的各类营养素，做到不偏食、不忌食、荤素搭配、粗细混食。多饮水，多进食水果、蔬菜。忌辛辣、油腻等刺激性食物及熏烤、腌制、霉变的食物。

3. 功能锻炼 适当的运动有利于机体增强抗病能力，减少并发症的发生。手术后器官、肢体残缺引起功能障碍者应早期进行功能锻炼，以利于功能重建及提高自理能力。

4. 提高自理能力及自我保护意识 合理安排日常生活，注意休息，避免过度疲劳，不吸烟、少饮酒，讲究卫生。指导患者进行皮肤、口腔、黏膜的护理，保持皮肤、口腔清洁。教育患者减少与有感染的人群接触，外出时注意防寒保暖。

5. 继续治疗 肿瘤治疗以手术为主，并辅以放疗、化疗等综合手段。手术后患者应按时接受各项后续治疗，以利于缓解临床症状、减少并发症、降低复发率。

6. 定期复查 放、化疗患者应坚持血常规及重要脏器功能的检查，每周1～2次，以尽早发现异常，及时处理。

7. 加强随访 随访可早期发现肿瘤复发或转移病灶，评价、比较各种治疗方法的疗效对患者有心理治疗和支持的作用。因此，肿瘤患者的随访应在恶性肿瘤治疗后最初3年内每3个月至少随访1次，以后每半年复查1次，5年后每年复查1次。

8. 动员社会支持系统的力量 社会支持可满足患者的爱及归属感和自尊的需要。因此，应鼓励患者家属给予患者更多的关心和照顾，提高其生活质量。

（李立红）

第十一章 颅脑疾病患者的护理

第一节 颅内压增高患者的护理

颅内压是颅腔内脑组织、脑脊液、血液3种内容物对颅腔壁所产生的压力。成年人正常颅内压为70~200 mmH$_2$O。颅内压持续>200 mmH$_2$O示颅内压增高。

一、临床表现

头痛、呕吐、视盘水肿为颅内压增高的典型表现，是颅内压增高的三主征。

（一）头痛

头痛是颅内压增高最常见的症状之一，部位多位于额部及颞部，头痛程度不同，以清晨和晚间较重，随颅内压的增高而进行性加重，用力、咳嗽、弯腰或低头活动时常加重头痛。

（二）呕吐

当头痛剧烈时可伴有恶心、呕吐。呕吐呈喷射状。

（三）视盘水肿

视盘水肿是颅内压增高的重要客观体征之一。

二、护理评估

（一）健康史

了解患者有无颅脑外伤、颅内感染、脑肿瘤、高血压、颅脑畸形等疾病史，初步诊断颅内压增高的原因；了解患者有无合并其他系统疾病；了解患者有无呼吸道梗阻、咳嗽、癫痫、便秘等诱发颅内压增高的因素。

（二）身体状况

1. 症状和体征

（1）了解患者头痛的部位、性质、程度、持续时间，有无诱因及加重因素，头痛是否影响睡眠和休息。

（2）了解患者呕吐的程度，是否影响水、电解质和酸碱平衡。

（3）了解患者有无意识障碍及其程度，有无肢体功能障碍，生活是否能自理，有无心理反应和行为的改变等。

2. 辅助检查 电解质测定和血气分析可提示水、电解质和酸碱平衡失调，CT或MRI检查可提示颅内病变，也可观察脑脊液检查是否有改变。

（三）心理-社会状况

头痛、呕吐等症状可致患者烦躁不安、焦虑等心理反应，应了解患者对疾病的认知程度及恢复信心的程度，了解家属对疾病的认知和心理反应及其对患者的关心和支持程度。

三、护理诊断

1. **头痛** 与颅内压增高有关。
2. **体温过高** 与体温调节中枢紊乱有关。
3. **营养失调：低于机体需要量** 与呕吐、长期不能进食有关。
4. **清理呼吸道无效** 与意识障碍有关。
5. **潜在并发症：脑疝**。

四、护理措施

（一）非手术治疗患者的护理

1. **卧位** 安置患者于床头抬高（15°～30°）卧位，以利于颅内静脉回流，减轻脑水肿。

2. **给氧** 持续或间断给氧，以改善脑缺氧，使脑血管收缩，降低脑血流量，降低颅内压。

3. **饮食与补液** 对意识清楚者可给予普通饮食，但应限制钠盐的摄入。对不能进食者应行静脉补液，成人每天补液总量不宜超过2000 ml。

4. **防止颅内压骤然升高**

（1）休息与镇静：劝慰患者安心休养，保持安静，避免情绪激动，必要时给予镇静药。

（2）防止剧烈咳嗽：及时控制呼吸道感染，防止剧烈咳嗽。

（3）保持呼吸道通畅：安置患者于适当卧位，防止颈部过屈、过伸或扭曲；及时清除呼吸道分泌物和呕吐物；有舌后坠者可托起其下颌或放置口咽通气道；必要时配合医师尽早行气管切开术，以维持呼吸道通畅。

（4）防止便秘：鼓励患者多食蔬菜和水果，并给予缓泻剂，必要时使用开塞露或行低压小剂量灌肠通便。

（5）控制癫痫：遵医嘱定时、定量给予抗癫痫药物。

5. 应用脱水药物 遵医嘱定时、定量给予脱水药物，用药后应观察治疗效果，并注意有无水、电解质平衡失调等不良反应。

6. 实施冬眠低温疗法

7. 病情监测 密切监测意识、生命体征、瞳孔等的变化，以及早发现颅内高压危象或脑疝。

（1）意识状态：可以使用Glasgow昏迷评分法，即评定睁眼、语言及运动反应，用三者得分之和来判断意识状态。最高15分，表示意识清醒，8分以下为昏迷，最低3分。分数越低，表明患者的意识障碍越严重。

（2）生命体征：观察的顺序是先呼吸，次脉搏，再血压，最后体温，以防止患者受刺激后出现躁动而影响观察结果的准确性。

（3）瞳孔变化：正常瞳孔等大、等圆，在自然光线下直径为3~4 mm，直接、间接对光反应灵敏。若瞳孔出现大小、形状的变化，对光反射减弱或消失，提示颅内压增高并伴有脑神经或脑干损伤，或者继发脑受压、脑疝等。

（4）头痛、呕吐：观察头痛、呕吐的程度。若头痛、呕吐逐渐加重，提示可能继发脑疝。

8. 对症护理 对高热者可实施降温措施；对呕吐者应做好口腔清洁；对头痛和躁动者，应给予镇静镇痛药物，但不可轻易使用吗啡或哌替啶，因为这类药物能抑制呼吸，影响气体交换，还可使瞳孔缩小，影响临床观察。

（二）手术治疗患者的护理

1. 手术前护理 在采取非手术治疗护理措施的同时做好皮肤准备、交叉配血、药物过敏试验等。

2. 手术后护理

（1）病情观察：①定时测量患者的生命体征，观察瞳孔、意识、肢体活动、呼吸道通畅等情况；②妥善连接颅外引流管，观察引流液的性状和量；③记录液体出入量。

（2）卧位：手术后的卧位应根据意识情况和手术部位而定。全麻清醒前宜取平卧位，头偏向一侧，以便于呼吸道管理；意识清醒、血压平稳后，宜床头抬高（15°～30°）卧位，以利于颅内静脉回流，减轻脑水肿。

（3）营养与补液：一般手术患者，术后第1天可进流质，第2～3天给予半流质，逐渐过渡到普通饮食。

（4）对症护理：头痛、躁动、发热是术后患者常见的问题，应给予对症处理。

（5）脑室引流的护理：脑室引流是经侧脑室穿刺或于手术结束前将引流管放入侧脑室，将脑脊液引流至体外。

1）妥善固定导管：引流管口应高出侧脑室平面10～15 cm。

2）观察引流液的性状和量：正常脑脊液无色透明，无沉淀，每天分泌400～500 ml。

3）保持引流通畅：避免引流管受压、扭曲、成角、折叠。

4）预防感染：定时按无菌原则更换引流管口处的敷料和引流袋。

5）按期拔管：开颅术后一般引流3～4天，不宜超过5～7天，因为引流时间过长可能发生颅内感染。

五、健康教育

1. 告知患者保持情绪稳定，避免颅内压骤然增高的因素，如剧烈咳嗽、用力排便等。

2. 进食含粗纤维丰富的食物，保持大便通畅。

3. 应禁止颅内压增高的患者单独外出，以防发生意外。

第二节 颅脑损伤患者的护理

颅脑损伤多见于交通、工矿作业等事故，以及自然灾害、爆炸、火器伤、坠落、跌倒及各种锐器、钝器对头部的损害，常与身体其他部位的损伤复合存在。颅脑损伤可分为头皮损伤、颅骨损伤和脑损伤，三者皆可单独发生，但须警惕其合并存在，其中对预后起决定性作用的是脑损伤的程度及处理效果。

一、头皮损伤患者的护理

头皮损伤是最常见的颅脑损伤，系因外力作用使头皮完整性或皮内结构发生了改变。根据致伤原因和表现特点的不同，头皮损伤可分为头皮血肿、头皮裂伤和头皮撕脱伤。

（一）头皮血肿

头皮血肿多由钝器打击或碰撞所致。根据血肿位于头皮内的不同层次分为皮下血肿、帽状腱膜下血肿和骨膜下血肿。

1. 临床表现

（1）皮下血肿：因受皮下纤维隔限制，血肿体积较小，范围局限，无波动，不易扩散，张力高，压痛明显，边缘隆起，中央凹陷。

（2）帽状腱膜下血肿：帽状腱膜下组织松弛，出血易扩散，可蔓延至全头部，失血量多。头颅增大，肿胀，波动感明显。

（3）骨膜下血肿：骨膜在骨缝处紧密连接，血肿多以骨缝为界，局限于某一颅骨范围内，张力较高。

2. 健康评估

（1）健康史：评估患者的受伤时间、致伤原因、致伤强度、致伤部位及受伤后的表现，以及有无高血压、癫痫史等。了解现场急救情况、用药情况及止血、镇痛措施。

（2）身体状况

1）症状和体征：评估患者血肿的部位、性质和大小，以及有无疼痛及疼痛的程度。评估患者的出血情况和生命体征的变化以判断有无血容量不足。

2）辅助检查：血常规检查可以了解机体对创伤的反应情况及有无继发感染；血红蛋白检测可以了解出血的严重程度；X线、CT、MRI等检查有助于发现有无合并颅骨骨折和颅脑损伤及其严重程度。

（3）心理-社会状况：评估患者是否了解疾病及治疗的相关知识，以及由于突发的意外伤害对其工作和生活的影响程度等。

3. 护理诊断

（1）焦虑、恐惧：与头皮损伤及出血有关。

（2）疼痛：与头皮血肿有关。

（3）潜在并发症：感染、失血性休克。

4. 护理措施

（1）一般护理

1）休息与体位：疼痛剧烈时卧床休息，必要时遵医嘱使用镇痛药。

2）饮食与营养：鼓励患者进食高蛋白、高热量、高维生素、易消化的食物。

（2）病情观察：注意观察患者的意识、生命体征、瞳孔变化情况等，警惕合并颅骨骨折及脑损伤的情况。注意头皮血肿的形状、大小和张力的变化，如有异常报告医师并积极配合处理。

（3）对症护理

1）减轻疼痛：头皮血肿发生后24 h内冷敷血肿局部，可减少出血和减轻疼痛。48 h后可热敷局部血肿部位，以促进血肿的吸收。遵医嘱给予止血、镇痛药。

2）预防感染：常规使用抗生素预防和控制感染。

3）预防并发症：血肿加压包扎，嘱患者勿用力揉搓，以免增加出血。若经反复穿刺和加压包扎血肿仍不能缩小，需注意患者是否有凝血障碍或其他原因。

（4）心理护理：了解患者的心理状况，加强护患沟通，对其给予精神上的鼓励和支持，消除患者的紧张心理，鼓励其积极配合治疗及护理。

5. 健康教育

（1）发生头皮血肿时，指导患者勿涂擦药酒或用力按揉推拿，避免加重局部出血。

（2）若血肿较大，应由医师处理，禁止用针自行穿刺、放血，以防止继发感染。

（3）如果患者出院后自觉不适，应及时到医院进一步诊治。

（二）头皮裂伤

头皮裂伤是常见的开放性损伤，常由锐器或钝器打击而引起。由于帽状腱膜具有纤维小梁结构的解剖特点，头皮血管破裂后，血管不易自行收缩而出血较多，可致失血性休克。

1. 临床表现

（1）出血：头皮伤口处可见动脉性出血，严重者可呈喷射状出血。

（2）失血性休克：因头皮血管丰富，出血量大，不易自行止血，可致失血性休克。

2. 护理评估

（1）健康史：重点询问患者的受伤时间、致伤原因、致伤时的情况，伤前有无酗酒、癫痫、高血压、心脏病等病史，以及受伤时的急救及用药情况。

（2）身体状况

1）症状和体征：评估患者的受伤部位及出血量。

2）辅助检查：头颅X线检查、CT可判断有无颅骨骨折。

（3）心理-社会状况：评估患者由于突如其来的创伤有无紧张、焦虑、恐惧的心理，并了解其对工作和生活的影响程度等。

3. 护理诊断

（1）焦虑/恐惧：与头皮裂伤及出血有关。

（2）有感染的危险：与头皮裂伤有关。

4. 护理措施

（1）非手术治疗护理/术前护理

1）减轻和控制疼痛：对疼痛患者，可指导其采取舒适卧位，做深呼吸，必要时遵医嘱使用镇痛药，合并脑损伤时禁忌使用吗啡镇痛。

2）病情观察：注意观察患者有无休克、感染，有无颅骨骨折和脑损伤。

（2）术后护理

1）伤口护理：局部加压包扎止血，注意创面有无渗血和感染，保持敷料清洁干燥。

2）预防感染：严格无菌操作，常规使用抗生素预防感染并注射破伤风抗毒素。遵医嘱补液、输血等。

（3）心理护理：及时疏导患者的紧张情绪，鼓励患者积极配合治疗。

5. 健康教育

（1）在日常工作、生活中应避免外力撞击头部而引起头皮裂伤。

（2）如发生头皮裂伤，现场加压包扎止血，及早到医院行清创缝合。

（三）头皮撕脱伤

头皮撕脱伤是最严重的头皮损伤。常因发辫受机械力牵拉，使大块头皮自帽状腱膜下层或连同骨膜一并撕脱，可分为完全撕脱和不完全撕脱。严重者常伴有颈椎和脑组织的损伤。

1. 临床表现 剧烈疼痛和大量失血可导致疼痛和失血性休克，严重者常伴有颈椎和脑组织的损伤。

2. 护理评估

（1）健康史：要重点评估患者受伤的经过，了解现场急救情况、用药情况及止血、镇痛措施，了解患者的重要疾病史，有无高血压、癫痫等。

（2）身体状况

1）症状和体征：大块头皮自帽状腱膜下层连同骨膜层一并撕脱，使头皮缺损和颅骨外露。患者可因剧烈疼痛、大量失血而发生休克。

2）辅助检查：头部X线检查可判断有无颅骨骨折。必要时可行头颅CT，以除外颅内异常。

（3）心理-社会状况：头皮撕脱带来的巨大的疼痛、失血及个人形象的改变等可致患者烦躁不安、焦虑等心理反应，应了解患者对疾病的认知程度及恢复信心的程度。了解家属对疾病的认知和心理反应及其对患者的关心和支持程度。

3. 护理诊断

（1）疼痛：与头皮损伤有关。

（2）潜在并发症：感染、出血性休克。

（3）自我形象紊乱：与皮肤完整性受损有关。

（4）有血容量不足的危险：与头皮损伤引起的大出血有关。

（5）恐惧：因出血较多而产生恐惧心理。

（6）知识缺乏：缺乏急救处理措施。

4. 护理措施

（1）非手术治疗护理/术前护理

1）休息与体位：嘱患者卧床休息，对休克患者应取休克卧位（仰卧中凹位）。

2）病情观察：密切观察患者的血压、脉搏、呼吸、尿量及意识的变化，注意有无休克和脑损伤的发生。

3）对症护理：①预防感染。遵医嘱全身使用有效抗生素及注射破伤风抗毒素。②减轻疼痛。绝对卧床休息，禁止随意搬动患者，以免加重疼痛，协助患者采取舒适卧位，必要时遵医嘱使用镇痛药。③抗休克护理。密切观察患者生命体征的变化，及时发现休克征象。一旦出现休克，应立即开放静脉通路，及时补液，做好抗休克护理。

4）心理护理：突如其来的创伤、疼痛、失血及容颜的改变，会使患者产生焦虑、恐惧、自怜甚至自弃的心理，护理人员应耐心、仔细地倾听患者的倾诉，向患者介绍病情、治疗手段及注意事项，指导患者正确面对损伤，以取得其配合，消除其紧张的情绪。

（2）术后护理

1）伤口护理：保持敷料整洁和干燥，保持引流通畅，注意创面有无渗血及皮瓣坏死和感染的情况。为保证再植成活，植皮区不能受压。

2）预防感染：严格无菌操作规程，密切观察有无全身和局部感染的表现。遵医嘱使用抗生素和破伤风抗毒素。

5. 健康教育

（1）预防为主。头皮撕脱伤多发生于青年女性，伤后常遗留永久性瘢痕及秃发，给患者造成终生痛苦。因此，在工作中必须严格执行各项操作规程，以确保安全，防止意外事故的发生。

（2）指导患者在外出前选择适宜的假发，鼓励患者尽量多走出户外，多与人交流，鼓励患者恢复正常的工作和学习。

（3）经常按压头皮，以达到松解皮肤、增加皮肤弹性、减轻皮肤过敏的效果，同时可预防或减轻皮片成活后的晚期收缩，促进局部血供，利于头发的生长。

（4）颜面部切口处可适当涂抗瘢痕药物，以预防瘢痕增生。

二、颅骨骨折患者的护理

颅骨骨折是指暴力作用于颅骨，从而引起颅骨结构的改变。颅骨骨折的严重性并不在于骨折本身，而在于骨折同时并发的颅内血肿，以及脑膜、血管、脑神经的损伤。

（一）颅盖骨折

颅盖骨折是指发生在颅盖部分的骨折，当暴力作用于头部，颅骨的变形超过其弹性限度时可发生骨折。以顶骨最多见，额骨次之。

1. 临床表现 颅盖骨折分为线性骨折和凹陷性骨折2种，其中前者发生率最高，骨折处可有头皮挫伤或头皮血肿，常伴骨膜下血肿。凹陷性骨折在骨折处常有头皮肿胀与血肿，可合并脑挫伤，骨折片伤及静脉窦时可合并颅内血肿。

2. 护理评估

（1）健康史：重点评估患者的受伤原因和受伤过程，判断其有无脑损伤，有无其他合并伤，了解现场急救情况、用药情况及止血、镇痛措施，了解患者有无重要疾病史，如高血压、癫痫等。

（2）身体状况

1）症状和体征：局部压痛、肿胀，并常伴局部骨膜下血肿。应警惕合并脑损伤和颅内血肿的可能，还可能引起颅内出血、偏瘫、失语、癫痫等神经系统定位体征。

2）辅助检查：X线检查可辅助了解有无骨折。头部CT可确诊骨折情况，并有助于脑损伤的诊断。

（3）心理-社会状况：了解患者因颅盖骨折引起的焦虑、恐惧心理反应的程度，了解患者对疾病知识的了解程度及家属对患者的关心程度和支持能力。

3. 护理诊断

（1）疼痛：与损伤和颅内压增高有关。

（2）焦虑/恐惧：与颅骨骨折的诊断及担心疗效有关。

（3）潜在并发症：骨膜下血肿、颅内压增高、癫痫。

4. 护理措施

（1）一般护理

1）休息与体位：如有颅盖凹陷性骨折，应绝对卧床休息，抬高床头（15°～30°）以利于颅内静脉回流。

2）饮食与营养：遵医嘱补充液体与电解质，维持水、电解质及酸碱平衡，鼓励患者合理饮食，加强营养，以利于疾病的恢复。

（2）病情观察：密切观察患者的生命体征，观察其有无头痛、呕吐、意识障碍等颅内压增高的表现，警惕硬膜外血肿的发生，观察其有无偏瘫、失语、视野缺损等局灶症状和体征，警惕凹陷性骨折压迫脑组织。发现异常及时通知医师进行处置。

（3）心理护理：评估患者的心理状态，给予其精神鼓励和支持。帮助患者减轻焦虑、恐惧的情绪。向患者及其家属介绍治疗方法，给予必要的健康教育。

（4）对症护理

1）缓解疼痛：对剧烈疼痛者，可遵医嘱给予镇痛药。

2）预防感染：常规使用破伤风抗毒素和抗生素。

（5）并发症的护理

1）骨膜下血肿：线性骨折常伴有骨膜下血肿，应注意观察血肿的范围和出血量，遵医嘱给予止血、镇痛药。

2）癫痫：凹陷性骨折患者可因脑组织受压而出现癫痫，应遵医嘱使用抗癫痫药物，注意观察患者的病情及药物作用。

5. 健康教育

（1）指导有颅骨缺损的患者要避免局部碰撞，以免造成脑组织损伤。嘱患者伤后1个月左右可做颅骨成形术。

（2）对颅盖骨折后有癫痫发作史者，应指导其遵医嘱服用抗癫痫药物且不能自行停药或减量，指导其家属关于癫痫发作时的急救措施。

（二）颅底骨折

颅底骨折由强烈间接暴力所致或由颅盖骨折延伸而来，多为线性骨折。因颅底部的硬脑膜与颅骨贴合紧密，颅底骨折易使硬脑膜撕裂，出现脑脊液外漏，成为开放性骨折。颅底骨折按其解剖部位可以分为颅前窝骨折、颅中窝骨折和颅后窝骨折。

1. 临床表现（表 1-11-1）

表1-11-1 颅底骨折的临床表现

骨折部位	脑脊液漏	瘀斑部位	可能累及的脑神经及相应的症状
颅前窝	鼻漏	眶周（熊猫眼征）	嗅神经：嗅觉障碍
		球结膜下（兔眼征）	视神经：视觉障碍或失明
颅中窝	鼻漏、耳漏	乳突区（Battle征）	听神经：耳鸣、听力障碍
			面神经：周围性面瘫
颅后窝	无	乳突区、枕下部皮下淤血	舌咽神经、迷走神经
		咽后壁黏膜下淤血	副神经和舌下神经

2. 护理评估

（1）健康史：评估患者的致伤原因、致伤强度及作用部位，了解现场急救情况、用药情况及止血、镇痛措施。

（2）身体状况

1）症状和体征：了解患者伤后的表现，有无耳、鼻出血或液体流出，局部有无瘀斑，有无脑神经受损的症状。了解患者有无重要疾病史，如高血压、癫痫等。

2）辅助检查：耳、鼻流出液做葡萄糖定量检测，有助于明确有无脑脊液漏，并与鼻腔分泌物鉴别。X线检查对颅底骨折意义不大，CT扫描可清楚显示骨折的部位，有助于眼眶及视神经管骨折的诊断，还可了解有无脑损伤，因此，有重要的诊断价值。

（3）心理-社会状况：评估患者对疾病的了解程度，对治疗及配合事项的知情情况。由于疾病治疗时间较长，应注意评估患者及其家属的焦虑、恐惧、无助等心理反应及程度，并给予及时的疏导和鼓励。

3. 护理诊断

（1）知识缺乏：缺乏脑脊液外漏的护理知识。

（2）有感染的危险：与脑脊液外漏有关。

（3）潜在并发症：颅内压增高、颅内低压综合征、颅内出血等。

4. 护理措施

（1）一般护理

1）休息与体位：脑脊液外漏时，需绝对卧床休息，取头高位，头部抬高15°~30°，头偏向患侧，借重力作用使脑组织移至颅底，促使脑膜粘连以利于漏口的封闭。

2）饮食与营养：进食高蛋白质、易消化、营养丰富的食物。避免刺激性和坚硬及需用力咀嚼的食物。多吃蔬菜、水果等，以保持大便通畅，防止便秘。呕吐剧烈者应禁食。

（2）病情观察

1）观察患者有无体温升高、脑膜刺激征等颅内感染征象，及时发现并处理。

2）明确患者有无脑脊液外漏并估计外漏量，观察并询问患者是否经常有腥味液体流至咽部。颅脑外伤后，若有淡红色液体自患者鼻腔、外耳道流出，可疑为脑脊液漏，但要与血性渗液区分。脑脊液漏还需与鼻腔分泌物进行鉴别，可在鼻前庭或外耳道口放置干棉球，随湿随换。观察24 h浸湿的棉球数，估计并记录脑脊液外漏量。

（3）心理护理：患者颅底骨折出现脑脊液漏和脑神经损伤症状时，大多数会十分紧张，加之住院期间需长期卧床，日常活动受到限制，治疗费用又高，患者可出现焦虑、烦躁的情绪。要针对以上情况做好知识宣教，使患者了解颅底骨折的相关知识，保持良好心态，积极配合治疗。

（4）并发症的观察与护理

1）颅内感染：①做好脑脊液漏的护理是预防颅内感染的关键。保持局部清洁，每天清洁外耳道、鼻腔、口腔，以防止逆行感染；②遵医嘱应用抗生素以预防感染，并注射破伤风抗毒素。

2）颅内低压综合征：①若脑脊液外漏过多、颅内压过低可导致患者颅内血管扩张，出现剧烈头痛、眩晕、呕吐、食欲缺乏、反应迟钝、脉搏细弱、血压偏低等症状,头痛立位时加重,卧位时缓解。一旦发生应取平卧位,头稍抬高,以防脑脊液外漏过多。②遵医嘱补充大量水分以缓解症状。

5. 健康教育

(1)指导有颅骨缺损的患者避免局部碰撞,以免造成脑组织损伤。嘱患者伤后6个月左右可做颅骨成形术。

(2)有剧烈头痛、眩晕、呕吐等不适时及时到医院就诊。

三、脑损伤患者的护理

脑损伤是指暴力作用导致脑膜、脑组织、脑血管及脑神经的损伤,主要由暴力直接或间接传导至头部引起。

(一)脑震荡

脑震荡是指一过性的脑功能障碍,患者可无肉眼可见的神经病理改变,但显微镜下可见神经组织结构紊乱,是一种最常见的轻度原发性脑损伤。

1. 临床表现

(1)短暂性意识障碍:患者在伤后立即出现短暂性意识障碍,可持续数秒或数分钟,一般不超过30 min。有的仅表现为瞬间意识混乱或恍惚,并无昏迷症状。

(2)自主神经和脑干功能紊乱:患者可同时伴有皮肤苍白、出汗、血压下降、心动过缓、呼吸浅慢、肌张力降低、各种生理反射迟钝或消失等自主神经和脑干功能紊乱的表现。

(3)逆行性遗忘:大多数患者清醒后不能回忆伤前及受伤当时的情况,而对往事记忆较清楚。

(4)其他表现:常伴有头痛、头晕、呕吐、恶心、失眠、耳鸣、情绪不稳、记忆力减退等症状,一般可持续数天或数周。

2. 健康评估

(1)健康史:评估患者受伤的原因,伤后有无昏迷和近事遗忘,昏迷时间的长短,有无呕吐及其次数,伤前有无高血压、癫痫等既往病史。

(2)身体状况

1)症状与体征:评估患者是否有头痛、头晕等症状,生命体征是否平稳,神经系统检查无阳性体征,脑脊液有无明显改变或阳性发现。

2)辅助检查:评估患者的脑脊液检查及头部X线、CT检查有无异常发现。

(3)心理-社会状况:评估患者因突发意外伤害的心理承受能力及其对疾病相关知识的了解程度等。

3. 护理诊断

（1）疼痛：与脑震荡有关。

（2）焦虑/恐惧：与脑震荡相关知识缺乏及担心疾病的预后有关。

4. 护理措施

（1）一般护理

1）休息与体位：限制人员探视，卧床休息1～2周，并将头部抬高15°～30°，患者多在7周内可恢复正常。

2）饮食与营养：鼓励患者进食营养丰富、易消化的食物。

（2）心理护理：加强护患沟通，向患者做好疾病知识的宣教，说明本病对日常生活和工作的影响较小，恢复较快，以减轻患者的焦虑情绪。对少数神经症症状持续时间较长者，应加强心理护理。

（3）病情观察：少数患者可合并严重颅脑损伤，需严密观察其意识、瞳孔、肢体活动及生命体征的变化。如发现患者出现头痛、恶心、呕吐及意识的改变，应立即通知医师，并配合医师进行处理。

（4）对症护理：遵医嘱对疼痛明显者给予镇静镇痛药物。

5. 健康教育

（1）嘱患者加强休息，保证充足的睡眠，避免用脑过度，增加营养，适当增加体育锻炼，避免劳累。

（2）加强安全意识教育，防止意外伤害。

（二）脑挫裂伤

脑挫裂伤是指暴力作用于头部而造成脑实质的器质性损伤，包括脑挫伤和脑裂伤。前者脑组织损伤稍轻，软脑膜完整；后者软脑膜、血管、脑组织同时破裂，伤后易出现蛛网膜下腔出血、脑水肿、颅内压增高甚至脑疝。两者常并存，合称为"脑挫裂伤"。

1. 临床表现

（1）意识障碍：意识障碍是脑挫裂伤最突出的症状之一。一般伤后立即出现昏迷，绝大多数时间超过30 min，可达数小时、数日、数月不等，甚至发生迁延性昏迷。

（2）头痛、恶心、呕吐：脑挫裂伤最常见的症状。由于脑挫裂伤后出现颅内压升高、蛛网膜下腔出血及迷走神经功能紊乱，因此，患者可有持续性剧烈头痛伴频繁呕吐。

（3）颅内压增高、脑疝：继发于脑水肿和颅内血肿，表现为早期的意识障碍或瘫痪程度加重，或意识好转后又加重。

（4）脑功能区受损相关症状：若伤及脑功能区，在受伤当时可立即出现与受伤部位相应的神经功能障碍及体征，如语言中枢受损可出现失语，运动中枢受损可出现锥体束征、肢体抽搐或偏瘫等。

2. 护理评估

（1）健康史：评估受伤的原因、时间、致伤物的强度、作用部位，以及受伤后有无头痛、呕吐、意识改变、偏瘫、失语等症状与体征。了解急救措施及患者使用的药物，了解患者既往病史，如有无高血压、癫痫等。

（2）身体状况

1）症状和体征：了解患者头痛的部位、性质、程度、持续时间、有无诱因及加重的因素，了解头痛是否影响患者的睡眠和休息；了解患者呕吐的程度，是否影响水、电解质和酸碱平衡；了解患者有无意识障碍及其程度，有无肢体功能障碍，有无心理反应和行为的改变；了解患者的生活自理能力。

2）辅助检查

① 影像学检查：CT检查为首选项目，可显示脑挫裂伤的部位、范围及脑水肿的程度，以及有无脑室受压及中线结构移位等，对开放性脑损伤可了解伤口、碎骨片和异物的具体情况，以明确定位；MRI检查时间较长，一般较少用于急性颅脑损伤的诊断，但对较轻脑挫伤病灶的显示优于CT检查；X线检查有助于了解颅骨骨折的情况。

② 腰椎穿刺检查：若腰椎穿刺脑脊液有大量红细胞，可与脑震荡相鉴别，同时可测量颅内压或引流血性脑脊液，以减轻症状。但对颅内压明显增高者禁忌腰椎穿刺。

（3）心理-社会状况：评估患者及其家属的心理状况及其对疾病的认识程度。

3. 护理诊断

（1）意识障碍：与脑损伤、颅内压增高有关。

（2）清理呼吸道无效：与意识障碍有关。

（3）营养失调（低于机体需要量）：与呕吐、长期不能进食有关。

（4）潜在并发症：颅内压增高、脑疝、癫痫、感染、失用综合征、蛛网膜下腔出血、消化道出血等。

4. 护理措施

（1）非手术治疗的护理/术前护理

1）一般护理

① 休息与体位。抬高床头15°～30°，昏迷者头偏向一侧或侧卧位，防止口腔分泌物被吸入气管而引起呛咳或窒息。

② 饮食与营养。患者昏迷期间应禁食，静脉输液补充营养，或给予鼻饲管喂养。恢复期可给予患者易消化的饮食，记录24 h出入水量并维持水、电解质、酸碱平衡。

2)病情观察:对脑损伤患者进行动态病情观察是护理的要点之一,可早期发现脑疝征兆,同时为判断疗效和及时实施治疗措施提供重要依据。

①意识状态:意识状态可反映大脑皮质功能及病情轻重,意识状态改变是脑挫裂伤患者最常见的变化之一,伤后可立即出现意识障碍,是原发性脑损伤的表现。患者清醒后意识障碍又继续加重,是颅内压增高并形成脑疝的表现。躁动患者突然表现安静、昏睡,应立即报告医师并复查CT。

②生命体征:患者伤后可出现持续的生命体征紊乱。

A. 体温:患者伤后早期常因组织创伤反应而出现中等程度的发热;若伤后昏迷,体温持续超过40 ℃,则为中枢性高热,提示下丘脑或脑干损伤;若伤后数日体温升高,常提示有感染性并发症。

B. 呼吸、脉搏、血压:三者呈综合性改变,为避免患者躁动影响检查结果的准确性,应先测呼吸,再测脉搏,后测血压。注意患者的呼吸节律和深度、脉搏快慢和强弱,以及血压和脉压的变化。若伤后出现血压升高、脉搏减慢、呼吸深慢,则提示颅内压增高。

③瞳孔:应观察瞳孔的大小、形态及对光反射,以及眼裂的大小、眼球的位置及活动情况等。每15~30分钟观察一次瞳孔,如有异常,及时报告医师。

④神经系统体征:若一侧大脑皮质运动区损伤,伤后可立即出现对侧肢体的肌力减退且程度相对稳定;若伤后一段时间才出现一侧肢体运动障碍,呈进行性加重伴意识障碍和瞳孔变化,多为小脑幕切迹疝,是中脑受压、锥体束受损所致。

3)心理护理:由于伤后昏迷时间长、恢复时间长,患者及其家属常表现出紧张、忧虑、烦躁等情绪,应耐心向其解释病情及各种治疗、护理的必要性,以取得其合作,促进患者康复。

4)对症护理

①高热的护理:高热可造成脑组织缺氧,加重脑损害。当脑干、下丘脑损伤时可出现中枢性高热,可采用人工冬眠的低温疗法;对感染所致发热,主要遵医嘱使用抗生素并辅以物理降温。

②躁动的护理:突发的躁动不安常是患者意识恶化的先兆,可能伴有颅内血肿和脑水肿的发生;意识模糊的患者出现躁动不安,可能是由疼痛、颅内压增高、尿潴留、肢体受压等引起,需查明原因并及时排除,慎用镇静药;对躁动患者不可强加约束,以防过度挣扎使其颅内压进一步增高,避免坠床和抓伤,必要时专人护理。

5)并发症的护理

①昏迷的护理

A. 压疮:长期卧床患者需保持皮肤清洁干燥,定时翻身,注意耳郭、骶尾部、足跟骨隆突部位和敷料覆盖部位是否有压疮。

　　B．失用综合征：加强肢体功能锻炼，每天做四肢关节被动活动和肌肉按摩2～3次，保持四肢关节功能位，预防关节痉挛、肌萎缩。

　　C．坠积性肺炎：保持呼吸道通畅，定期翻身叩背，防止误吸和呼吸道感染。

　　D．泌尿系统感染：对尿潴留、留置导尿管的患者应特别注意防止泌尿系统感染，留置尿管不宜过长，必须导尿时，应严格无菌操作。需长期导尿者，宜行耻骨上膀胱造瘘术以减少泌尿系统感染。

　　② 暴露性角膜炎的护理：定期清除眼分泌物并滴抗生素眼药水，眼睑闭合不全者，应用无菌纱布覆盖或涂眼药膏保护，预防暴露性角膜炎和角膜溃疡。

　　③ 外伤性癫痫的护理：任何部位脑损伤均可能导致癫痫。颅内血肿、脑挫裂伤、蛛网膜下腔出血患者可早期出现癫痫发作，脑瘢痕、脑萎缩可引起晚期癫痫发作。对癫痫患者应掌握其先兆，做好预防措施，发作时应有专人护理。可使用牙垫防止舌咬伤。及时清理呼吸道分泌物，以保持呼吸通畅。外伤性癫痫可使用苯妥英钠预防，发作时可用地西泮控制抽搐。癫痫完全控制后，应继续用药1～2年，逐渐减量后停药，以防突然停药导致复发。

　　④ 蛛网膜下腔出血的护理：多由脑裂伤所致，患者可有头痛、发热、颈项强直等脑膜刺激征的表现。遵医嘱给予患者解热镇痛药，病情稳定后，排除颅内血肿、颅内压增高、脑疝征象后可行腰椎穿刺，放出血性脑脊液后可缓解头痛。

　　⑤ 消化道出血的护理：应激性溃疡及糖皮质激素的应用可诱发急性胃肠黏膜病变，引起消化道出血。应遵医嘱补充血容量，停用糖皮质激素，使用胃酸分泌抑制剂（如西咪替丁）等。及时清理呕吐物，避免误吸。

　　（2）术后护理：参见"颅内肿瘤患者的护理"。

　　5．健康教育

　　（1）康复指导：脑损伤后遗留的运动、语言或智力障碍在伤后1～2年有部分恢复的可能，应鼓励患者树立信心，协助患者制订康复计划，坚持功能锻炼，以提高其生活自理能力及社会适应能力。

　　（2）其他：有外伤性癫痫的患者外出时应有人陪伴，不可单独骑车、驾车、游泳、攀高等，以防意外，并应坚持长期服用抗癫痫药物，不可自行中断服药。

（三）颅内血肿

　　颅内血肿是颅脑损伤中最常见、最危险而又可逆的继发病变。颅内血肿形成后，可引起颅内压增高，从而导致脑疝的发生，如未及时发现并处理，可危及患者的生命。颅内血肿按照发病时间可分为急性（<3天）、亚急性（3天至3周）

和慢性（＞3周）3种类型；按照血肿的来源和部位可分为硬脑膜外血肿、硬脑膜下血肿和脑内血肿。

1. 临床表现

（1）硬脑膜外血肿

1）意识障碍：意识障碍与原发性脑损伤的轻重和出血速度密切相关。通常在伤后数小时甚至1～2天发生，其典型表现是在原发性意识障碍后有一个中间清醒期，然后再度出现意识障碍，并逐渐加重，即昏迷—清醒—昏迷。

2）颅内压增高及脑疝：一般成年人幕上血肿＞20 ml、幕下血肿＞10 ml，即可导致颅内压增高的症状，血肿进一步扩大可形成脑疝。

（2）硬脑膜下血肿

1）急性和亚急性硬脑膜下血肿：症状类似于硬脑膜外血肿，因脑实质损伤重，原发性意识障碍时间长，中间清醒期不明显。颅内压增高征象在1～3天呈进行性加重。

2）慢性硬脑膜下血肿：较少见，多见于老年人。多数致伤外力小，出血缓慢，患者可有慢性颅内压增高、偏瘫失语等局灶症状和体征，有时可有智力障碍、精神失常、记忆力减退等表现。

（3）脑内血肿：以进行性加重的意识障碍为主。当血肿累及重要功能区，可出现偏瘫、失语、局灶性癫痫等定位体征。

2. 护理评估

（1）健康史：了解患者的受伤时间、受伤原因、致伤源的强度及其作用部位；了解患者头部有无伤口、意识改变、神经系统症状，以及有无合并胸腹、脊柱的联合伤等；了解现场急救措施及用药情况；了解患者有无高血压、癫痫等病史。

（2）身体状况

1）症状和体征：了解患者是否存在意识障碍。

2）辅助检查：CT检查有助于明确诊断，可直接显示血肿的大小、部位，还可显示脑室受压和中线结构移位的程度及并存的脑挫裂伤、脑水肿等情况。

（3）心理-社会状况：评估家属对患者的关心程度和支持能力。

3. 护理诊断

（1）意识障碍：与颅内血肿、颅内压增高有关。

（2）知识缺乏：缺少有关疾病治疗、术后预防复发的康复知识。

（3）潜在并发症：颅内压增高、脑疝、颅内感染、术后血肿复发。

4. 护理措施

（1）非手术治疗护理/术前护理

1）一般护理

① 休息与体位：绝对卧床休息，抬高床头15°～30°，以利于静脉回流、降低颅内压。如复查CT时需搬动患者，患者有引流管，应暂时夹闭引流管，保持头部与躯体成一条直线。

② 饮食与营养：昏迷患者应禁食，可通过静脉补充水和电解质，也可通过鼻饲管予以营养支持。清醒和术后饮食需有规律，不能过饱，多食富含蛋白质、维生素等易消化的食物，戒烟、戒酒，保持大便通畅。

2）病情观察：密切观察患者的生命体征、意识、瞳孔及肢体改变，及早发现异常情况，及时报告医师处理。

3）心理护理：由于颅内血肿患者及其家属心理负担极重，因此，应针对其不良心理状态予以疏导，加强关于疾病知识的宣教，以增强患者及其家属的信心。对在治疗护理中需要得到配合的事项向患者及其家属进行详细说明，以取得患者的合作。

4）对症护理

① 保持呼吸道通畅：及时清理口腔及呼吸道分泌物、呕吐物，观察痰液的性状和量，每1～2小时翻身、叩背1次，保持病室内空气新鲜。

② 高热的护理：若脑外伤累及体温调节中枢，可发生中枢性高热，可遵医嘱使用冬眠药物、物理降温及皮质激素治疗；若因感染而致的发热，可遵医嘱在使用抗生素治疗的同时辅以物理降温。

（2）术后护理：颅内血肿为继发性脑损伤，在执行原发性脑损伤相关护理措施之外，还应加强以下护理工作。

1）病情观察：密切观察患者的意识状态、生命体征、瞳孔变化等，一旦发现颅内压增高征象，应积极采取措施降低颅内压，同时做好术前准备。术后观察患者的病情变化，判断血肿清除效果并及时发现术后血肿复发的迹象。

2）留置引流管的护理

① 患者取平卧位或头低足高患侧卧位，以充分引流。

② 引流瓶（袋）应低于创腔30 cm，以保持引流管通畅。

③ 注意观察引流液的性状和量。

④ 术后3天左右行CT检查，证实血肿消失后方可拔管。

3）其他护理：慢性硬脑膜下血肿术后不使用强力脱水剂，亦不严格限制水分的摄入，以免颅内压过低而致脑膨出。

5. 健康教育

（1）存在偏瘫、失语或生活不能自理的患者，待病情稳定后应立即开始康复锻炼。应耐心指导患者，制订合适的目标，指导患者加强肢体、语音的训练，促使其早日康复。

（2）指导家属生活护理的方法及注意事项。

第三节 颅内肿瘤患者的护理

颅内肿瘤包括起源于颅内各种组织的原发性肿瘤或身体其他部位转移到颅内的继发性肿瘤。常见的颅内肿瘤有神经胶质瘤、垂体腺瘤、听神经瘤、脑膜瘤、颅咽管瘤及转移性肿瘤。

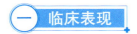

（一）颅内压增高

90%以上的患者可出现慢性、进行性加重的头痛、恶心、呕吐及视盘水肿等颅内压增高的症状和体征。

（二）局灶性症状

肿瘤刺激、压迫或破坏脑组织或脑神经会产生局部神经功能紊乱。症状和体征的出现取决于颅内肿瘤的部位，例如，额叶前部肿瘤表现为精神障碍；颞叶肿瘤可出现某些幻觉；鞍区肿瘤可表现为垂体功能低下或亢进等症状。

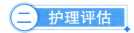

（一）健康史

评估患者既往健康状况，有无慢性、进行性加重的恶心、呕吐、视力障碍、意识障碍、运动性障碍、感觉障碍，以及有无癫痫发作病史等。

（二）身体状况

1. 症状和体征 评估患者头痛的性质和持续时间，有无恶心、呕吐等颅内压增高的表现，有无局部神经功能紊乱的相关表现。轻者可见视盘水肿，边界不清，静脉迂曲扩张，重者可出现火焰状出血。

2. 辅助检查 颅脑CT、MRI扫描是诊断颅内肿瘤的首选方法。二者结合可明确诊断，并能确定肿瘤的位置、大小及肿瘤周围组织的情况。

（三）心理-社会状况

评估患者及其家属对疾病、手术治疗相关知识的了解程度，以及其对疾病、手术的焦虑、紧张和恐惧程度。

三 护理诊断

1. **知识缺乏**　缺乏疾病与手术相关知识。
2. **自理能力缺陷**　与手术、放疗、化疗和肢体瘫痪有关。
3. **潜在并发症**：颅内出血、脑疝、脑脊液漏、尿崩症等。

四 护理措施

（一）非手术治疗的护理/术前护理

1. 一般护理

（1）休息与体位：术前保证充足的睡眠，卧床时抬高床头15°～30°，以利于颅内静脉回流、降低颅内压。昏迷者头偏向一侧，以免呕吐物误吸。

（2）饮食与营养支持：采取均衡饮食，保证足够的蛋白质和维生素的摄入。睡前不饮咖啡、浓茶，避免大脑过度兴奋。无法进食者可采用鼻饲或胃肠外营养，以维持患者的水、电解质和酸碱平衡。

2. 病情观察　严密观察患者的生命体征、瞳孔、意识的变化，如血压升高及脉搏、呼吸缓慢常提示有继发性血肿的形成，应及早发现和处理并发症，并做好记录。

3. 心理护理　颅内肿瘤可危及生命，患者及其家属特别想了解疾病的预后、手术的安全性、并发症，以及术后康复等情况，因此，应加强护患沟通，向患者及其家属讲解手术的目的、方案，帮助患者克服悲观情绪，树立战胜疾病的信心，积极配合治疗。

4. 对症护理

（1）保持呼吸道通畅：清醒患者，应鼓励其自行排痰，及时清理口腔、鼻腔呕吐物和分泌物，定时翻身拍背；痰液黏稠者，可用抗生素加糜蛋白酶雾化吸入，帮助其排痰，防止肺部感染。对意识不清或排痰困难者，应配合医师行气管切开术。

（2）保持大便通畅：便秘时可遵医嘱使用开塞露塞肛或番泻叶泡茶饮用，禁忌应用高压及大量液体灌肠。

（3）防止受伤：对额叶肿瘤引起精神异常的患者，蝶鞍区肿瘤引起的双目失明和癫痫发作都可能导致患者受伤，因此，应注意增加床栏，加强巡视和防护，专人陪伴，以防患者自伤或发生意外。

（4）术前准备：做好术前常规检查，术前剃净头发并消毒，做好整个头部和颈部的皮肤准备。术前应用阿托品以减少呼吸道分泌物。

（二）术后护理

1. 体位 应根据不同手术部位安置患者的体位，以免切口受压。例如，幕上开颅手术后取健侧卧位；幕下开颅手术后取去枕侧卧或侧俯卧位；经口鼻蝶窦入路术后取半卧位，有利于伤口引流；体积较大的肿瘤切除术后24 h内手术区应保持高位，以防突然翻身发生脑和脑干移位。为患者翻身或搬动患者时，应有专人扶持其头部，确保头颈呈一直线，避免头颈部过度扭曲或震动。

2. 饮食 一般颅脑手术后，麻醉清醒、恶心呕吐消失后可给予患者流食，第2～3天给予半流质饮食，以后逐渐过渡至普通饮食。应适当控制液体入量，以1500～2000 ml为宜，记录24 h出入水量，维持水、电解质和酸碱平衡。

3. 并发症的预防和护理

（1）颅内出血：脑手术后最危险的并发症。应密切观察病情，若发现患者出现意识障碍和颅内压增高或脑疝征象，应及时报告医师并做好再次手术的准备。

（2）颅内压增高、脑疝：主要与周围脑组织损伤、肿瘤切除后局部血流改变及术中牵拉所致脑水肿有关，多发生在术后24～48 h。

（3）脑脊液漏：注意观察手术切口处及耳、鼻有无脑脊液的漏出，如有异常及时通知医师进行处理。

（4）尿崩症：蝶鞍区术后，患者如出现尿量增多，每天在4000 ml以上，应警惕尿崩症的发生，遵医嘱给予神经垂体激素治疗，并准确记录24 h出入水量，动态了解血清电解质变化，指导临床补液。

五 健康教育

（一）休息指导

注意休息，避免过于劳累和重体力劳动，行动不便者要防止跌伤，最好专人陪伴。

（二）康复指导

加强康复锻炼，鼓励患者对功能障碍的肢体经常做主动和被动运动，以防止肌肉萎缩。

（三）后续治疗指导

对恶性肿瘤患者，告知其家属多进行心理咨询，及时帮助患者纠正心理矛盾，若病情允许，术后应进行化疗或放疗，嘱患者按时、按量服药，不可擅自停药、换药及增减药量，以免加重病情。鼓励患者树立信心、配合治疗，以促进脑组织康复，提高生存率。

（四）复查指导

术后3~6个月门诊复查CT或MRI。

第四节 脑血管疾病患者的护理

需要外科手术治疗的脑血管疾病主要是颅内动脉瘤和脑血管畸形。

一、颅内动脉瘤患者的护理

颅内动脉瘤是颅内动脉壁的囊性膨出，是造成蛛网膜下腔出血的首位原因。在脑血管意外中，其仅次于脑梗死和高血压脑出血，居第三位。

（一）临床表现

1. 动脉瘤破裂出血的症状 剧烈头痛、呕吐、意识障碍、定向力下降、脑膜刺激征等。

2. 局灶症状 小动脉瘤（直径<0.5 cm）未出血可无症状，巨大动脉瘤（直径>2.5 cm）可压迫邻近组织出现局灶症状，如动眼神经麻痹、视力障碍等。

（二）护理评估

1. 健康史 详细询问患者的病史、家族史，有无高血压、动脉粥样硬化、头部外伤等病史。

2. 身体状况

（1）症状和体征：了解患者头痛的部位、性质、程度、持续时间，有无诱因及加重因素，头痛是否影响睡眠和休息；了解患者呕吐的程度，是否影响水、电解质和酸碱平衡；了解患者有无意识障碍及其程度，有无局灶症状，有无肢体功能障碍，有无心理反应和行为的改变；了解患者的生活自理能力。

（2）辅助检查：CT或MRI检查有助于诊断，数字减影脑血管造影是确诊颅内动脉瘤的必检方法。

3. 心理-社会状况 了解患者及其家属的心理状况，以及对手术治疗预后有无充分的思想准备。

（三）护理诊断

1. **潜在并发症**：颅内动脉瘤破裂、颅内压增高、脑血管痉挛等。
2. **知识缺乏** 缺乏动脉瘤破裂的防治知识。

（四）护理措施

1. 术前护理

（1）预防出血或再出血

1）卧床休息：抬高床头15°～30°，有利于静脉回流，减少不必要的活动。尽量减少外界刺激，保持情绪稳定，保证充足的睡眠，预防再出血。

2）保持适宜的颅内压：维持颅内压在100 mmH$_2$O。在应用脱水剂时，控制输注速度。行脑脊液引流者，引流速度要慢；行脑室引流者，引流瓶不能过低。同时避免颅内压增高的诱因，如咳嗽、便秘等。

3）维持血压稳定：动脉瘤破裂可因血压骤升而诱发，应遵医嘱使用降压药，用药期间应注意血压的变化，避免血压过低造成脑缺血。

（2）完善术前准备：介入治疗者应做好双侧腹股沟区的皮肤准备。

2. 术后护理

（1）一般护理：参见"颅内肿瘤患者的术后护理"。

（2）并发症的预防及护理

1）脑血管痉挛：表现为一过性神经功能障碍，如头痛、短暂的意识障碍、肢体麻木、失语等症状。常应用尼莫地平来治疗，给药期间应观察患者有无胸闷、面色潮红、血压下降、心率减慢等不良反应。注意观察用药部位，避免出现静脉炎。

2）脑梗死：因术后血栓形成或血栓栓塞引起，可表现为一侧肢体无力、偏瘫、失语，甚至意识障碍等症状。术后患者若处于高凝状态，可应用抗凝药，注意观察用药反应。若发生脑梗死，嘱患者绝对卧床休息，保持平卧位，遵医嘱给予扩血管、扩容及溶栓治疗。

3）穿刺部位血肿：常发生于介入治疗术后6 h内，要求患者介入治疗后绝对卧床休息24 h，术侧下肢制动8～12 h，穿刺点加压包扎，并用沙袋压迫8～10 h。

（五）健康教育

1. 注意休息，保持心态平稳，避免情绪激动和剧烈运动。
2. 合理饮食，保持大便通畅。
3. 遵医嘱服用降压药，不单独外出，以免发生意外。
4. 介入治疗后，要定期复查脑血管造影，一旦发现异常及时就诊。

二、颅内动静脉畸形患者的护理

颅内动静脉畸形是先天性脑血管发育异常,由一团动脉、静脉及动脉化的静脉样血管组成,动脉直接与静脉交通,其间没有毛细血管网,畸形血管周围的脑组织因缺血而萎缩。

(一)临床表现

1. 出血 最常见的首发症状。畸形血管破裂可致脑内、脑室内和蛛网膜下腔出血,患者可出现意识障碍、头痛、呕吐等症状,少量出血时症状不明显。

2. 癫痫 较常见的首发症状,可在脑出血时发生,也可单独出现。

3. 头痛 可能与供血动脉、引流静脉及窦的扩张有关,或者与脑出血、脑积水及颅内压增高有关。

4. 神经功能障碍及其他症状 由于动静脉畸形周围组织缺血萎缩、血肿压迫,可出现智力障碍及精神症状。

(二)护理评估

1. 健康史 了解胎儿时期其母有无特殊感染和放射线接触及服药情况,了解是否为异常分娩。

2. 身体状况

(1)症状和体征:①了解患者头痛的部位、性质、程度、持续时间,有无诱因及加重因素,头痛是否影响睡眠和休息;②了解患者呕吐的程度,是否影响水、电解质和酸碱平衡;③了解患者有无意识障碍及其程度,有无肢体功能障碍,有无心理反应和行为的改变,了解其生活自理能力;④了解患者有无癫痫发作等。

(2)辅助检查:脑血管造影是确诊的必要手段,CT或MRI检查有助于诊断。

3. 心理-社会状况 了解患者及其家属的心理状况,以及对手术治疗的预后有无充分的思想准备。

(三)护理诊断

1. 意识障碍 与颅内出血有关。

2. 潜在并发症: 颅内出血、颅内压增高、脑疝、癫痫、术后血肿等。

(四)护理措施

规律生活,避免用力、激动、暴饮暴食和酗酒,以防蛛网膜下腔出血或脑出血。对高血压和癫痫发作者，遵医嘱按时服用降压药及抗癫痫药（其他护理措施参见"颅内动脉瘤患者的护理"）。

（五）健康教育

1. 按时按量服药，不可突然停药、改药和增减药量，以免加重病情。
2. 定期门诊随访，如出现头痛、呕吐、抽搐、肢体乏力，或者不明原因的持续高热，应及时就医。

（郭文杰）

第十二章 颈部疾病患者的护理

第一节 单纯性甲状腺肿患者的护理

单纯性甲状腺肿是指由多种原因引起的非炎症性或非肿瘤性甲状腺肿大,一般不伴有甲状腺功能异常的临床表现。

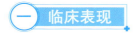

(一)甲状腺肿大或颈部肿块

女性多见,一般无全身症状。甲状腺肿大程度不同,会随吞咽动作上下活动。早期,甲状腺呈对称、弥漫性肿大,腺体表面光滑,质地柔软。

(二)压迫症状

甲状腺不同程度的肿大和肿大结节对周围器官引起的压迫症状是本病的主要临床表现。常见症状为压迫气管、食管和喉返神经,出现气管弯曲、移位和呼吸道狭窄,从而影响呼吸,开始只在剧烈活动时感觉气促,发展严重时甚至休息睡眠时也有呼吸困难。受压过久还可使气管软骨变形、软化。少数喉返神经或食管受压者可出现声音嘶哑或吞咽困难。

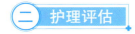

(一)健康史

了解患者发病的过程及治疗经过;了解患者有无家族史、高原山区长期居住史;了解患者有无致甲状腺肿药物长期服用史;了解患者是否处于青春期、妊娠期、哺乳期,以及是否有既往史及手术史等。

(二)身体状况

了解患者颈部是否肿大,呼吸、吞咽是否存在困难等。了解患者的实验室检查和影像学检查结果是否正常。

（三）心理-社会状况

评估患者对其身体外形变化的感受及认知，评估患者是否了解甲状腺疾病的相关知识、是否接受手术治疗、能否掌握康复知识，了解患者的家庭经济承受能力。

三、护理诊断

1. **自我形象紊乱** 与甲状腺肿大致颈部增粗有关。
2. **知识缺乏** 缺乏对疾病知识、饮食方法、药物使用方法及康复知识的了解。
3. **潜在并发症**：呼吸困难、声音嘶哑、吞咽困难等。

四、护理措施

（一）非手术治疗患者的护理

1. **一般护理** 嘱患者注意劳逸结合，适当休息。多食海带、紫菜等海产品及含碘丰富的食物，避免过多食用卷心菜、萝卜、菠菜、花生等抑制甲状腺激素合成的食物。
2. **病情观察** 观察患者甲状腺肿大的程度、质地、有无结节及压痛，以及颈部增粗的进展情况及有无局部压迫表现等。
3. **用药护理** 碘缺乏者，嘱其遵医嘱准确、长期补充碘剂，并注意观察药效及不良反应。服用导致甲状腺肿的物质，停用后症状可自行消失。生理性甲状腺肿多可自行消退。
4. **心理护理** 及时向患者解释并宣教病因及防治知识，告知患者补碘等治疗后甲状腺肿可逐渐缩小或消失，通过心理支持帮助患者缓解精神压力，树立信心。

（二）手术前后的护理

参见"甲状腺癌患者的护理"。

五、健康教育

1. **饮食指导** 应在甲状腺肿流行地区推广加碘食盐；鼓励患者多进食含碘

丰富的食物，如海带、紫菜等，避免大量摄入阻碍甲状腺激素合成的食物，如卷心菜、菠菜、萝卜等。

2. 用药指导 应坚持长期服药，以免停药后复发。学会观察用药不良反应及疗效。避免服用硫氰酸盐、保泰松、碳酸锂等阻碍甲状腺激素合成的药物。

3. 防治 指导患者在妊娠期、哺乳期或生长发育期应增加碘的摄入。

第二节 甲状腺功能亢进患者的护理

甲状腺功能亢进简称"甲亢"，是由于各种原因导致甲状腺素分泌过多而引起全身代谢亢进为主要特征的疾病总称。

一、临床表现

轻重不一，典型表现有甲状腺素分泌过多综合征、甲状腺肿及眼征三大主要症状。

（一）甲状腺素分泌过多综合征

由于甲状腺素分泌过多和交感神经兴奋，患者可出现高代谢综合征和各系统功能受累，表现为性情急躁、易激惹、失眠、双手颤动、疲乏无力、怕热多汗、皮肤潮湿、食欲亢进却体重减轻、肠蠕动亢进和腹泻、月经失调和阳痿、心悸、脉快而有力（脉搏常在100次/分以上，休息与睡眠时仍快）、脉压增大。其中脉搏增快及脉压增大常作为判断病情程度和治疗效果的重要指标。合并甲状腺功能亢进性心脏病时，可出现心律失常、心脏肥大和心力衰竭。少数患者伴有胫前黏液性水肿。

（二）甲状腺肿

甲状腺肿大呈弥漫性、对称性、质地不均等表现，无压痛，多无局部压迫症状。甲状腺扪诊可触及震颤，听诊时可闻及血管杂音。

（三）眼征

眼征可分为单纯性突眼（与甲亢时交感神经兴奋性增高有关）和浸润性突眼（与眶后组织的自身免疫炎症有关）。典型者双侧眼球突出、睑裂增宽；严重者上下眼睑难以闭合，甚至不能盖住角膜，瞬目减少，眼睛向下看时上眼睑不能随眼球下闭，上视时无额纹出现，两眼内聚能力差，甚至伴眼睑肿胀、结膜充血水肿等。

二、护理评估

（一）健康史

了解患者发病的过程及治疗经过；了解患者是否有家族史；了解患者的既往史，如有无其他自身免疫性疾病等；了解患者的麻醉方式、手术方法，术中出血量及其性质、补液量，以及放置引流管的情况；了解患者的麻醉及手术经过是否顺利；了解患者术后恢复的情况，如生命体征、切口及引流等情况；了解患者是否出现并发症。

（二）身体状况

检查患者颈部是否肿大，呼吸、吞咽是否存在困难，患者是否存在突眼、体重下降、情绪易激惹等。评估患者的实验室检查和影像学检查结果是否正常。

（三）心理-社会状况

评估患者的情绪；评估患者是否了解甲状腺疾病的相关知识；评估患者是否适应医院环境，是否接受手术治疗，能否掌握康复知识；了解患者的家庭经济承受能力。

三、护理诊断

1. **焦虑/恐惧** 与交感神经功能亢进、环境改变、担心手术及预后有关。
2. **营养失调：低于机体需要量** 与基础代谢率增高有关。
3. **清理呼吸道无效** 与咽喉部及气管受刺激、分泌物增多及切口疼痛有关。
4. **潜在并发症**：呼吸困难和窒息、甲状腺危象、喉返神经损伤、喉上神经损伤、手足抽搐等。

四、护理措施

（一）术前护理

1. **环境** 保持病房安静，指导患者减少活动，适当卧床，以减少体力消耗。
2. **饮食护理** 给予患者高热量、高蛋白质和富含维生素的食物，加强营养支持，纠正负氮平衡，保证术前营养，给予足够的液体摄入以补充出汗等丢失的水分，但有心脏疾病的患者应避免大量摄入水分，以防肺水肿和心力衰竭。禁用对中枢神经有兴奋作用的浓茶、咖啡等刺激性饮料,戒烟、戒酒,勿进食富含粗纤维的食物,以免增加肠蠕动而导致腹泻。

3. 心理护理 多与患者交谈,消除其顾虑及恐惧心理,避免情绪激动。精神过度紧张或失眠者,可适当应用镇静药或催眠药。

4. 用药护理 术前通过药物降低基础代谢率是甲亢患者手术准备的重要环节。

(1)碘剂

1)常用的碘剂及用法:复方碘化钾溶液口服,3次/天,从每次3滴开始,逐天加量,每次增加1滴,至每次16滴为止,然后维持此剂量。服药2~3周后甲亢症状得到基本控制,患者表现为情绪稳定,睡眠好转,体重增加,脉搏稳定在每分钟90次以下,脉压恢复正常,基础代谢率为20%以下,便可进行手术。

2)使用碘剂的注意事项:碘剂可抑制蛋白水解酶,减少甲状腺球蛋白的分解,逐渐抑制甲状腺素的释放,有助于避免术后甲状腺危象的发生。但由于碘剂不能抑制甲状腺素的合成,一旦停服,储存于甲状腺滤泡内的甲状腺球蛋白大量分解,将使甲亢症状重新出现甚至加重。因此,不准备施行手术治疗的甲亢患者不宜服用碘剂。

(2)普萘洛尔:可控制甲亢症状,且用药后不引起腺体充血,有利于手术操作,缩短术前准备时间,但患者体内甲状腺素的水平并不降低。一般认为可用于甲亢症状不严重、腺体体积不太大、不存在心律失常者,或者经上述方法处理后心率减慢不显著者,或者使用硫脲类药物后不良反应较大者。用法为从60 mg/d开始,每6小时1次,剂量逐日增加,随心率而调节,一般至160 mg/d,服药4~7天后待心率降至正常方可手术。由于普萘洛尔在体内的半衰期不到8 h,故手术前1~2 h必须再口服1次,术后继续服用4~7天。术前不使用阿托品,以免引起心动过速。哮喘患者及心动过缓者禁用。

5. 突眼护理 突眼者应注意保护眼睛,常滴眼药水。外出戴墨镜或眼罩以免强光、风沙及灰尘的刺激。睡前用抗生素眼膏敷眼,戴黑眼罩或以油纱布遮盖,以免角膜过度暴露后因干燥而受损,易发生溃疡。

6. 术前适应性训练 指导患者练习头颈过伸位、深呼吸、咳嗽等。

(二)术后护理

1. 体位和引流 术后取平卧位。待麻醉清醒、血压平稳后取半卧位,以利于呼吸和引流。

2. 保持呼吸道通畅 可预防肺部并发症。

3. 特殊药物的应用 甲亢患者术后继续服用复方碘化钾溶液,由3次/天、每次16滴开始,逐日减量,每次减少1滴,直至病情平稳。遵医嘱术后口服甲状腺素,30~60 mg/d,连服6~12个月,以抑制促甲状腺素的分泌,预防复发。

4. 并发症的护理　除与甲状腺癌相似的并发症外,还可能出现甲状腺危象。

(1) 原因:甲状腺危象多与术前准备不足、甲亢症状未能得到很好的控制及手术应激有关。

(2) 表现:术后12～36 h出现高热(＞39 ℃)、心率增快(＞120次/分),可出现烦躁不安、谵妄,甚至昏迷,也可表现为神志淡漠、嗜睡、呕吐、腹泻、全身红斑及低血压。

(3) 护理:预防的关键在于术前充分、完善的准备,使血清甲状腺素水平及基础代谢率降至正常范围后再手术。术后早期加强巡视和病情观察,一旦发现患者出现甲状腺危象,应立即通知医师予以处理。

1) 碘剂:口服复方碘化钾溶液3～5 ml,将10%的碘化钠5～10 ml加入10%的葡萄糖溶液500 ml中静脉滴注,以降低血液循环中甲状腺素的水平。

2) 氢化可的松:200～400 mg/d,分次静脉滴注,以抵抗应激反应。

3) 肾上腺素能阻滞药:利血平1～2 mg,肌内注射,或普萘洛尔5 mg,加入葡萄糖溶液100 ml中静脉滴注,以降低周围组织对甲状腺素的反应。

4) 镇静药:常用苯巴比妥钠100 mg,或冬眠合剂Ⅱ号半量肌内注射,每6～8小时1次。

5) 降温:用解热、冬眠药物或物理降温等综合措施,维持体温在37 ℃左右。

6) 静脉补液:静脉大量输入葡萄糖溶液。

7) 吸氧:吸入氧气,以减轻组织缺氧。

8) 心力衰竭者:可加用洋地黄制剂。

五 健康教育

(一) 康复指导

指导患者正确面对疾病,控制情绪,保持心情愉快。合理安排休息与饮食,维持机体代谢需求。鼓励患者学会自我护理的方法,促进康复。

(二) 用药指导

告知患者甲亢术后继续服药的重要性并督促其执行。教会患者正确服用碘剂的方法,如指导患者于饭后用冷开水将碘剂稀释后再服用,或在用餐时将碘剂滴在饼干、馒头等食物上一同服用,以保证剂量正确,减轻胃肠道不良反应。

(三) 复诊指导

指导患者定期至门诊复查,以了解甲状腺的功能,若出现心悸、手足震颤、抽搐等症状应及时就诊。

第三节 甲状腺肿瘤患者的护理

甲状腺癌是最常见的甲状腺恶性肿瘤，约占全身恶性肿瘤的1%，是目前发病率增长较快的恶性肿瘤之一。

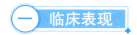

（一）甲状腺肿大或结节

乳头状癌和滤泡状癌患者初期多无明显症状，前者有时可因颈部淋巴结肿大而就诊。淋巴结肿大最常见于颈深上、中、下淋巴结，体表可触及。

（二）压迫症状

随着病情进展，肿块迅速增大，压迫周围组织，可产生一系列症状：①晚期癌肿增大压迫气管，使气管移位，可产生不同程度的呼吸障碍；②癌肿侵犯气管可导致呼吸困难或咯血；③癌肿压迫或浸润食管，可引起吞咽困难；④癌肿侵犯喉返神经可出现声音嘶哑，交感神经受压则可出现Horner综合征；⑤颈丛浅支受侵犯时，可有耳、枕、肩等部位的疼痛。

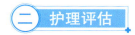

（一）健康史

1. **一般情况** 包括年龄、性别、文化程度等。
2. **既往史** 了解患者有无结节性甲状腺肿或其他自身免疫性疾病史；了解患者有无童年放射线接触史；了解患者有无其他部位的肿块和手术治疗史；了解患者有无其他伴随症状，如糖尿病、高血压、心脏病史等。
3. **家族史** 了解患者家族中有无甲状腺相关疾病史。

（二）身体状况

1. **症状和体征**

（1）局部：评估肿块与吞咽运动的关系，肿块的大小、形状、质地和活动度，肿块的生长速度，肿块为单发还是多发，颈部有无肿大淋巴结。

（2）全身：评估肿块有无侵犯周围组织从而产生压迫症状，如呼吸困难、吞咽困难、声音嘶哑、Horner综合征等；评估患者有无颈部淋巴结转移和远处转移；评估患者有无腹泻、心悸、颜面潮红、多汗、血钙降低等类癌综合征，有无内分泌失调的表现。

2. 辅助检查 了解患者有无颈部超声、X线检查、CT、甲状腺摄^{131}I率或^{99m}Tc扫描、细针穿细胞学检查及血清降钙素测定等检查结果的异常发现。

（三）心理-社会状况

了解患者及其家属对疾病及手术的认知及接受程度，是否存在因害怕手术、担心预后而产生的焦虑、恐惧等心理情绪；了解朋友及家属对患者的关心、支持程度；了解患者家庭的经济状况及承受能力；了解患者及其家属对术后康复知识的了解程度。

三、护理诊断

1. **清理呼吸道无效** 与咽喉部及气管受刺激、分泌物增多及切口疼痛有关。
2. **恐惧** 与颈部肿块性质不明、担心手术及预后有关。
3. **潜在并发症**：呼吸困难和窒息、吞咽困难、喉返神经损伤、喉上神经损伤及甲状腺功能减退等。

四、护理措施

（一）术前护理

1. **心理护理** 加强沟通，告知患者甲状腺癌的有关知识，向其说明手术的必要性、手术的方法、术后恢复过程及预后情况，消除其顾虑和恐惧。了解患者对疾病的感受、认知和对拟行治疗方法的理解程度。

2. **术前适应性训练** 术前教患者练习头颈过伸位，每天数次，以适应术中体位变化。指导患者学会深呼吸和有效咳嗽的方法，以保持呼吸道通畅。

3. **术前准备** 必要时为患者剃除耳后毛发，以便行颈部淋巴结清扫术。术前日晚遵医嘱予以镇静催眠药物，使其身心处于接受手术的最佳状态。

（二）术后护理

1. **体位和引流** 术后取平卧位，待血压平稳或全麻清醒后取半卧位，以利于呼吸和引流。

2. **饮食与营养** 术后清醒患者，可给予少量温水或凉水。若无呛咳、误咽等不适，可逐步给予便于吞咽的微温流质饮食，以免食物过热引起手术部位血管扩张，加重伤口渗血，再逐步过渡到半流质和软食。甲状腺手术对胃肠道功能的影响很小，只是在吞咽时感觉疼痛不适，因此，应鼓励患者少量多餐，加强营养，促进康复。必要时遵医嘱静脉补充营养、水及电解质。

3. 保持呼吸道通畅 注意避免引流管阻塞导致颈部出血，血肿形成会压迫气管，引起呼吸不畅。应鼓励和协助患者进行深呼吸和有效咳嗽，必要时进行超声雾化吸入，使痰液稀释易于排出。因伤口疼痛而不敢或不愿意咳嗽、排痰者，应遵医嘱适当给予镇痛药。

4. 并发症的护理 密切监测呼吸、体温、脉搏和血压的变化，观察患者的发音和吞咽情况，及早发现术后并发症，并通知医师、配合抢救。

（1）呼吸困难和窒息：最危急的并发症，多发生于术后48 h内。

1）原因：①出血及血肿压迫气管。多因手术时止血（特别是腺体断面止血）不完善，或偶尔为血管结扎线滑脱而引起。②喉头水肿。主要是手术创伤所致，也可因气管插管引起。③气管塌陷。气管壁长期受肿大甲状腺的压迫，逐渐软化，切除甲状腺体的大部分后，软化的气管壁失去支撑，从而引起气管塌陷。④声带麻痹。由双侧喉返神经损伤导致。

2）表现：患者出现呼吸频率增快，呼吸费力，出现三凹征，甚至因窒息而死亡。

3）护理：①对于血肿压迫所致呼吸困难，若出现颈部疼痛、肿胀，甚至颈部皮肤出现瘀斑者，应立即返回手术室，在无菌条件下拆开伤口。如患者呼吸困难严重，已不允许搬动，则应在床边拆开缝线，消除血肿，严密止血，必要时行气管切开。②轻度喉头水肿者无须治疗；中度患者应嘱其不说话，可采用皮质激素做雾化吸入，静脉滴注氢化可的松300 mg/d；严重者应紧急行环甲膜穿刺或气管切开。气管软化者一般不宜行气管切开。

（2）喉返神经损伤：发生率约为0.5%。

1）原因：多数系手术直接损伤，如神经被切断、扎住、挤压或牵拉等，少数为术后血肿压迫或瘢痕组织牵拉所致。

2）表现：一侧喉返神经损伤可由健侧向患侧过度内收而代偿，但不能恢复原音色；双侧喉返神经损伤可导致失声或严重的呼吸困难，甚至窒息。

3）护理：①钳夹、牵拉或血肿压迫所致损伤多为暂时性，经理疗等及时处理后，一般在3～6个月可逐渐恢复。②严重呼吸困难时立即行气管切开。

（3）喉上神经损伤

1）原因：多在处理甲状腺上极时损伤喉上神经内支（感觉）或外支（运动）所致。

2）表现：若损伤外支，可使环甲肌瘫痪，引起声带松弛、声调降低、声音无力；若损伤内支，可使咽喉黏膜感觉丧失，患者进食特别是进水时，丧失喉部的反射性咳嗽，易引起误咽或呛咳。

3）护理：一般经理疗后可自行恢复。

（4）甲状旁腺功能减退

1）原因：多系手术时甲状旁腺被误切、挫伤或其血液供应受累所致，可导致甲状旁腺功能低下、血钙浓度下降、神经肌肉应激性显著提高，也可引起手足抽搐。

2）表现：多数患者临床表现不典型，起初仅有面部、唇部或手足部的针刺感、麻木感或强直感，症状轻且短暂，经2～3周，未损伤的甲状旁腺增生、代偿后，症状可消失。严重者面部肌肉、手、足可伴有持续性痉挛性疼痛，每天多次发作，每次持续10～20 min或更长，甚至可发生喉和膈肌痉挛，引起窒息而死亡。

3）护理：①预防的关键在于切除甲状腺时要注意保留腺体背面的甲状旁腺。②一旦发病，应适当限制肉类、乳品、蛋类等食品的摄入，因其含磷较高，会影响钙的吸收。③严重低血钙、手足抽搐时，立即遵医嘱予以10%的葡萄糖酸钙或氯化钙10 ml缓慢静脉推注，可重复使用；症状轻者可口服或静脉注射钙剂，同时服用维生素D_2或维生素D_3（5万～10万U/d），并定期监测血清钙浓度，以调节钙剂的用量。

五 健康教育

（一）功能锻炼

卧床期间鼓励患者床上活动，以促进血液循环和伤口愈合。在头颈部制动一段时间后，可开始逐步练习活动，以促进颈部功能的恢复。颈部淋巴结清扫术者，斜方肌会存在不同程度的受损，因此，伤口愈合后还应开始肩关节的功能锻炼，随时注意保持患侧高于健侧，以防肩下垂。功能锻炼应至少持续至出院后3个月。

（二）心理调适

不同病理类型的甲状腺癌预后有明显差异，应指导患者调整心态，积极配合后续治疗。

（三）后续治疗

指导甲状腺全/近全切除者遵医嘱坚持服用甲状腺素制剂，以预防肿瘤复发。术后遵医嘱按时行放射治疗。

(四)定期复诊

教会患者自行检查颈部,若发现结节、肿块等异常应及时就诊。出院后定期复诊,检查颈部、肺部及甲状腺功能等。

(李立红)

第十三章 胸部疾病患者的护理

第一节 胸部损伤患者的护理

胸部损伤在平时、战时均可发生。胸部暴露面积较大，胸腔内包括许多重要脏器，遭受外力易造成损伤，严重者可导致心肺受损，甚至危及生命。

一、肋骨骨折患者的护理

肋骨骨折是指肋骨的完整性和连续性中断，是最常见的胸部损伤。

（一）临床表现

1. **疼痛** 肋骨骨折断端可刺激肋间神经，产生局部疼痛，当深呼吸、咳嗽或改变体位时疼痛加剧。
2. **肺不张和肺部感染** 胸痛使呼吸变浅，咳嗽无力，呼吸道分泌物增多、潴留，易致肺不张和肺部感染。
3. **咯血** 部分患者可因肋骨折断向内刺破肺组织而出现咯血。
4. **呼吸困难、发绀或休克** 根据肋骨骨折损伤程度的不同，可出现不同程度的呼吸困难、发绀或休克等。
5. **体征** 受伤胸壁可见肿胀、畸形，局部明显压痛。间接挤压胸部，骨折处疼痛加重，甚至产生骨擦音。多根、多处肋骨骨折者，伤处可见胸壁反常呼吸运动，部分患者可出现皮下气肿。

（二）护理评估

1. **健康史** 了解患者的受伤经过、受伤时间、受伤部位及伤后病情变化，有无昏迷、恶心、呕吐等。
2. **身体状况**

（1）症状和体征：局部疼痛，深呼吸、咳嗽或体位改变时加剧，胸痛使呼吸变浅、咳嗽无力，呼吸道分泌物增多、潴留，易导致肺不张和肺部感染。骨折断端向内移位可刺破胸膜、肋间血管和肺组织，出现气胸、血胸、皮下气肿或咯血等。根据肋骨骨折损伤程度的不同，可出现不同程度的呼吸困难、发绀或休克等。

（2）辅助检查：血常规检查可有血红蛋白和红细胞压积的下降。胸部X线检查可显示肋骨骨折线、断端错位及血气胸等，但不能显示前胸肋软骨骨折，而胸部CT检查容易观察到，通过肋骨三维重建、CT检查可以更好地显示肋骨、肋软骨的骨折情况。

3. 心理社会状况 评估患者有无焦虑及其程度如何，了解患者及其家属对本次损伤相关知识的了解程度、心理承受能力及其对预后的认知，了解其对治疗所需费用的承受能力。

（三）护理诊断

1. 气体交换受损 与肋骨骨折引起的疼痛、胸廓活动受限、反常呼吸运动有关。

2. 急性疼痛 与胸部组织损伤有关。

3. 潜在并发症 肺部和胸腔感染。

（四）护理措施

1. 维持有效气体交换

（1）保持呼吸道通畅：及时清理呼吸道内的呕吐物、分泌物、血液及痰液等。协助和鼓励患者有效咳嗽、排痰，痰液黏稠不易咳出者，可应用祛痰药物、超声雾化吸入，以稀释痰液、利于排出，对不能有效排痰者予以吸痰、气管插管、气管切开或辅助呼吸。

（2）吸氧：对呼吸困难及发绀者，应及时给予吸氧。

（3）体位：病情稳定者可取半卧位，以使膈肌下降，有利于呼吸。

（4）其他：使用胸带固定胸廓的患者，应注意调整胸带的松紧。

2. 减轻疼痛

（1）妥善固定胸部。

（2）遵医嘱给予镇痛药。

（3）患者咳嗽、咳痰时，协助或指导患者及其家属用双手按压患侧胸壁，以减轻疼痛。

3. 病情观察 密切观察患者脉搏、呼吸、血压及意识的变化，观察患者胸腹部活动度的情况，及时发现有无呼吸困难或反常呼吸，若发现异常应及时通知医师并协助处理。

4. 防治感染

（1）监测体温变化，若体温超过38.5℃，及时通知医师并配合处理。

（2）及时更换创面敷料，保持敷料清洁、干燥及引流通畅。

（3）对开放性损伤者，遵医嘱肌内注射破伤风抗毒素并合理使用抗生素。

5. 心理护理 肋骨骨折的患者易产生紧张、焦虑的情绪，损伤严重时常表现出极度窘迫感，此时要尽量使患者保持镇静，积极配合治疗。

（1）使患者尽快熟悉和适应环境，尽可能地满足其合理需求，与患者之间建立基本的信任。

（2）安慰和鼓励患者，有计划地告知患者的病情，增强患者的信心。

（3）耐心倾听患者的主诉，认真解答其提出的问题，对患者不良的心理加以疏导。

（4）做好家庭和社会支持。家属的配合与监督能更好地促进患者的配合，从而达到最佳治疗效果。充分利用社会支持系统为患者提供帮助。

（五）健康教育

1. 向患者说明深呼吸、有效咳嗽的意义，鼓励患者在胸痛的情况下积极配合治疗。

2. 需要做胸腔穿刺、胸腔闭式引流者，操作前向患者及其家属说明治疗的目的，以取得配合。

3. 告知患者肋骨骨折愈合后，在损伤恢复期间胸部仍有轻微疼痛，活动不适时疼痛可能会加重，但不影响患侧肩关节锻炼及活动。

4. 肋骨骨折后3个月应复查胸部X线片，以了解骨折愈合情况。

二 气胸与血胸患者的护理

胸膜腔内积气称为气胸。在胸部损伤中，气胸的发生率仅次于肋骨骨折。根据胸腔的压力情况，气胸可分为3类：①闭合性气胸，多并发于肋骨骨折，由于肋骨断端刺破肺，空气进入胸膜腔所致。伤后伤道自然闭合，呼吸时空气不再进入胸膜腔。②开放性气胸，多并发于刀刃、锐器或弹片火器等导致的胸部穿透伤，空气随呼吸自由进出胸膜腔。③张力性气胸，主要是由于较大的肺泡破裂、较深较大的肺裂伤或支气管破裂所致，损伤处形成活瓣，气体随吸气持续进入胸膜腔，呼出时不能排出。

血胸是指胸膜腔积血。若血胸与气胸同时存在，称为"血气胸"。

（一）临床表现

1. 闭合性气胸

（1）症状：主要与胸腔积气量和肺萎陷程度有关，轻者可无症状，或出现胸闷、胸痛、气促，重者可出现明显的呼吸困难。肺萎陷程度在30%以下者为小量气胸，患者无明显呼吸和循环功能紊乱的症状；肺萎陷程度在30%～50%者为中量气胸；肺萎陷程度在50%以上者为大量气胸。后两者均可表现为明显的低氧血症。

（2）体征：患侧胸廓饱满，呼吸活动度降低，气管向健侧移位，叩诊呈鼓音，听诊患侧呼吸音减弱甚至消失。

2. 开放性气胸

（1）症状：明显呼吸困难、鼻翼扇动、口唇发绀，重者伴有休克症状。

（2）体征：患侧可见胸壁伤道，颈静脉怒张，心脏、气管向健侧移位；呼吸时可闻及气体进出胸腔伤口发出吸吮样"嘶嘶"声，称为"胸部吸吮性伤口"；患侧胸部叩诊呈鼓音，听诊呼吸音减弱或消失。

3. 张力性气胸

（1）症状：严重呼吸困难、烦躁、意识障碍、发绀、大汗淋漓、昏迷、休克，甚至窒息。

（2）体征：气管明显移向健侧，颈静脉怒张，多有皮下气肿；患侧胸廓饱满，叩诊呈鼓音；呼吸活动度降低，听诊呼吸音消失。

4. 血胸

（1）症状：与出血量、出血速度及个人体质有关。少量血胸可无明显症状；中量和大量血胸尤其是急性失血时可出现面色苍白、脉搏增快、血压下降、四肢湿冷等低血容量性休克症状。

（2）体征：伤侧胸部叩诊呈浊音，肋间隙饱满，气管向健侧移位，呼吸音减弱或消失等。

（二）护理评估

1. 健康史

（1）一般情况：了解患者的年龄、性别、职业、经济状况、社会文化背景等。

（2）外伤史：了解患者的受伤时间与经过，暴力大小，受伤部位，有无恶心、呕吐，伤后意识状况，接受的处理情况等。

（3）既往史：了解患者有无胸部手术史、服药史及过敏史等。

2. 身体状况

（1）症状和体征：评估患者的生命体征是否平稳，是否有呼吸困难或发绀，有无休克或意识障碍，是否有咳嗽、咳痰及痰液的量和性状，有无咯血及咯血的次数和量等。评估患者的受伤部位及性质，有无开放性伤口，有无活动性出血，伤口是否肿胀，是否有肋骨骨折、反常呼吸运动或呼吸时空气进出伤口的吸吮样音，气管位置有无偏移，有无颈静脉怒张或皮下气肿。评估患者的肢体活动情况。

（2）辅助检查：根据胸部X线等检查结果评估气胸的程度、性质及有无胸腔内器官损伤等。

3. 心理社会状况 了解患者有无恐惧或焦虑及其程度如何。评估患者及其家属对损伤及预后的认知、心理承受能力及对本次损伤相关知识的了解程度。

（三）护理诊断

1. **气体交换受损** 与胸部损伤、疼痛、胸廓活动受限、肺萎陷有关。
2. **体液不足** 与失血引起的血容量不足有关。
3. **急性疼痛** 与胸部组织损伤有关。
4. **潜在并发症：肺部和胸腔感染。**

（四）护理措施

1. 非手术治疗的护理/术前护理

（1）现场急救：对开放性气胸者，紧急封闭胸壁伤口，阻止气体继续进入胸膜腔。对张力性气胸者，应立即协助医师行胸膜腔穿刺排气或胸腔闭式引流。对胸部有较大异物者，不宜立即取出，以免出血不止。

（2）保持呼吸道通畅

1）吸氧：对呼吸困难和发绀者，应及时给予吸氧。

2）有效咳嗽、排痰：及时清理口腔、呼吸道内的呕吐物、分泌物、血液及痰液等，保持呼吸道通畅以预防窒息。痰液黏稠不易咳出者，应用祛痰药物和/或超声雾化吸入，以稀释痰液利于排出，必要时给予吸痰。

3）建立人工气道：不能有效排痰或呼吸衰竭者，应对其实施气管插管或气管切开给氧、吸痰或呼吸机辅助呼吸。

4）体位：病情稳定者取半坐卧位，以使膈肌下降，有利于呼吸。

（3）缓解疼痛：患者因疼痛不敢咳嗽、咳痰时，应协助或指导患者及其家属用双手按压患侧胸壁，以减轻伤口震动产生的疼痛，必要时遵医嘱给予镇痛药。

（4）病情观察

1）动态观察患者的生命体征和意识的变化。重点观察患者呼吸的频率、节律和幅度，有无气促、呼吸困难、发绀、缺氧等症状，有无气管移位或皮下气肿的情况，是否发生低血容量休克等。

2）发现进行性血胸的征象：观察患者胸腔引流液的颜色、性状和量，若每小时引流量超过200 ml并持续3 h以上，引流出的血液很快凝固，持续脉搏加快、血压降低，经补充血容量后血压仍不稳定，血红细胞计数、血红蛋白及红细胞压积持续下降，胸部X线检查显示胸腔大片阴影，则提示有进行性血胸的可能，应积极做好术前准备。

（5）预防感染：有开放性伤口者，应遵医嘱使用破伤风抗毒素及抗生素。

（6）术前护理

1）输液管理：对于病情危重且有胸腔内器官、血管损伤出血或呼吸困难未能缓解者，除做好术前准备外，还应遵医嘱及时输血、补液并记录液体出入量，避免因输液过快、过量而发生肺水肿。

2）术前准备：对急诊手术患者，应做好血型、交叉配血及药物过敏试验，以及手术区域的备皮；对择期手术者，应鼓励其摄入营养丰富、易消化的食物，术前晚禁食、禁饮。

2. 术后护理

（1）病情观察：患者术后返回病房，应密切观察其生命体征的变化，给予心电监测并详细记录。妥善安放、固定各种管路并保持通畅。

（2）基础护理：由于伤口疼痛及留置各种管道，患者的自理能力下降，因此，应根据患者病情做好基础护理和生活护理，如口腔护理、皮肤护理、会阴护理等。鼓励并协助患者早期下床活动，促进疾病康复。

（3）呼吸道管理

1）协助患者咳嗽、咳痰：卧床期间，定时协助患者翻身、坐起、拍背、咳嗽；鼓励并指导患者做深呼吸运动，促使肺扩张，预防肺不张或肺部感染等并发症的发生。

2）人工气道的护理：对实施气管插管或气管切开的呼吸机辅助呼吸者，应做好呼吸道护理，主要包括气道湿化、吸痰及保持管道通畅等，以维持有效气体交换。

（4）胸腔闭式引流的护理

1）保持管道密闭：①用凡士林纱布严密覆盖胸壁引流管周围；②水封瓶始终保持直立，长管没入水中3～4 cm；③更换引流瓶或搬动患者时，先用止血钳双向夹闭引流管，防止空气进入；④放松止血钳时，先将引流瓶安置于低于胸壁引流口平面的位置；⑤随时检查引流装置是否密闭，防止引流管脱落。

2）严格无菌操作：①保持引流装置无菌，并严格遵守无菌技术操作原则，定期更换引流装置；②保持胸壁引流口处敷料清洁、干燥，一旦渗湿，及时更换；③引流瓶位置低于胸壁引流口平面60～100 cm，依靠重力引流，以防瓶内液体逆流入胸腔，造成逆行感染。

3）保持引流通畅：定时挤压引流管，防止引流管受压、扭曲及阻塞。患者取半坐卧位，经常改变体位，鼓励患者咳嗽和深呼吸，以利于胸腔内液体和气体的排出，促进肺复张。

4）观察记录引流：①密切观察并准确记录引流液的颜色、性状和量；②密切注意水封瓶长管中水柱波动的情况，以判断引流管是否通畅。水柱波动的幅度能反映无效腔的大小及胸腔内负压的情况，一般水柱上下波动的范围为4～6 cm。

5）处理意外事件：①若引流管从胸腔滑脱，立即用手捏闭胸壁伤口处皮肤，消毒处理后，以凡士林纱布封闭伤口，并做进一步处理；②若引流瓶损坏或引流管从胸壁引流管与引流装置连接处脱落，立即用双钳夹闭胸壁引流导管，并更换引流装置。

6）拔管护理：①拔管指征。留置引流管48～72 h后，如果引流瓶中无气体溢出且引流液颜色变浅，24 h引流液量＜300 ml，脓液＜10 ml，胸部X线片显示肺复张良好且无漏气，患者无呼吸困难或气促，即可考虑拔管。②拔管方法。嘱患者先深吸一口气，在深吸气末屏气，迅速拔管，并立即用凡士林纱布和厚敷料封闭胸壁伤口，包扎固定。③拔管后护理。拔管后24 h内，应注意观察患者是否有胸闷、呼吸困难、发绀、切口漏气、渗液、出血及皮下气肿等，如发现异常及时处理。

（5）并发症的护理

1）切口感染：保持切口敷料完整、清洁、干燥并及时更换，同时观察切口有无红、肿、热、痛等炎症表现，如有异常，及时采取抗感染措施。

2）肺部感染和胸腔内感染：开放性损伤易导致胸腔或肺部感染，应密切观察患者体温的变化及痰液的性状，如患者出现畏寒、高热或咳脓痰等感染征象，应及时处理。

（五）健康教育

1. 休息与营养　指导患者合理休息，加强营养，提高机体免疫力。

2. 呼吸功能锻炼　指导患者练习深呼吸及有效咳嗽、咳痰的方法。嘱患者出院后继续坚持腹式呼吸和有效咳嗽。

3. 肢体功能锻炼　告知患者若恢复期胸部仍有轻微不适或疼痛，应尽早开展循序渐进的患侧肩关节功能锻炼，以促进功能恢复。但在气胸痊愈1个月内，不宜参加剧烈的体育活动，如打球、跑步、举重物等。

4. 定期复诊　胸部损伤严重者，出院后须定期来院复诊，发现异常及时治疗。伴有肋骨骨折者，术后3个月应复查胸部X线片，以了解骨折愈合情况。

第二节　肺癌患者的护理

肺癌多数起源于支气管黏膜上皮，也称"支气管肺癌"，大多数患病年龄在40岁以上，以男性多见，居全世界和我国城市男性恶性肿瘤发病率和死亡率的第一位。

一 临床表现

(一) 原发肿瘤表现

1. **咳嗽、咳痰** 最常见。早期为刺激性干咳或少量黏液痰,抗感染治疗无效。当肿瘤增大阻塞支气管时,痰液引流受影响,可继发肺部感染,痰量增多可有脓性痰。

2. **咯血** 多为痰中带血点、血丝或间断少量咯血;癌肿侵犯大血管可引起大咯血,但较少见。

3. **喘鸣、胸闷、气促** 呼吸气流通过受压或部分阻塞形成的气管狭窄处可引起喘鸣。

4. **胸痛** 肿瘤侵犯胸膜、胸壁、神经肌肉或骨组织时,胸部可出现不规则隐痛或钝痛,可随呼吸、咳嗽加重。

5. **体重下降、乏力、发热** 肿瘤可引起消耗、食欲缺乏等,还可引起乏力伴体重下降。发热以间歇中、低热多见,合并感染时可有高热。

(二) 肿瘤压迫或侵犯邻近组织器官的表现

1. **压迫或侵犯膈神经** 引起同侧膈肌麻痹。

2. **压迫或侵犯喉返神经** 引起声带麻痹、声音嘶哑。

3. **压迫上腔静脉** 引起上腔静脉压迫综合征,表现为上腔静脉回流受阻,面部、颈部、上肢和上胸部静脉怒张,皮下组织水肿,上肢静脉压升高,可出现头痛、头晕或晕厥。

4. **侵犯胸膜及胸壁** 可引起持续的剧烈胸痛和胸腔积液。胸腔积液常为血性,大量积液可引起气促。若侵犯胸膜则为胸部尖锐刺痛,呼吸及咳嗽时加重;若压迫肋间神经,疼痛可累及神经分布区;若侵犯肋骨或胸椎,相应部位会出现压痛。

5. **侵入纵隔、压迫食管** 可引起吞咽困难和支气管-食管瘘。

(三) 肿瘤远处转移的表现

1. **脑** 头痛最为常见,出现呕吐、视觉障碍、性格改变、眩晕、颅内压增高、脑疝等。

2. **骨** 局部压痛较常见,转移至椎骨等承重部位可引起骨折、瘫痪。

3. **肝** 肝区疼痛最为常见,出现黄疸、腹水、食欲缺乏等。

4. **肾上腺** 可呈现艾迪生病症状,出现食欲缺乏、腹泻、皮肤色素增加、腋毛脱落等症状。

5. **淋巴结** 引起转移处淋巴结肿大,多质地较硬,可融合成团,多不伴有压痛。

6. 其他 转移至全身多个部位可导致不同的表现，如皮下结节、皮肤溃疡、腹痛等。

二、护理评估

（一）健康史

了解患者的年龄，有无吸烟史，吸烟的年限、数量；了解患者的工作环境中是否有职业性危险因素；了解患者是否患有慢性支气管炎或其他呼吸系统慢性疾病；了解患者家族中有无肺部疾病及肺癌患者等。

（二）身体状况

1. 症状和体征 了解患者是否存在咳嗽、血痰，是否有胸闷和发热，是否出现了肿瘤压迫和转移症状。

2. 辅助检查 痰细胞学检查、影像学检查、纤维支气管镜检查是否存在异常。

（三）心理-社会状况

了解患者对疾病的认知程度；评估患者有无焦虑及其程度如何；了解家属及朋友对患者的关心、支持程度；了解家庭对治疗所需费用的承受能力。

三、护理诊断

1. 气体交换受损 与肺组织病变、肿瘤阻塞支气管、手术、麻醉、肺膨胀不全、呼吸道分泌物潴留等有关。

2. 营养失调：低于机体需要量 与肿瘤引起的机体代谢增加、手术创伤等有关。

3. 疼痛 与手术、癌症晚期有关。

4. 焦虑/恐惧 与久咳不愈、咯血及担心手术和预后有关。

**5. 潜在并发症：出血、肺不张、肺感染、急性肺水肿、心律失常、支气管胸膜瘘等。

四、护理措施

（一）术前护理

1. 呼吸道准备 改善肺泡的通气和换气功能，预防术后感染。

（1）戒烟：指导患者术前戒烟2周以上。吸烟会刺激肺泡、气管及支气管，使分泌物增加，支气管上皮纤毛减少或丧失活力，妨碍纤毛的清洁功能，影响痰液咳出，引起肺部感染。

（2）维持呼吸道通畅：注意观察患者痰液的量、颜色、黏稠度及气味；遵医嘱给予患者支气管扩张药、祛痰药等药物，以改善其呼吸状况；大量咯血者应绝对卧床休息，头偏向一侧，以免发生窒息。

（3）预防和控制感染：注意口腔卫生，如发现患者有龋齿等口腔疾病时，及时报告医师。必要时遵医嘱给予患者抗生素治疗及雾化吸入以控制感染。

（4）指导训练：指导患者练习腹式深呼吸、缩唇呼吸、有效咳嗽、咳痰及翻身，学会使用深呼吸训练器、吹气球等，进行有效的呼吸功能锻炼，以促进术后肺复张，预防肺部并发症的发生。

（5）机械通气治疗：对呼吸功能异常者，根据需要应用机械通气治疗。

2. 营养支持 建立愉快的进食环境、提供色香味齐全的均衡饮食。术前伴营养不良者，可经肠内或肠外途径补充营养，以改善其营养状况，增强机体抵抗力。

3. 深静脉血栓 应用Caprini风险评估量表对患者进行静脉血栓风险筛查。对患者进行静脉血栓的风险教育，建议其适度饮水、戒烟酒、控制血糖或血脂等。鼓励患者进行腿部运动锻炼，指导其早期下床活动。对高危患者，应遵医嘱尽早进行药物预防和机械预防。

4. 心理护理 主动向患者介绍病房环境、负责的主管医师及责任护士，对患者的担心表示理解并予以安慰，对其提问认真耐心地回答，指导其正确认识和接受疾病，以减轻其焦虑或恐惧。协助患者完成各项术前检查，向其说明各种治疗护理和手术的意义、方法、大致过程、配合要点及注意事项，并介绍手术成功的实例，以增强患者的信心。主动关心、体贴患者，并动员家属给患者以心理和经济方面的大力支持。

（二）术后护理

1. 病情观察 一般心电监护24~48 h，病情需要时可延长监护时间。定时观察患者的呼吸并呼唤患者，以防因麻醉不良反应引起呼吸暂停和CO_2潴留。注意观察患者有无呼吸窘迫，若有异常，立即通知医师。术后24~36 h，患者血压常有波动，应严密观察其肢端温度，甲床、口唇及皮肤色泽，周围静脉充盈情况等。若血压持续下降，应考虑患者是否存在心功能不全、出血、疼痛、组织缺氧或循环血量不足等情况。

2. 体位安置

（1）一般情况：患者未清醒前取平卧位，头偏向一侧，以免呕吐物、分泌物吸入而致窒息或并发吸入性肺炎。清醒且血压稳定者可改为半坐卧位，以利于呼吸和引流。避免采用头低足高仰卧位，以防横膈肌上抬而妨碍通气。

(2) 特殊情况

1) 肺段切除术或楔形切除术者，尽量选择健侧卧位，以促进患侧肺组织扩张。

2) 一侧肺叶切除者，如呼吸功能尚可，可取健侧卧位，以利于手术侧残余肺组织的膨胀与扩张；如呼吸功能较差，则取半卧位，避免健侧肺受压而限制肺的通气功能。

3) 全肺切除术者，避免过度侧卧，可取1/4患侧卧位，以防纵隔移位和压迫健侧肺而致呼吸循环功能障碍。

4) 咯血或支气管瘘者，取患侧卧位。

3. 维持呼吸道通畅

(1) 给氧：常规给予患者鼻导管吸氧2～4 L/min，根据血气分析结果调整给氧浓度。

(2) 观察：观察呼吸的频率、幅度、节律及血氧饱和度的情况，听诊双肺呼吸音，观察有无气促、发绀等缺氧征象，若有异常及时通知医师。

(3) 深呼吸及咳嗽：患者清醒后立即鼓励并协助其做深呼吸和咳嗽，每1～2小时1次。

(4) 氧气雾化：呼吸道分泌物黏稠者，可用灭菌用水、祛痰药、支气管扩张药等行氧气雾化或超声雾化，以达到稀释痰液、解痉、抗感染的目的。

(5) 吸痰护理：对咳痰无力、呼吸道分泌物滞留者给予吸痰护理。

4. 胸腔闭式引流管的护理 参见"气胸与血胸患者的护理"。

5. 伤口护理 检查伤口敷料是否干燥，有无渗血、渗液，若发现异常及时通知医师。一般胸部伤口7～9天可拆除缝线。

6. 维持体液平衡和补充营养

(1) 控制输液量和速度：目的是防止心脏前负荷过重导致急性肺水肿。全肺切除术后应控制钠盐摄入量，24 h补液量控制在2000 ml内，速度宜慢，以每分钟20～30滴为宜。记录出入量，维持液体平衡。

(2) 补充营养：当患者意识恢复且无恶心现象，拔除气管插管后即可开始饮水。肠蠕动恢复后，可开始进食清淡流质、半流质饮食；若患者进食后无任何不适可改为普食。饮食宜选择高蛋白、高热量、维生素丰富、易消化的食物，以保证营养，提高机体抵抗力，促进伤口愈合。

7. 活动与休息

(1) 早期下床活动：目的是预防肺不张，改善呼吸循环功能。

(2) 手臂和肩关节的运动：目的是预防术侧胸壁肌肉粘连、肩关节僵直及失用性萎缩。患者清醒后，可协助其进行术侧肩关节及手臂的抬举运动，并指导其逐步开始做肩、臂的主动运动，如术侧手臂上举、爬墙及肩关节旋前旋后运动，使肩关节活动范围逐渐恢复至术前水平，防止肩下垂。对全肺切除术后的患者，鼓励其取直立的功能位，以恢复正常姿势，防止脊柱侧弯畸形。

8. 并发症的护理

（1）胸腔内出血

1）原因：手术时胸膜粘连紧密、止血不彻底或血管结扎线脱落，以及胸腔内大量毛细血管充血及胸腔内负压等因素均可导致胸腔内出血。

2）表现：当胸腔引流液量多（>100 ml/h）、呈鲜红色、有血凝块，患者出现烦躁不安、血压下降、脉搏增快、尿少等血容量不足的表现时，应考虑有活动性出血。

3）护理：①密切观察患者的生命体征，定时检查伤口敷料及引流管周围的渗血情况，注意胸腔引流液的颜色、性状和量。②一旦出现，立即通知医师，加快输血、补液的速度，注意保温，遵医嘱给予止血药，保持胸腔引流管的通畅，确保胸腔内积血及时排出。必要时监测中心静脉压，做好开胸探查止血的准备。

（2）肺部感染和肺不张

1）原因：由于麻醉药的作用，可以使膈肌活动受抑制、术后软弱无力、疼痛等，患者术后不能有效咳嗽、排痰，导致分泌物堵塞支气管，引起肺部感染、肺不张。

2）表现：患者出现心动过速、体温升高、哮鸣、发绀、呼吸困难等症状，动脉血气分析显示为低氧、高碳酸血症。

3）护理：肺部感染及肺不张重在预防。鼓励患者咳嗽、咳痰，痰液黏稠者予以氧气雾化或超声雾化，必要时行鼻导管吸痰或协助医师行支气管纤维镜下吸痰，病情严重时可行气管插管或气管切开，确保呼吸道通畅。

（3）心律失常：多发生于术后4天内。

1）原因：与缺氧、出血、水电解质酸碱失衡有关。术前合并糖尿病、心血管疾病者术后更易发生心律失常。

2）护理：术后心电监护显示心律失常，应立即报告医师。遵医嘱对患者应用抗心律失常药物，密切观察患者的心率、心律，严格掌握药物剂量、浓度、给药方法和速度，观察药物的疗效及不良反应。

（4）支气管胸膜瘘：肺切除术后严重的并发症之一，多发生于术后1周。

1）原因：多由支气管缝合不严密、支气管残端血供不良或支气管缝合处感染裂开等所致。

2）表现：术后3~14天仍可从胸腔引流管持续引出大量气体，患者可出现发热、刺激性咳嗽、痰中带血或咯血、呼吸困难、呼吸音减低等症状。可用亚甲蓝从胸腔引流管注入胸膜腔，若患者咳出蓝色痰液即可确诊。支气管胸膜瘘可引起张力性气胸、皮下气肿、脓胸等，如从瘘口吸入大量胸腔积液会引发窒息。

3）护理：①一旦发生，立即报告医师；②置患者于患侧卧位，以防漏液流向健侧；③使用抗生素以预防感染；④继续行胸腔闭式引流；⑤小瘘口可自行愈合，但应延长胸腔闭式引流的时间，必要时可再次行开胸修补手术。

（5）肺水肿

1）原因：与原有心脏疾病、输血输液过多、过快及病肺切除或余肺膨胀不全使肺泡毛细血管床容量减少有关，以全肺切除患者更为明显。

2）表现：患者出现呼吸困难、发绀、心动过速、咳粉红色泡沫痰等。

3）护理：①一旦发生，立即减慢输液速度，控制液体入量。②给予患者高流量吸氧，注意保持呼吸道通畅，遵医嘱给予心电监护及强心、利尿、镇静和激素治疗，安抚患者的紧张情绪。

（6）肺栓塞：内源性或外源性栓子阻塞肺动脉引起肺循环功能障碍。

1）原因：与原有周围血管疾病、术后血液高凝、长期卧床及术中肺血管壁的损伤等有关。

2）表现：患者突然发生不明原因的血氧饱和度下降、呼吸困难、咳嗽、咯血、虚脱、面色苍白、出冷汗等，并有脑缺氧症状。心电图、D-二聚体、动脉血气、放射性核素肺通气扫描、肺血管造影等可协助诊断。

3）护理：①对存在高危因素的患者，指导其进行床上踝泵运动或直腿抬高运动，可早期下床活动，以促进血液回流，增强血液微循环。遵医嘱予以药物抗凝，以预防血栓形成。②患者一旦发生肺栓塞应绝对卧床休息，高浓度吸氧。根据情况予以监测中心静脉压，控制输液量及速度，做好镇静镇痛、抗休克治疗及护理。遵医嘱给予患者抗凝治疗或溶栓治疗后，维持抗凝治疗，注意监测其凝血功能，观察胸腔闭式引流、皮肤黏膜是否有出血征象。

五 健康教育

（一）早期筛查

40岁以上人群应定期进行胸部X线普查，尤其是反复呼吸道感染、久咳不愈或咳血痰者，应提高警惕，做进一步的检查。

（二）休息和营养

保持良好的营养状况，每天保持充分的休息与活动。出院后半年不宜从事重体力活动。

（三）康复锻炼

指导患者出院回家后数周内，坚持进行腹式深呼吸和有效咳嗽，以促进肺膨胀。指导患者进行抬肩、抬臂、手达对侧肩部、举手过头或拉床带等活动。以预防术则肩关节僵直。

（四）预防感染

保持良好的口腔卫生，如有口腔疾病应及时治疗。注意环境空气新鲜，避免出入公共场所或与上呼吸道感染者接触。避免居住或工作于布满灰尘、烟雾及化学刺激物品的环境中。

（五）复诊指导

指导患者定期返院复查，若出现伤口疼痛、剧烈咳嗽及咯血等症状或有进行性倦怠的情形，应返院复诊。如术后需进行放疗、化疗或靶向治疗等，应指导其坚持完成相应的疗程以提高疗效，并告知注意事项。

第三节　食管癌患者的护理

食管癌是指从下咽到食管胃结合部之间食管上皮来源的癌，是一种常见的上消化道恶性肿瘤，目前被列为全球第八大癌症。

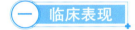

（一）早期

常无明显症状，吞咽粗硬食物时可能偶有不适，包括哽噎感及胸骨后烧灼样、针刺样或牵拉摩擦样疼痛，食物通过缓慢或停滞感、异物感。哽噎、停滞感常通过饮水而缓解或消失。上述症状时轻时重，进展缓慢。

（二）中晚期

进行性吞咽困难、吐黏液样痰为其典型症状，先是难以咽干硬的食物，继而只能进半流质、流质，最后滴水难进。

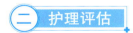

（一）健康史

了解患者的家族史、饮食习惯，以及有无吸烟、饮酒及食管疾病等。

（二）身体状况

1. 症状和体征　了解患者是否在进粗硬食物时有不同程度的不适感，包括哽噎感及胸骨后烧灼样、针刺样或牵拉摩擦样疼痛，食物通过缓慢，并有停滞感或异物感等。了解患者是否存在进行性吞咽困难，首先是难以咽下干硬食物，继而只能进半流质、流质饮食，最后水和唾液也难以咽下。

2. 辅助检查　纤维食管镜检查可直接观察到肿块的部位、形态，容易发现起源于食管黏膜的早期病灶，并可钳取活组织做病理学检查。超声内镜可用于判断食管的浸润层次、向外扩展的程度，以及有无纵隔、淋巴结及腹腔内脏器转移等。CT检查可以了解食管癌向管腔外的扩展情况，以及有无腹腔内器官或淋巴结转移等。

（三）心理社会状况

了解患者对疾病的认知程度，对手术有何顾虑及思想负担；了解朋友及家属对患者的关心、支持程度；了解家庭对手术的经济承受能力。

三、护理诊断

1. **营养失调：低于机体需要量**　与进食量减少或不能进食、消耗增加等有关。
2. **体液不足**　与吞咽困难、水分摄入不足有关。
3. **焦虑**　与对癌症的恐惧和担心疾病预后等有关。
4. **潜在并发症**：肺不张、肺炎、出血、吻合口瘘、乳糜胸等。

四、护理措施

（一）术前护理

1. 心理护理　食管癌患者可对进行性加重的吞咽困难、日渐减轻的体重焦虑不安，对所患疾病有部分认识，求生的欲望十分强烈，迫切希望能早日手术、恢复进食，但对手术的效果及疾病预后表现出紧张、恐惧，甚至明显的情绪低落、失眠及食欲下降。护士应加强与患者及其家属之间的沟通，了解患者的心理状况，耐心实施心理疏导，营造安静舒适的环境，保证患者充分休息，为患者讲解手术和各种治疗与护理的意义、方法及注意事项等，尽可能减轻其不良心理反应。

2. 营养支持和维持水、电解质平衡　大多数食管癌患者因不同程度的吞咽困难而出现摄入不足、营养不良及水和电解质紊乱，使机体对手术的耐受力下降。因此，术前应保证营养素的摄入，应根据患者的进食情况，向其提供充足的营养。能进食者，鼓励其进食高蛋白、高热量、维生素丰富、易消化的流质或半流质食物。长期不能进食或一般情况差者，可遵医嘱补充水、电解质或向其提供肠内、肠外营养。

3. 术前准备

（1）呼吸道准备：吸烟者术前应严格戒烟4周。指导患者进行有效咳嗽、咳痰及腹式深呼吸训练，以减少术后呼吸道分泌物，有利于排痰，增加肺部通气量，改善缺氧，预防术后肺炎。

（2）胃肠道准备

1）饮食：饮酒者术前4周戒酒。无胃肠动力障碍者，术前禁食6 h，禁饮2 h。有吞咽困难或梗阻的患者应延长禁食禁饮时间，避免因进食导致麻醉中误吸等意外的发生。

2）食管癌出现梗阻和炎症者：术前1周遵医嘱给予患者分次口服抗生素（如链霉素）溶液，可起到局部抗感染的作用。

3）进食后有滞留或反流者：术前1天晚上，遵医嘱予以0.9%的氯化钠溶液100 ml＋抗生素经鼻胃管冲洗食管及胃，可减轻局部充血水肿，减少术中污染，防止吻合口瘘。

4）拟行结肠代食管手术者：术前3～5天口服肠道不吸收的抗生素，如甲硝唑、庆大霉素或新霉素等；术前2天进食无渣流质饮食；术前晚行清洁灌肠或全肠道灌洗后，禁饮、禁食。

5）术日晨常规留置胃管：胃管通过梗阻部位时不能强行进入，以免穿破食管，可置于梗阻部位上端，待手术中直视下再置于胃中。

（二）术后护理

1. 病情观察 术后2～3 h，严密监测患者的心率、血压及呼吸频率、节律等生命体征的变化。待生命体征平稳后改为每30～60分钟测量1次，以维持生命体征的平稳。

2. 饮食护理

（1）能经口进食、病情稳定的患者于术后第1天开始口服营养，不能经口进食的患者，可通过管饲尽早给予肠内营养。采取循序渐进的方式，于术后3～6天达到营养需求目标。

（2）对于严重营养不良，术前行全量放射治疗、新辅助放射治疗及化学治疗，以及严重糖尿病等发生吻合口瘘风险较高的患者，采用常规护理，需要禁饮、禁食3～4天，持续胃肠减压，遵医嘱予以肠内和肠外营养支持，避免术后吻合口瘘的发生。

（3）避免进食生、冷、硬的食物（包括质硬的药片、带骨刺的鱼肉类、花生、豆类等），以防后期吻合口瘘。

（4）行食管癌、贲门癌切除术，或者由于早期进食，可导致胃液反流至食管，患者可有反酸、呕吐等症状，平卧时加重，嘱患者进食后2 h内勿平卧，睡眠时将床头抬高。

（5）食管胃吻合术后的患者，可由于胃被拉入胸腔、肺受压而出现胸闷、进食后呼吸困难，应建议患者少食多餐，1～2个月后症状多可缓解。

3. 呼吸道护理 食管癌术后患者易发生呼吸困难、缺氧，并发肺不张、肺炎，甚至呼吸衰竭。护理措施如下。

（1）密切观察患者的呼吸型态、频率和节律，听诊双肺呼吸音是否清晰，有无缺氧征兆。

（2）对气管插管者，应及时吸痰，以保持气道通畅。

（3）术后1天每1～2小时鼓励患者深呼吸、吹气球、使用深呼吸训练器锻炼，以促使肺膨胀。

（4）痰多、咳痰无力者若出现呼吸浅快、发绀、呼吸音减弱等痰阻塞的现象时，应立即行鼻导管深部吸痰，必要时行纤维支气管镜吸痰或气管切开吸痰。

4. 胃肠道护理

（1）胃肠减压的护理：放置鼻胃管的目的是胃肠减压，以减轻胸胃扩张导致的切缘缺血、吻合口张力增加及对肺的压迫，减轻各种瘘所致后果的严重程度。

1）严密观察引流量、性状及颜色并准确记录。术后6～12 h可从胃管内抽吸出少量血性或咖啡色液体，之后引流液颜色逐渐变浅。若引流出大量鲜血或血性液体，患者出现烦躁、血压下降、脉搏增快、尿量减少等，应考虑吻合口出血，需立即通知医师并配合处理。

2）经常挤压胃管，定期用少量0.9%的氯化钠溶液冲洗并及时回抽，避免管腔堵塞、胃液引流不畅使胃扩张，导致吻合口张力增加和胃液反流，并发吻合口瘘。

（2）结肠代食管（食管重建）术后的护理

1）保持置于结肠袢内的减压管通畅。

2）注意观察腹部体征，了解患者有无发生合口瘘、腹腔内出血或感染等，发现异常及时通知医师。

3）若从减压管内吸出大量血性液体或患者呕吐大量咖啡样液体伴全身中毒症状，应考虑代食管的结肠袢坏死，需立即通知医师并配合抢救。

4）结肠代食管术后，因结肠逆蠕动，患者常嗅到粪便气味，需向患者解释原因，并指导其注意口腔卫生，一般此情况于半年后可逐渐缓解。

（3）术后肠麻痹的护理：维持合理的液体输入量，避免液体输入过量，减轻可能出现的肠黏膜水肿。另外，实施微创手术、不插鼻饲管、咀嚼口香糖、早期进食及鼓励患者早期下床活动等措施，均可预防术后肠麻痹，促进胃肠蠕动。

（4）肠内营养的护理：患者术后常规留置肠内营养管，如鼻-十二指肠管、胃造瘘管或空肠造瘘管等。

5．胸腔闭式引流的护理 保持管道密闭，严格无菌操作，保持引流通畅，观察并记录引流情况，预防和处理意外事件，做好拔管前后的护理。

6．并发症的护理

（1）出血：观察并记录引流液的性状和量。若引流量持续2 h超过4 ml/(kg·h)，伴血压下降、脉搏增快、躁动、出冷汗等低血容量表现，应考虑有活动性出血并及时报告医师，做好再次开胸的准备。

（2）吻合口瘘：吻合口瘘是术后较严重的并发症之一，多发生在术后5~10天，死亡率高达50%。

1）原因：①食管的解剖特点，如无浆膜覆盖、肌纤维呈纵形走向，易发生撕裂；②食管血液供应呈节段性，易造成吻合口缺血；③吻合口张力太大；④感染、营养不良、贫血、低蛋白血症等。

2）表现：患者出现呼吸困难、胸痛、胸腔积液及全身中毒症状，如高热、寒战、休克等。

3）护理：①嘱患者立即禁食；②协助医师行胸腔闭式引流并常规护理；③遵医嘱予以抗感染治疗及营养支持；④严密观察患者的生命体征，若出现休克症状，应积极采取抗休克治疗；⑤需再次手术者，应积极配合医师完善术前准备。

（3）乳糜胸：食管、贲门癌术后并发的乳糜胸是比较严重的并发症。

1）原因：多因术中伤及胸导管所致。

2）表现：多发生在术后2~10天，少数患者可在2~3周后出现。患者表现为胸闷、气急、心悸，甚至血压下降。

3）护理：应积极预防和及时处理。措施包括：①禁食，给予肠外营养支持；②若诊断明确，迅速协助医师放置胸腔闭式引流，必要时低负压持续吸引，以及时引流出胸腔内的乳糜液，使肺膨胀；③需行胸导管结扎者，积极配合医师完善术前准备。

五 健康教育

（一）疾病预防

告知患者避免接触引起癌变的因素，如改良饮水（减少水中亚硝胺及其他有害物质）、防霉去毒。改变不良生活习惯，如避免过烫、过硬的饮食等。应用预防药物（维A酸类化合物及维生素等）。积极治疗食管上皮增生，处理癌前病变，如食管炎、息肉、憩室等。加大防癌宣传教育，在高发地区人群中做普查和筛检。

（二）饮食指导

根据不同术式向患者讲解术后进食时间，指导患者合理选择饮食，告知其注意事项，预防并发症的发生。

（三）活动与锻炼

保证充分睡眠，劳逸结合，逐渐增加活动量。术后早期不宜下蹲大小便，以免引起直立性低血压或发生意外。由于开胸手术要切断胸部肌肉，术后应加强功能锻炼，防止肌肉粘连，预防术侧肩关节强直及肌肉失用性萎缩。

（四）复诊

指导患者定期复查，遵医嘱坚持后续治疗，如放疗或化疗等。若术后3～4周再次出现吞咽困难，可能为吻合口狭窄，应及时就诊。

（陈建英）

第十四章 乳房疾病患者的护理

第一节 急性乳腺炎患者的护理

急性乳腺炎是乳房的急性化脓性炎症,多发生于哺乳期,患者常为初产妇,致病菌多为金黄色葡萄球菌,少数为化脓性链球菌。炎症初期乳房内可以是一个或多个炎性病灶,进一步发展形成脓肿,感染严重者可并发全身感染。

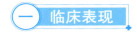

(一)局部表现

患侧乳房首先出现胀痛,局部红、肿、热,触诊肿块有压痛。脓肿形成时局部可有波动感,深部脓肿的波动感不明显,但乳房肿胀明显,有局部深压痛。脓肿破溃时,可见脓液自皮肤或乳头排出,常伴患侧腋窝淋巴结肿大和触痛。

(二)全身表现

患者可出现寒战、高热、脉搏加快、食欲缺乏等症状。

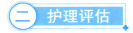

(一)健康史

了解患者是否为初产妇,有无乳腺炎及其他乳房疾病病史;了解患者的乳房发育情况,乳头有无皲裂或破损,婴儿有无口腔炎等。

(二)身体状况

1. 症状和体征 了解患者疼痛的部位、性质、程度、持续时间,有无诱因及加重因素,产妇生产情况和哺乳情况;了解患者的生命体征。

2. 辅助检查 血常规可见白细胞计数升高,中性粒细胞比例升高。深部脓肿可在乳房压痛明显处穿刺,抽出脓液即可确诊。

（三）心理-社会状况

在发病期间，患者由于乳房疼痛引起心情烦躁，食欲缺乏，睡眠不佳。有些患者担心婴儿喂养困难及乳房功能、形态的改变，可以出现焦虑的情绪变化。

三 护理诊断

1. **体温过高** 与细菌或细菌毒素进入血有关。
2. **急性疼痛** 与乳汁淤积、炎症肿胀及切开引流有关。
3. **焦虑/恐惧** 与担心婴儿喂养及乳房形态改变有关。
4. **知识缺乏** 缺乏正确的哺乳方法和预防乳腺炎的知识。

四 护理措施

（一）非手术治疗患者的护理

1. **产妇生活护理** 产妇产后体质较弱，抵抗力下降，因此，应保持室内清洁，注意空气流通，关注个人卫生，让患者充分休息，鼓励患者进食高热量、高蛋白、高维生素、易消化的饮食。观察患者产后恢复的情况。
2. **病情观察** 监测患者的生命体征，检查血常规以了解白细胞计数及中性粒细胞比例的变化，必要时做乳汁细菌培养及药敏试验。
3. **缓解疼痛** 疏通积乳，托起患乳，炎症早期热敷、理疗，避免患乳被触碰。
4. **控制感染和高热** 遵医嘱应用抗生素，高热时行物理或药物降温。
5. **保持乳头清洁** 允许健侧乳房哺乳，但应注意保持乳头清洁，观察乳汁颜色，必要时检测乳汁内是否存在细菌，以免婴儿患胃肠炎。

（二）脓肿切开引流术后患者的护理

脓肿切开引流后，要注意保持引流通畅，注意观察引流液的量、性状及气味的变化，有无乳瘘形成，敷料浸湿时要及时更换。

（三）心理护理

宣传哺乳卫生及乳腺炎的预防知识，指导正确哺乳及婴幼儿喂养的方法。告知患者炎症治愈后乳房的形态和功能均不会受到明显的影响，消除其担忧的情绪。鼓励患者克服疼痛、生活不便、睡眠等不利等因素，尽可能满足患者生活上的需求。

五 健康教育

(一) 预防乳头破损

妊娠后期每天用温水擦洗并按摩乳头。

(二) 矫正乳头内陷

乳头内陷可导致乳汁淤积，应在分娩前3~4个月开始矫正，可用手指在乳晕处向下按压乳房组织同时将乳头向外牵拉，每天做4~5次，乳头稍突出后，改用手指捏住乳头根部轻轻向外牵拉并揉捏数分钟，也可用吸奶器吸引，每天1~2次。

(三) 防止乳汁淤积

指导产妇按时哺乳，养成良好的哺乳习惯，每次哺乳尽量排空乳房。

(四) 防止细菌侵入

哺乳前后使用温水清洁乳头，注意婴儿口腔卫生，乳头破损时暂停哺乳，局部涂抗生素软膏。

第二节 乳腺癌患者的护理

乳腺癌是女性最常见的恶性肿瘤之一，在我国占全身各种恶性肿瘤的7%~10%，仅次于子宫颈癌，发病年龄为40~60岁。但近年来乳腺癌的发病率有上升的趋势，在某些地区乳腺癌已成为女性发病率居首位的恶性肿瘤。乳腺癌多数起源于导管上皮，少数发生于腺泡。乳腺癌的转移途径为直接浸润、淋巴转移和血行转移。

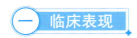

(一) 乳房肿块

早期表现为无痛、单发、质硬、表面不光滑的肿物。肿物与周围组织分界不清、不易推动。多见于外上象限，其次是乳头、乳晕及内上象限。一般无自觉症状，常于洗澡、更衣或查体时发现。

（二）皮肤改变

当癌肿块侵及乳房悬韧带（Cooper韧带）时，可使韧带收缩变短，导致皮肤凹陷，称为"酒窝征"。当皮内、皮下淋巴管被癌细胞堵塞时，可出现皮肤淋巴水肿，在毛囊处形成许多点状凹陷，使皮肤呈"橘皮样"改变。癌肿还可向浅表部位生长，使皮肤破溃形成菜花样溃疡。

（三）乳头位置改变

若癌肿侵犯近乳头的大乳管，可使乳头偏移、内陷或抬高，造成两侧乳头位置不对称。多数患者的乳头会溢出血性液体。

（四）区域淋巴结肿大

常为患侧腋窝淋巴结肿大，早期多为散在、质硬、无压痛、尚可推动的结节。后期肿大的淋巴结相互粘连、融合，与皮肤和深部组织粘连，不易推动。大量癌细胞堵塞腋窝主要淋巴管时，可发生上肢水肿。晚期可出现锁骨上淋巴结肿大。

二 护理评估

（一）健康史

乳腺癌的病因尚不明确，要重点评估与乳腺癌发病相关的病史及高危因素：①评估患者的月经史及生育史；②评估患者的家族遗传史；③评估患者的饮食起居习惯；④评估患者激素类药物的服用情况；⑤评估患者患乳腺其他疾病的病史。

（二）身体状况

1. 症状和体征　评估乳房肿块的部位、性质、程度，乳房外形有无变化，以及腋窝淋巴结的情况。

2. 辅助检查

（1）乳房X线片检查：钼靶X线可显示乳房软组织结构，乳腺癌的肿块呈现密度增高阴影，边缘呈针状、蟹状改变，肿块内或旁边出现微小钙化灶，局部皮肤增厚。

（2）B超检查：能够发现直径在1 cm以上的肿瘤。

（3）脱落细胞学检查：取乳头溢液或细针穿刺肿块吸取组织细胞，涂片做细胞学检查。

（4）活体组织检查：将肿瘤及周围部分乳腺组织一并完整切除，送冷冻切片检查，根据病理结果决定手术方式。

（三）心理-社会状况

了解患者的心理反应，有无焦虑、恐惧的情绪变化。评估患者对乳腺癌的认知程度。了解患者的家庭经济情况。患者多在无意中发现乳房肿块而来医院就诊，一旦确诊乳腺癌，常表现为焦虑、恐惧的情绪。手术切除乳房，使患者失去了女性第二性征和哺乳的功能，从而会加重患者精神上的负担。

三、护理诊断

1. **恐惧或焦虑** 与对癌症的恐惧或担心失去乳房有关。
2. **自我形象紊乱** 与术后身体外观改变、化疗后脱发等有关。
3. **躯体移动障碍** 与手术后疼痛、胸肌缺损及瘢痕牵拉有关。
4. **潜在并发症**：皮瓣坏死、患侧上肢肿胀、感染等。
5. **知识缺乏** 缺乏有关术后患肢功能锻炼的知识。

四、护理措施

（一）心理护理

关心体谅患者，观察患者的心理反应。针对患者提出的问题做好有关的解释和说明，以取得患者的配合。帮助患者克服对癌症的恐惧，克服因手术切除乳房所造成的失落感。

（二）术前护理

同一般外科患者的术前准备。对高龄患者要做好心、肺、肝、肾功能的检查，做好充分的术前准备，提高患者对手术的耐受性。按要求的范围准备皮肤。如需植皮者，应做好供皮区的皮肤准备。对晚期乳腺癌患者有皮肤破溃者，从术前3天开始每天换药2次，并用70%的乙醇溶液消毒溃疡周围的皮肤。

（三）术后护理

1. **卧位** 待血压平稳后，取半卧位，以利于引流和呼吸。
2. **密切观察病情变化** 观察患者生命体征的变化和伤口敷料渗血、渗液的情况。对扩大根治术后患者，要注意其有无胸闷、呼吸困难等症状。观察患者手术侧上肢皮肤的颜色、温度、感觉及肢体运动情况，观察患肢有无肿胀等，若皮肤发绀、肢端肿胀、皮温降低、脉搏不清或肢端麻木，应协助医师及时调整绷带的松紧度。观察并记录皮瓣的颜色，有无皮下积液、皮瓣坏死的发生。

3. 伤口护理 乳房切除术后，伤口应用多层敷料或棉垫加压包扎，使胸壁与皮瓣紧密贴合，防止皮瓣移动。出现渗血、渗液要及时更换敷料。注意包扎松紧度要适当，以不影响呼吸为准。

4. 引流管护理 应妥善固定伤口引流管，保持持续负压吸引。密切观察引流液的颜色、性状、量，一般术后1~2天，每天引流血性液50~100 ml，伤口引流液逐渐减少。术后3~4天渗出基本停止，可拔除引流管，继续加压包扎伤口。

5. 预防患侧上肢肿胀 抬高患侧上肢，按摩患侧上肢或适当运动，勿在患侧上肢测血压、抽血及做静脉或皮下注射等。

6. 患肢功能锻炼

（1）目的：松解和预防肩关节粘连，增强肌肉力量，最大限度地恢复肩关节活动范围。

（2）锻炼时间及内容

1）术后24 h内，鼓励患者做手指和腕部的屈曲和伸展运动。

2）术后1~3天，进行上肢肌肉等长收缩训练，可用健侧上肢或他人协助患侧上肢进行屈肘、伸臂等锻炼，逐渐扩大到肩关节小范围前屈、后伸活动。

3）术后4~7天，鼓励患者用患侧上肢进行自我照顾，如刷牙、洗脸等，并做以患侧手触摸对侧肩部及同侧耳的锻炼。

4）术后1~2周，皮瓣基本愈合（术后1周）后可开始活动肩关节，以肩部为中心，前后摆臂。

5）术后10天左右，皮瓣与胸壁黏附已较牢固，可循序渐进地进行上臂各关节的活动锻炼。

（3）锻炼次数：每天3~4次、每次20~30 min为宜，循序渐进地增加锻炼范围。

（4）注意事项：术侧肩关节术后7天内不上举、10天内不外展。不得以术侧上肢支撑身体，需他人扶持时不要扶持术侧，以防皮瓣移位影响愈合。

五、健康教育

（一）指导患者进行乳房自我检查

乳腺癌为浅表肿瘤，易于早期发现，早期治疗能取得较好的效果。对30岁以上的妇女，特别是一侧曾患乳腺癌的患者，每个月定期自我检查乳房1次。有月经的妇女以在月经结束后4～7天进行检查为宜，此时乳房最松弛，病变易被检出。

1. 视诊 患者脱去上衣，面对镜子，两臂自然下垂，仔细观察两侧乳房的大小、外形、轮廓是否对称，有无局限性隆起、凹陷或皮肤"橘皮样"改变。注意有无乳头回缩和抬高，乳晕区有无湿疹。然后双手叉腰、两臂高举过头，稍微侧身，从不同角度观察上述内容。

2. 触诊 患者取仰卧位，左前臂枕于头下，右手五指并拢，沿顺时针方向触摸左侧乳房，最后触摸乳晕区。注意有无乳头溢液及其性状。然后左臂放下，用右手再触摸左侧腋窝有无淋巴结肿大。同样的方法检查另一侧乳房。

（二）其他健康教育

主要内容：①必要时需行钼靶X线片。②鼓励患者坚持放疗或化疗。③鼓励患者坚持术侧上肢的康复训练。④嘱患者出院后做好自我防护。术侧上肢仍不宜搬动、提拉重物；避免测血压、静脉穿刺；避免感染；加强营养，增强机体抵抗力。⑤告知患者术后5年内避免妊娠，以防乳腺癌复发。⑥对患者做好心理指导，鼓励患者正视现实，乐观开朗地面对生活，通过参加"抗癌明星俱乐部"或"粉红丝带"组织的活动，与乳腺癌术后患者互相鼓励、沟通，提升生活质量，增强康复的信心。

（崔丽娟）

第十五章 腹外疝患者的护理

体内某个脏器或组织离开其正常解剖部位，通过先天或后天形成的薄弱点、缺损或组织间隙进入另一部位，即称之为"疝"。疝多发生于腹部，以腹外疝多见。腹外疝是由腹腔内的脏器或组织连同腹膜壁层，经腹壁薄弱点或孔隙向体表突出所形成。

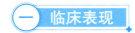

一、临床表现

（一）易复性疝

患者多无自觉症状或仅有局部坠胀不适感，主要表现为局部包块，无触痛，如疝内容物是肠管，可闻及肠鸣音，回纳疝块后，可触及腹壁缺损处。嘱患者咳嗽，指尖有冲击感。

（二）难复性疝

疝块不易或不能回纳，可有坠胀、隐痛等不适感。不能触及腹壁缺损处，可触及咳嗽冲击感。

（三）嵌顿性和绞窄性疝

疝块不能回纳，紧张，有明显触痛。如嵌顿的是肠管，可有腹部绞痛、恶心、呕吐、腹胀、停止排便和排气等机械性肠梗阻的症状。如嵌顿时间长，疝内容物发生缺血坏死，形成绞窄性疝，患者可出现急性腹膜炎体征，严重者并发感染性休克。

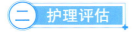

二、护理评估

（一）健康史

了解患者的年龄、性别、职业，以及是否长期负重或从事重体力劳动。了解患者有无慢性咳嗽、便秘、排尿困难、腹水等病史。了解患者营养发育及平时身体素质等情况。

（二）身体状况

1. 症状和体征 了解腹痛的部位、性质、程度、持续时间，有无包块突出，有无诱因及加重因素等。

2. 辅助检查 阴囊透光试验，鞘膜积液可为阳性。检查患者的白细胞计数是否升高，粪便检查是否显示隐血试验阳性，X线检查是否有肠梗阻的表现。

（三）心理-社会状况

了解患者对疾病的认识程度，有无不良的心理状态及其程度，了解家庭社会对患者病情的影响等。因患者疝块反复突出，会影响其工作和生活，易使患者及其家属产生焦虑、恐惧的心理。

三 护理诊断

1. **疼痛** 与腹外疝嵌顿、绞窄及手术创伤有关。
2. **知识缺乏** 缺乏预防腹内压升高的有关知识。
3. **体液不足** 与嵌顿、绞窄疝引起的机械性肠梗阻有关。
4. **潜在并发症**：肠绞窄坏死、阴囊血肿、切口感染。

四 护理措施

（一）术前护理

1. **病情观察** 观察患者腹部情况，若出现明显腹痛，伴疝块突然增大、紧张、发硬且触痛明显而不能回纳腹腔，应高度警惕嵌顿疝发生的可能。

2. **生活护理** 疝块较大者应减少活动，多卧床休息，离床活动时使用疝带压住疝环口，避免腹腔内容物脱出而造成疝嵌顿。术前晚灌肠，清除肠内积粪，防止术后腹胀及排便困难。送患者进手术室前，嘱其排空小便或留置尿管，以防术中误伤膀胱。

3. **对症护理** 除紧急手术者外，凡术前有咳嗽、便秘、排尿困难等腹压升高因素者，均应给予对症处理，否则易导致术后疝的复发。

4. **心理护理** 向患者讲解腹外疝的预防和治疗方法及手术治疗的必要性，以减轻患者对手术的恐惧心理。

5. **急诊手术患者的术前护理** 除一般护理外，应采取禁食、静脉输液、胃肠减压、抗感染等措施，同时纠正水、电解质及酸碱平衡失调，并备皮、配血。

(二)术后护理

1. 病情观察 密切监测患者生命体征的变化。观察伤口渗血情况,及时更换浸湿的敷料,估计并记录出血量。

2. 生活护理 取平卧位,膝下垫一软枕,使髋关节微屈,以松弛腹股沟伤口的张力、减少腹腔内压力,以利于切口愈合、减轻切口疼痛。

3. 对症护理 防止剧烈咳嗽和用力大小便。遵医嘱对症用药。术后可用丁字带将阴囊托起,以预防切口感染。手术后因麻醉或手术刺激引起尿潴留者,可肌内注射氨甲酰胆碱或针灸,以促进膀胱平滑肌的收缩,必要时可留置导尿。

4. 心理护理 向患者及其家属解释腹外疝的病因和诱发因素、手术的必要性及预防复发的措施,消除其紧张情绪及顾虑,使患者配合治疗。

五 健康教育

1. 出院后逐渐增加活动量,3个月内应避免重体力劳动或提举重物。

2. 避免腹内压升高的因素。需注意保暖,防止受凉而引起咳嗽。指导患者在咳嗽时用手掌按压伤口部位,以免缝线撕脱。保持排便通畅,可给予便秘者通便药物,嘱患者避免用力排便。

3. 定期复查。若疝复发,应及早诊治。

(崔丽娟)

第十六章 急性化脓性腹膜炎与腹部损伤患者的护理

第一节 急性化脓性腹膜炎患者的护理

急性化脓性腹膜炎是由细菌感染、化学刺激、物理损伤等引起的腹膜急性渗出性炎症。临床上的急性腹膜炎多指继发性化脓性腹膜炎，其病情急、变化快，是一种常见的外科急腹症。

一、临床表现

（一）腹痛

腹痛是最主要的症状，特点为持续性剧烈疼痛，难以忍受。疼痛始于原发病灶部位，随炎症扩散可波及全腹。

（二）恶心、呕吐

呕吐物多为胃内容物。发生麻痹性肠梗阻时为溢出性呕吐，可吐出棕褐色粪样肠内容物。

（三）感染中毒症状

患者多出现高热、脉快、呼吸浅快、大汗、口干等症状，常伴缺水、电解质紊乱及代谢性酸中毒。严重者如出现面色苍白、四肢发凉、呼吸急促、脉搏微弱、血压下降、意识不清等表现，表示已出现休克。

二、护理评估

（一）健康史

了解患者既往病史中有无胃、十二指肠溃疡史，慢性阑尾炎发作史，其他腹内脏器疾病和手术史，近期有无腹部外伤史。对于儿童，应注意其近期有无呼吸道、泌尿道感染病史，有无营养不良或其他导致抵抗力下降的情况。

（二）身体状况

1. 症状和体征　了解患者腹痛的部位、性质、程度、持续时间，有无诱因及加重因素。了解患者恶心、呕吐及呕吐物的情况。了解患者有无水、电解质、酸碱平衡失调等情况。

2. 辅助检查

（1）血常规检查可见白细胞计数及中性粒细胞比例升高；血生化检查常有水、电解质及酸碱平衡紊乱的表现。

（2）腹部X线检查可见肠胀气、阶梯状液-气平面等肠麻痹征象，胃肠穿孔时可见膈下游离气体。

（3）B超检查、CT检查有助于明确原发病灶，可评估腹内渗液量，但是不能鉴别液体性状，还能明确腹腔脓肿的位置及大小。

（4）诊断性腹腔穿刺是准确率较高的辅助性诊断措施，阳性率可达90%左右，必要时可重复进行。

（5）腹腔灌洗术。

（三）心理-社会状况

急性腹膜炎发病急、腹痛明显，常需急诊手术治疗。患者常因突然疼痛而产生焦虑情绪。因此，术前应了解患者的心理状态，了解其对手术前准备的配合及术后康复知识的了解和掌握程度，同时评估其家庭经济状况及疾病对患者社会活动的影响。诊断未明确时，应注意了解患者的情绪变化。

三 护理诊断

1. **急性疼痛**　与腹膜受炎症刺激或手术创伤有关。
2. **焦虑**　与担心疾病预后等有关。
3. **体温过高**　与腹腔感染、毒素吸收有关。
4. **体液不足**　与禁食、呕吐、腹膜渗出有关。
5. **潜在并发症**：感染性休克、腹腔脓肿、粘连性肠梗阻。

四 护理措施

（一）非手术治疗及术前护理

1. 一般护理

（1）体位：无休克情况下，患者取半卧位。

（2）禁食、胃肠减压：一般患者入院后暂时禁饮食。对胃肠道穿孔或肠梗阻的患者，应及时行胃肠减压，以吸出胃肠道内容物和气体，改善胃肠道血液供应和减少腹腔污染，并减轻腹胀和腹痛。

（3）输液或输血：以维持有效循环血量。

2. 病情观察 定时监测患者的生命体征和尿量，记录24 h液体出入量。定时观察患者的腹部症状和体征的变化。动态观察患者的血常规及生化等有关检查结果。当病情突然加重，或在非手术治疗期间出现手术指征时，应立即报告医师。

3. 配合治疗

（1）抗感染：根据医嘱使用抗生素，注意给药途径及配伍禁忌等。

（2）疼痛护理：对诊断不明确、仍需观察或治疗方案未确定的患者，禁用吗啡、哌替啶等镇痛药，以免掩盖病情。

（3）其他护理：做好高热护理、口腔护理、生活护理等。

4. 心理护理 注意观察患者的心理及情绪变化，关心、体贴患者，对患者及其家属做好解释工作，消除或减轻患者的焦虑情绪。及时向家属或患者说明病情变化及有关治疗、护理措施的意义，帮助患者树立战胜疾病的信心，使其积极配合医疗和护理工作。

（二）术后护理

1. 生活护理 术后患者血压平稳后取半卧位。术后禁饮食，并行胃肠减压。术后2~3天，待肠蠕动恢复并排气后，可拔除胃管，患者可进流质饮食，少量多餐。病情允许时，鼓励患者及早翻身或下床活动，以促进肠蠕动的恢复，预防肠粘连及下肢静脉血栓的形成。

2. 腹腔引流管的护理 妥善固定引流管，以免受压或扭曲，保持引流通畅、有效。准确观察并记录引流液的量、颜色和性状。当患者体温及白细胞计数恢复正常，腹部症状和体征得到缓解，引流量明显减少、色清，即可考虑拔管。

3. 伤口护理 预防伤口污染或感染。观察伤口敷料是否干燥，有渗血或渗液时应及时更换。观察伤口愈合的情况，及早发现伤口感染征象。对腹胀明显的患者，可加用腹带，以使患者舒适，防止伤口裂开。

五 健康教育

1. 向患者提供疾病的护理治疗知识。
2. 有消化系统疾病者应及时治疗。
3. 指导患者早期进行适当的活动，防止肠粘连。
4. 进食易消化的食物，少食多餐，避免进食过凉、过硬及辛辣的食物，以防止在肠粘连的基础上诱发肠梗阻。

5. 如有腹痛、腹胀、恶心、呕吐、发热等不适时，应及时去医院复诊。

第二节　腹部损伤患者的护理

腹部损伤是常见的创伤性疾病，其发病率占各种损伤的0.4%～1.8%。

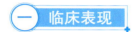

（一）实质性脏器损伤

在腹内脏器损伤中以脾损伤最常见，主要表现为腹腔内出血，患者面色苍白，脉搏加快，血压不稳或下降，甚至休克，出血量多时可有腹胀和移动性浊音。腹痛和腹膜刺激征较轻，但肝、胰破裂时，胆汁及胰液等化学物质漏入腹腔，可出现明显的腹痛和腹膜刺激征。

（二）空腔脏器损伤

主要表现为急性腹膜炎，患者可出现持续性剧烈腹痛，伴恶心、呕吐，腹膜刺激征明显，肠鸣音减弱或消失，晚期可因细菌感染出现体温升高、脉快、呼吸急促等全身中毒的表现，严重者可发生感染性休克。胃肠破裂穿孔可有肝浊音界缩小或消失。

腹部损伤往往是全身多发性损伤的一部分，应系统全面地观察患者有无合并颅脑、胸部或四肢等部位的损伤。

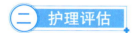

（一）健康史

了解患者的受伤史，包括受伤的时间、部位、原因及受伤时的姿势和体位，暴力的性质、强度、方向，伤前有无饮酒、进食。了解患者受伤后的意识变化，有无腹痛、腹胀、恶心、呕吐，有无排尿。了解患者就诊时的病情变化、采取的救治措施及其效果如何等。

（二）身体状况

1. 症状和体征　　了解腹痛的部位、性质、程度、持续时间，有无诱因及加重因素，有无心理反应和行为的改变。

2. 辅助检查

（1）实验室检查：实质性脏器破裂时，血常规检查可示红细胞计数、血红蛋白、红细胞压积进行性下降；空腔脏器破裂时，白细胞计数及中性粒细胞计数明显增高；胰腺损伤时，血、尿淀粉酶值增高；尿常规检查发现红细胞可提示有泌尿系统损伤。

（2）影像学检查：立位腹部X线片如见膈下新月形游离气体，提示胃肠道破裂；B超检查、CT检查主要用于诊断实质性脏器损伤；CT的影像比超声检查更为精确，但对肠管损伤的检查意义不大。

（3）腹腔穿刺和腹腔灌洗：腹腔穿刺是简便、快捷、安全且诊断率较高的辅助诊断措施，阳性率可达90%左右。通过穿刺抽出液的性状、细胞计数、细菌涂片及培养，以及必要时测定淀粉酶来分析患者有无脏器受损及哪类脏器受损。对疑有内脏器官损伤而腹腔穿刺阴性者，应继续严密观察，必要时可重复腹腔穿刺或改行腹腔灌洗术。

（三）心理-社会状况

腹部损伤多在意外情况下突然发生，加之腹壁有伤口、出血、内脏脱出等，患者多表现出紧张、恐惧、焦虑等心理变化，同时又对治疗及预后产生担忧。

三 护理诊断

1. **急性疼痛**　与腹腔内脏器破裂及腹膜受消化液、血液刺激有关。
2. **恐惧**　与损伤、刺激、出血、内脏脱出及担心预后有关。
3. **潜在并发症：失血性休克、急性腹膜炎等。**

四 护理措施

（一）急救护理

腹部损伤常合并多发性损伤，在急救护理时应分清主次和轻重缓急。首先，应处理危及生命的情况，对心搏骤停者来说，心肺复苏是"压倒一切"的任务，解除气道梗阻是首要环节。其次，要迅速控制明显的外出血，处理开放性气胸或张力性气胸。对已发生休克者应迅速建立通畅的静脉通路，及时补液，必要时输血；如有肠管脱出，切勿强行回纳腹腔，以免加重腹腔污染，可用清洁敷料覆盖并用碗、盆等加以保护后包扎，再送医院处理。

（二）病情观察期及术前护理

原则上执行急性腹膜炎非手术治疗护理措施，但应注意以下4点。

1. 一般护理

（1）患者要绝对卧床休息，不随意搬动患者，在病情许可的情况下宜取半卧位。如需做X线、B超等检查，应有专人护送。

（2）有腹胀或怀疑胃肠破裂者应进行胃肠减压。

（3）通过补液、输血补充血容量，纠正水、电解质及酸碱平衡紊乱。

2. 病情观察

（1）注意观察患者生命体征的变化，每15～30分钟测呼吸、脉搏和血压各1次。

（2）动态检测红细胞计数、红细胞压积和血红蛋白值。

（3）观察患者腹部症状、体征的变化，以判断病情进展情况。

（4）注意患者有无失血性休克、急性腹膜炎等并发症的发生。观察期间诊断尚未明确的患者应注意：①禁止使用吗啡、哌替啶等镇痛药，以免掩盖病情；②禁食、禁水；③禁止灌肠。

3. 治疗配合　尽早输液，使用足量抗生素。一旦决定手术，应及时完成腹部急症手术的术前准备。

4. 心理护理　应关心、体贴、同情患者，及时向患者解释病情变化的原因，向其介绍辅助检查的目的及手术治疗的必要性，做好各项检查前、手术前及手术后相关的知识指导，消除其焦虑、恐惧感，使其能积极配合各项治疗和护理。

（三）术后护理

对腹部损伤的患者，手术后原则上执行急性腹膜炎术后护理措施。

五 健康教育

1. 加强安全教育，宣传劳动保护、安全生产、遵守交通规则的知识，避免意外损伤。

2. 普及各种急救知识，在意外发生的现场能进行简单的急救或自救。

3. 出院后要适当休息，加强锻炼，增加营养，促进康复。

4. 若有腹痛、腹胀等不适，应及时到医院复诊。

（崔丽娟）

第十七章 胃十二指肠疾病患者的护理

第一节 胃十二指肠溃疡患者的护理

胃、十二指肠溃疡是极为常见的疾病,多见于男性青壮年,十二指肠溃疡与胃溃疡的比例为3:1~4:1。约5%的胃溃疡会发生癌变。大部分患者经内科治疗可以痊愈,仅少数患者需外科治疗。外科治疗的适应证是内科治疗无效的顽固性溃疡,胃、十二指肠溃疡急性穿孔,胃、十二指肠溃疡大出血,胃、十二指肠溃疡瘢痕性幽门梗阻,胃溃疡恶变。

一、临床表现

(一)症状

主要为典型的节律性、周期性上腹部疼痛。十二指肠溃疡表现为上腹部饥饿痛,进餐后缓解,疼痛性质为烧灼痛或钝痛,且具有周期性发作的特点。胃溃疡特点为进餐后上腹痛,进餐后疼痛不能缓解,甚至加重,容易引起大出血、急性穿孔等并发症。

(二)体征

十二指肠溃疡患者脐部偏右上方有压痛。胃溃疡压痛点常位于剑突与脐间的正中线或略偏左。

(三)并发症

1. **胃、十二指肠溃疡急性穿孔** 突然的持续性上腹部刀割样剧痛,很快扩散至全腹,常伴恶心、呕吐、面色苍白、出冷汗、四肢湿冷。

2. **胃、十二指肠溃疡大出血** 突然大量呕血或柏油样大便,常有头晕、目眩、无力、心悸甚至晕厥。当失血量超过800 ml时,可出现出冷汗、脉搏细速、呼吸浅快、血压降低等休克的表现。

3. **胃、十二指肠溃疡瘢痕性幽门梗阻** 呕吐是最为突出的症状,常发生在下午或晚间，呕吐物为宿食，呕吐量大，不含胆汁，有腐败的酸臭味，呕吐后自觉胃部舒适。

二 护理评估

（一）健康史

了解患者的年龄、性别、职业及饮食习惯等。了解患者的发病过程、治疗及用药情况，特别是非甾体抗炎药及肾上腺皮质激素、胆汁酸盐等。了解患者既往是否有溃疡病史及胃手术病史等。

（二）身体状况

1. 症状和体征

（1）了解患者疼痛的部位、性质、程度、持续时间，有无诱因及加重因素，疼痛是否影响睡眠和休息。

（2）了解患者呕吐的程度，是否影响水、电解质和酸碱平衡。

（3）了解患者有无心理反应及行为的改变。

2. 辅助检查 X线钡剂检查可在胃十二指肠部位显示一周围光滑、整齐的龛影。胃镜检查可明确溃疡部位，并可经活检做病理及幽门螺杆菌检查。十二指肠溃疡患者在做迷走神经切断术前、后应测定胃酸，对评估迷走神经切断是否完整有帮助。

（三）心理-社会状况

了解患者对疾病的认知程度，有无不良的心理状态及其程度，家庭社会对患者病情的影响等。因患者起病急、病情危重，并发症较多，易使患者及其家属产生焦虑、恐惧的心理。

三 护理诊断

1. **疼痛** 与胃十二指肠黏膜受侵蚀、穿孔后胃肠内容物对腹膜的刺激及手术切口有关。

2. **营养失调：低于机体需要量** 与摄入不足及消耗增加有关。

3. **有体液不足的危险** 与急性穿孔后禁食、腹腔大量渗出，以及幽门梗阻患者呕吐导致水和电解质丢失有关。

4. **潜在并发症：** 出血、感染、吻合口瘘、消化道梗阻及倾倒综合征等。

四 护理措施

(一) 术前护理

1. 心理护理 适当向患者及其家属说明病情变化及有关治疗的方法,增强其对治疗的信心,使患者能积极配合治疗和护理。

2. 饮食和营养 择期手术患者的饮食应少量多餐,可给予高蛋白、高热量、富含维生素、易消化、无刺激的食物。

3. 用药护理 按时应用减少胃酸分泌、解痉及抗酸的药物,观察药物疗效。

4. 急性穿孔患者的护理 严密观察患者的生命体征及腹痛、腹膜刺激征、肠鸣音的变化等。伴有休克者应平卧、禁食、禁饮、胃肠减压,可减少胃肠内容物继续流入腹腔。输液可使用抗生素,做好急症手术准备。

5. 合并出血患者的护理 取平卧位,暂时禁食、输液、输血,按时应用止血药,观察和记录呕血、便血量及循环血量的变化。对持续出血者,应行急症手术。

6. 合并幽门梗阻患者的护理 非完全性梗阻者可进无渣半流质、输液、输血,以纠正营养不良及低氯、低钾性碱中毒。术前3天,每晚用300～500 ml温盐水洗胃,以减轻胃壁水肿和炎症,有利于术后吻合口的愈合。

(二) 术后护理

1. 病情观察 观察患者的生命体征、腹部体征及胃肠减压和引流管吸出液的量和性状。

2. 生活护理 血压平稳后取低半卧位,禁食、胃肠减压、输液及应用抗生素。肠蠕动恢复后,拔除胃管当日可少量饮水或米汤,第2天进半量流质饮食。鼓励患者术后早期活动,预防肠粘连。

3. 胃大部切除术后并发症的护理

(1) 术后胃出血:术后短期内胃管会引流出大量鲜血,患者甚至会出现呕血和黑粪。术后胃出血多者可采用非手术治疗,包括禁食、应用止血药、输新鲜血。若非手术治疗不能达到止血效果时,应手术止血。

(2) 十二指肠残端破裂:毕Ⅱ式胃大部切除术后近期的严重并发症,可因十二指肠溃疡切除困难、溃疡大、瘢痕水肿严重而使缝合处愈合不良,或者因胃肠吻合口输入段梗阻,使十二指肠腔内压力升高而致残端破裂。一般多发生于术后3～6天,表现为右上腹突发剧痛和局部明显压痛、腹肌紧张等急性弥漫性腹膜炎的症状。此时应立即手术处理,分别于十二指肠内和腹腔置管,术后予以持续减压引流,同时纠正水、电解质失衡。可给予患者肠外营养或术中行空肠造瘘，术后予以肠内营养，应用抗生素抗感染治疗。

（3）胃肠吻合口破裂或瘘：多发生在术后5～7天。多数因吻合口处张力过大、低蛋白血症、组织水肿等致组织愈合不良而发生。早期吻合口破裂可引起明显的腹膜炎症状和体征，须立即行手术处理。后期发生者，可形成局限性脓肿或向外穿破而发生腹外瘘。若已形成脓肿或外瘘，则行局部引流、胃肠减压及积极的支持治疗。一般在数周后吻合口瘘常能自行愈合。

（4）胃排空延迟：发生在术后7～10天，多为进食流质数日、情况良好的患者在更换为半流质或不易消化的食物后突然发生上腹饱胀、钝痛感，继而呕吐带有食物的胃液和胆汁。处理措施包括禁食，胃肠减压，肠外营养支持，纠正低蛋白，维持水、电解质和酸碱平衡，应用促胃动力药物。轻者3～4天可自愈，严重者可持续20～30天，一般均能经非手术治疗而治愈。

（5）术后梗阻：根据梗阻部位分为输入段梗阻、吻合口梗阻和输出段梗阻。

1）输入段梗阻：多见于毕Ⅱ式胃大部切除术后，可分为两类。①急性完全性输入段梗阻，属闭袢性肠梗阻。典型症状是患者突然发生上腹部剧痛，频繁呕吐，量少，不含胆汁，呕吐后症状不缓解，上腹偏右有压痛，甚至扪及包块。血清淀粉酶升高，有时出现黄疸，可有休克症状，应紧急手术治疗。②慢性不完全性梗阻。临床表现为进食后15～30 min上腹部突然胀痛或绞痛，并喷射状呕吐大量含胆汁液体，呕吐后症状消失。若症状在数周或数月内不能缓解，须手术治疗。

2）吻合口梗阻：患者表现为进食后上腹部饱胀、呕吐，呕吐物为食物，不含胆汁。X线检查可见造影剂完全停留在胃内，须再次手术以解除梗阻。

3）输出段梗阻：表现为上腹部饱胀，呕吐食物和胆汁，若不能自行缓解，应通过手术解除梗阻。

（6）倾倒综合征

1）早期倾倒综合征：多发生在餐后10～30 min，表现为上腹饱胀不适，恶心呕吐，腹泻，肠鸣高频繁，可有绞痛，伴有全身无力、头晕、晕厥、面色潮红或苍白、大汗淋漓、心悸、心动过速等。症状持续60～90 min后自行缓解。多数患者经调整饮食后，症状可减轻或消失。患者应少食多餐，避免过甜、过咸、过浓的流质饮食，宜进低糖类、高蛋白饮食，暂时限制饮水。嘱患者进餐后平卧10～20 min。多数患者在术后半年至1年内能逐渐自愈。

2）晚期倾倒综合征：又称"低血糖综合征"。餐后2～4 h患者出现心慌、无力、眩晕、出汗、手颤、嗜睡，也可导致虚脱。出现症状时稍进饮食，尤其是糖类即可缓解。饮食应减少糖类的含量，增加蛋白质的比例，少量多餐可防止其发生。

4. 心理护理 注意及时了解患者及其家属的情绪变化和担忧，做好心理疏导，稳定其情绪。适当向患者及其家属说明病情变化及有关的治疗方法，消除其焦虑、恐惧的心理，使其能很好地配合治疗和护理。

五、健康教育

（一）用药指导

遵医嘱指导患者合理服用药物，告知患者用药的时间、方法、剂量及药物不良反应。避免服用对胃黏膜有损害的药物。

（二）饮食指导

告知患者术后1年内胃容量受限，饮食应定时、定量，少量多餐，营养丰富，逐步过渡为正常饮食。少食腌制、熏制食品，避免进食过冷、过硬、过烫、过辣及油炸的食物。

（三）出院指导

告知患者出院后注意休息，避免过劳，保持乐观的情绪，同时劝告患者放弃饮酒、吸烟等对身体有危害的不良习惯。告知患者及其家属有关手术后期可能出现的并发症的相关知识。

第二节 胃癌患者的护理

胃癌的全球发病率在男性恶性肿瘤中占第二位。我国胃癌在各种恶性肿瘤中居首位，好发年龄在50岁以上，男女发病率约2∶1。

一、临床表现

早期无明显症状，疼痛和体重减轻是进展期胃癌最常见的临床症状，50%的患者较早出现上腹隐痛，一般服药后可暂时缓解。当胃窦梗阻时有恶心、呕吐宿食，贲门部癌可有进食梗阻感。少量出血时粪便隐血试验阳性。晚期患者可出现恶病质。

二、护理评估

（一）健康史

了解患者的年龄、性别、职业及饮食习惯等。了解患者的发病过程、治疗及用药情况。了解患者既往是否有溃疡病史及胃手术病史等。

(二)身体状况

1. 症状和体征 了解患者胃部疼痛的部位、性质、程度、持续时间，有无诱因及加重因素。了解患者呕吐的程度，是否影响水、电解质和酸碱平衡。了解患者有无心理反应及行为的改变。

2. 辅助检查 X线气钡双重对比检查可发现较小而表浅的病变。纤维胃镜是诊断早期胃癌的有效方法，可直接观察病变部位，并做活检以确定诊断。超声胃镜能观察到胃黏膜以下各层次和胃周围邻近脏器的图像。

(三)心理社会状况

了解患者对疾病的认知程度，有无不良的心理状态及其程度。了解家庭和社会对患者病情的影响及家庭经济承受能力等。

三 护理诊断

1. **焦虑** 与患者对预后的担忧有关。
2. **营养失调：低于机体需要量** 与长期食欲缺乏、消化吸收不良及癌肿导致的消耗有关。
3. **潜在并发症：出血、感染、吻合口瘘、消化道梗阻等。**

四 护理措施

(一)术前护理

1. 心理护理。增强患者对治疗的信心，使患者能积极配合治疗和护理。
2. 饮食和营养。择期手术患者饮食应少量多餐，可进食高蛋白、高热量、富含维生素、易消化、无刺激的食物，尤其注意纠正贫血和低蛋白血症。
3. 用药护理。按时应用减少胃酸分泌、解痉及抗酸的药物，观察药物疗效。
4. 做好术前常规护理。

(二)术后护理

1. **病情观察** 观察患者的生命体征、腹部体征，以及胃肠减压和引流管吸出液的量和性状。
2. **生活护理** 血压平稳后取低半卧位，禁食、胃肠减压、输液及应用抗生素。肠蠕动恢复后，拔除胃管当日可少量饮水或米汤，第2天进半量流质饮食。鼓励患者术后早期活动，预防肠粘连。

3. 特殊治疗的护理

（1）放疗的护理：做好照射野的护理，保持局部皮肤清洁和干燥，防止破损。若局部皮肤有反应，禁止肥皂擦洗或热水浸浴，禁用碘酒和乙醇等刺激性消毒剂，避免日光直射，禁用化妆品涂擦，照射区皮肤禁止注射。

（2）化疗的护理：注意保护静脉，避免反复在同一部位穿刺，必要时可采用深静脉置管，以减少血管损伤。药物外漏需根据化疗药物选用不同的解毒剂局部注射，如长春新碱可用透明质酸酶或碳酸氢钠，丝裂霉素可用硫代硫酸钠，疼痛可局部注射普鲁卡因。发生静脉炎可局部热敷、理疗。

4. 对症护理

（1）有严重胃肠道反应者，可遵医嘱给予镇静止吐药。

（2）当患者白细胞$<3\times10^9$/L、血小板$<80\times10^9$/L时，必须暂停化疗，予以保护性隔离。

（3）疼痛明显的患者可采用三阶梯镇痛方案处理。疼痛较轻的患者，给予阿司匹林等解热镇痛药；中度持续性疼痛的患者，可用可待因等弱阿片类药物；疼痛严重的患者，可改用强阿片类药物，如吗啡和哌替啶。近年来常采用的方法是患者自控镇痛术。

5. 心理护理　　及时了解患者及其家属的情绪变化和担忧，做好心理疏导，稳定其情绪。适当向患者及其家属说明病情变化及有关治疗的方法，消除其焦虑、恐惧的心理，使他们能很好地配合治疗和护理。

五 健康教育

（一）知识宣教

向患者及其家属讲解有关疾病康复的知识，使患者学会自我调节情绪的方法，保持乐观态度，坚持综合治疗。

（二）饮食指导

指导患者饮食，应定时定量，少量多餐，营养丰富，逐步过渡为正常饮食。少食腌熏制食品，避免进食过冷、过硬、过烫、过辣及油炸的食物。

（三）并发症预防指导

告知患者及其家属有关手术后期可能出现的并发症的相关知识。

(四)出院指导

告知患者注意休息、避免过度劳累,同时劝告患者放弃饮酒、吸烟等对身体有危害的不良习惯。向患者及其家属讲解化疗的必要性和不良反应。告知患者定期门诊随访,若有不适及时就诊。

(崔丽娟)

第十八章　肠疾病患者的护理

第一节　急性阑尾炎患者的护理

急性阑尾炎（acute appendicitis）为最常见的外科急腹症，多见于20～30岁的青年，男性多于女性。

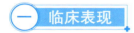

（一）腹痛

98%的急性阑尾炎患者为首发症状，多数开始于腹上部或脐周，性质不定，常为持续性疼痛，并逐渐加重。一般持续6～36 h（通常12 h），腹痛即转移至右下腹，70%～80%的急性阑尾炎患者具有这种典型的转移性腹痛的特点，在诊断上具有重要意义。少数患者不出现典型的转移性疼痛，腹痛开始便局限于右下腹或始终为弥漫性疼痛。

阑尾炎的病理类型不同，腹痛的性质和程度亦不同：单纯性阑尾炎腹痛较轻；化脓性阑尾炎呈阵发性剧痛或胀痛；坏疽性阑尾炎呈持续性剧痛；穿孔性阑尾炎可因阑尾腔内压力骤减，腹痛反而暂时减轻，但出现腹膜炎后，腹痛又会加剧。

（二）胃肠道症状

早期多有轻度厌食、恶心、呕吐，吐出物多为食物，常伴有腹泻或便秘。盆腔位阑尾炎或积脓刺激直肠可引起里急后重感。炎症严重时，可并发肠麻痹，出现腹胀。

（三）全身反应

发病初期一般无明显的全身症状，但可有头痛、乏力、咽痛等症状。随炎症发展可出现发热、出汗、口渴、尿黄、脉搏加快及虚弱等症状。如有寒战、高热、黄疸，则要警惕门静脉炎。

二 护理评估

（一）健康史

了解患者的既往病史，尤其注意有无急性阑尾炎发作史。了解患者是否出现需要与急性阑尾炎相鉴别的其他脏器病变，如胃十二指肠溃疡穿孔、右侧输尿管结石、胆石症、急性胰腺炎及妇产科疾病等。了解患者发病前是否有剧烈活动、不洁饮食等诱因。

（二）身体状况

1. 症状和体征 了解腹痛的部位、性质、程度、持续时间及有无转移。了解患者呕吐的程度，是否影响水、电解质和酸碱平衡。了解患者有无心理反应及行为的改变。

2. 辅助检查

（1）化验检查：急性阑尾炎患者白细胞计数及中性粒细胞比例均增高。盲肠后位阑尾炎可刺激邻近的输尿管，尿中可出现少量红细胞和白细胞。

（2）影像学检查：腹部X线片可见盲肠扩张和气液平面，超声检查可发现肿大的阑尾或脓肿。

（三）心理-社会状况

急性阑尾炎患者均有腹部疼痛的症状，患者此时会焦虑不安，由于要手术治疗，会影响患者的生活、学习及工作，患者会有紧张情绪，特别是担心手术后并发症是患者产生恐惧心理的主要原因。

三 护理诊断

1. **疼痛** 与阑尾炎炎症刺激、手术创伤等有关。
2. **焦虑** 与发病突然，正常的生活、工作秩序受影响，缺乏手术相关知识有关。
3. **潜在并发症**：切口感染、腹腔脓肿、粘连性肠梗阻等。

四 护理措施

（一）非手术治疗患者的护理

主要护理措施：①卧床休息，取半卧位，若病情允许可进清淡饮食，并严密观察病情变化；②应用有效抗生素以控制感染，必要时遵医嘱应用解痉药；③禁用吗啡或哌替啶，以免掩盖病情；④若病情加重应手术治疗。

(二) 手术治疗患者的护理

1. 术前护理

（1）心理护理：了解患者及其家属的心理反应，做好解释工作，向其讲解有关急性阑尾炎的知识，说明手术的重要性和必要性，使其积极配合治疗和护理。

（2）病情观察：密切观察腹部症状和体征，注意腹痛的变化。若患者腹痛加重并出现腹膜刺激征，应及时通知医师。

（3）避免肠内压增加：患者应禁食，必要时遵医嘱对其行胃肠减压，以减轻腹胀和腹痛。患者应禁服泻药及灌肠，以免增加肠蠕动而使肠内压力增高，致阑尾穿孔或炎症扩散。

2. 术后护理

（1）密切观察病情：定时测量和记录患者的体温、脉搏、呼吸和血压。注意倾听患者的主诉，观察其腹部体征的变化，若发现异常，立即通知医师并积极配合处理。

（2）减轻疼痛：全麻清醒后或硬膜外麻醉平卧6h后血压、脉搏平稳的患者，可取半卧位，以减轻腹壁张力，缓解切口疼痛，且有利于呼吸和引流。诊断明确的剧烈疼痛患者，可遵医嘱给予解痉镇痛药。

（3）控制感染：遵医嘱应用足量有效抗生素。

（4）饮食护理：术后应禁食水，待肠蠕动恢复、肛门排气后，根据恢复情况经口进食。

（5）伤口和引流管的护理：保持伤口敷料清洁、干燥，并定期更换；伤口出血或感染时应进行相应的处理，若有引流者应保持引流管通畅并观察、记录引流液的颜色、性状及量。

（6）活动：鼓励患者术后24h即下床活动，以促进肠蠕动的恢复，减少肠粘连的发生。

（7）并发症的预防和护理

1）伤口感染：多见于化脓性或穿孔性阑尾炎，多发生于术后2~3天，伤口局部红肿、压痛、波动感，可伴体温升高。可行穿刺抽脓或拆除缝线以排出脓液，并放置引流管，定期更换伤口敷料。

2）粘连性肠梗阻：鼓励患者早期下床活动，可防止粘连性肠梗阻的发生。一旦发生，应按肠梗阻进行处理。

3）腹腔脓肿：①取半坐卧位，有利于腹腔内渗液积聚于盆腔，避免形成腹腔脓肿；②经常挤压引流管，确保有效引流，遵医嘱应用足量、有效的抗生素；③腹腔脓肿一旦形成，可给予穿刺抽脓、冲洗或置管引流，必要时手术切开引流。

五、健康教育

1. 知识宣教。对于非手术治疗的患者，应向其解释禁食的目的和重要性，教会患者自我观察腹部症状和体征变化的方法。

2. 饮食与活动指导。对于手术治疗的患者，指导其术后饮食的种类及量，鼓励其循序渐进，避免暴饮暴食。向患者介绍术后早期离床活动的意义，鼓励患者尽早下床活动，以促进肠蠕动的恢复，防止术后肠粘连。

3. 出院指导。若出现腹痛、腹胀等不适，应及时就诊。

第二节　肠梗阻患者的护理

肠内容物不能正常运行并顺利通过肠道，称为"肠梗阻"，是外科常见的急腹症。肠梗阻不但可以引起肠管本身解剖与功能的改变，还易导致全身性生理紊乱。

一、临床表现

（一）腹痛

机械性肠梗阻表现为阵发性腹部绞痛，疼痛多在腹中部。若腹痛间歇期不断缩短，或出现剧烈的持续性腹痛，应警惕发生绞窄性肠梗阻的可能。麻痹性肠梗阻为持续性胀痛。

（二）呕吐

梗阻早期呈反射性呕吐，呕吐物为食物或胃液。此后，呕吐随梗阻部位高低而有所不同；高位梗阻呕吐早、频繁，吐出物主要为胃及十二指肠内容物；低位梗阻呕吐迟而少，可吐出粪样物。结肠梗阻呕吐迟，以腹胀为主。绞窄性肠梗阻时呕吐物呈咖啡样或血性。

（三）腹胀

高位梗阻一般无腹胀，可有胃型。低位梗阻及麻痹性肠梗阻腹胀显著，遍及全腹，可有肠型。绞窄性肠梗阻表现为不均匀的对称性腹部隆起。

（四）排气、排便停止

完全性肠梗阻患者肛门排气、排便停止。梗阻早期、高位梗阻、不完全性梗阻患者可有肛门排气、排便。血性便或果酱便见于绞窄性肠梗阻、肠套叠、肠系膜血管栓塞等。

二 护理评估

（一）健康史

了解患者的受伤史，包括受伤的时间、部位、原因及受伤时的姿势和体位，暴力的性质、强度、方向。了解患者伤前有无饮酒、进食，受伤后的意识变化，有无腹痛、腹胀、恶心、呕吐，有无排尿。了解患者就诊时的病情变化、采取的救治措施及效果如何等。

（二）身体状况

1. 症状和体征 了解患者疼痛的部位、性质、程度、持续时间，有无诱因及加重因素。了解患者呕吐的程度，是否影响水、电解质和酸碱平衡。了解患者有无心理反应及行为的改变。

2. 辅助检查

（1）实验室检查：肠梗阻后期患者的血红蛋白及红细胞压积升高。绞窄性肠梗阻患者的白细胞计数及中性粒细胞比例增加。电解质及酸碱失衡时可有血钠、钾、氯及血气分析值的变化。

（2）X线检查：一般在梗阻4~6 h或6 h以后，立位或侧卧位X线片可见胀气肠袢及阶梯状排列的气液平面。空肠梗阻、胀气可见"鱼肋骨刺"状的环形黏膜纹。绞窄性肠梗阻可见孤立、突出、胀大的肠袢。

（三）心理-社会状况

了解患者患病后的心理反应，如有无焦虑等表现。询问其对本病的认知程度、心理承受能力及其对医院环境的适应情况。了解家属及亲友的态度、经济承受能力等。

三 护理诊断

1. 疼痛 与肠内容物不能正常运行或通过障碍、肠腔积液、积气、手术治疗有关。

2. 体液不足 与呕吐、禁食、胃肠减压、肠腔积液致体液丢失过多有关。

3. 潜在并发症：肠坏死、腹腔感染、感染中毒性休克、肠粘连等。

四、护理措施

(一) 现场急救

腹部损伤常合并多发性损伤，急救时应分清轻重缓急。首先应检查患者的呼吸情况，保持呼吸道通畅，然后包扎伤口，控制外出血，将伤肢妥善外固定。有休克表现者，应尽快建立静脉通路，快速输液。开放性腹部损伤者，应妥善处理。伴有肠管脱出者，可用消毒碗覆盖，勿强行回纳。

(二) 非手术治疗的护理

1. 严密观察病情　每15～30分钟监测脉搏、呼吸、血压1次。观察腹部体征的变化，尤其注意腹膜刺激征的程度和范围、肝浊音界范围、移动性浊音的变化等。有下列情况之一者，应考虑腹内脏器损伤：①受伤后短时间内即出现明显的失血性休克表现；②腹部持续性剧痛且进行性加重伴恶心、呕吐；③腹部压痛、反跳痛、肌紧张明显且有加重的趋势；④肝浊音界缩小或消失，有气腹表现；⑤腹部出现移动性浊音；⑥有便血、呕血或尿血；⑦直肠指检时盆腔触痛明显、波动感阳性，或指套染血。注意事项：①尽量减少搬动患者，以免加重伤情，诊断不明者不予以注射镇痛药，以免掩盖伤情；②怀疑结肠破裂者严禁灌肠。

2. 一般护理

（1）患者绝对卧床休息，给予吸氧，床上使用便盆。若病情稳定，可取半卧位。

（2）患者禁食，防止加重腹腔污染。对怀疑空腔脏器破裂或腹胀明显者，应进行胃肠减压。禁食期间全量补液，必要时输血，积极补充血容量，防止水、电解质及酸碱平衡失调。待肠蠕动恢复后，可开始进食流质。

3. 用药护理　遵医嘱应用广谱抗生素以防治腹腔感染，注射破伤风抗毒素，必要时行肠外营养支持。

4. 术前准备　除常规准备外，还应包括交叉配血试验。有实质性脏器损伤时，配血量要充足。留置胃管，补充血容量，对血容量严重不足的患者，在严密监测中心静脉压的前提下，可在15 min内输入1000～2000 ml的液体。

5. 心理护理　主动关心患者，向其提供人性化服务。向患者解释腹部损伤后可能出现的并发症及相关的治疗和护理知识，缓解其焦虑和恐惧的情绪，使其积极配合各项治疗和护理。

(三) 手术治疗的护理

根据手术种类做好术后患者的护理，包括监测生命体征、观察病情变化、禁食、胃肠减压、口腔护理等。遵医嘱静脉补液、应用抗生素并进行营养支持，保持腹腔引流的通畅，积极防治并发症。

五 健康教育

1. 加强安全教育，宣传劳动保护、安全行车、遵守交通规则的知识，避免意外损伤的发生。
2. 普及急救知识，在意外事故现场能进行简单的急救或自救。
3. 做好出院指导。鼓励患者适当休息，加强锻炼，增加营养，促进康复。若有腹痛、腹胀、停止排气和排便等不适，应及时到医院就诊。

第三节 结直肠癌患者的护理

结、直肠癌是胃肠道肿瘤中常见的恶性肿瘤，好发于40～60岁，男女发病比例为（1～2）：1。在我国的大肠癌发病中，直肠癌为第一位，占56%～70%，其次为乙状结肠癌、盲肠癌、升结肠癌、降结肠癌、横结肠癌。

一 临床表现

结肠癌早期常无特殊症状或症状轻微，易被忽视，随着病程发展，主要有下列症状。

（一）排便习惯与粪便性质的改变

常为最早出现的症状。表现为排便次数增加、腹泻、便秘，粪便中带血、脓液或黏液。

（二）腹痛

腹痛也是早期症状之一，多为持续性隐痛，定位不确切或仅为腹部胀感不适，出现肠梗阻时腹痛加重，或为阵发性绞痛。

（三）腹部肿块

肿块大多坚硬，呈结节状，为瘤体本身。有时也可能为梗阻近侧肠腔内的积粪。横结肠癌和乙状结肠癌可有一定活动度。当癌肿穿孔并发感染时，肿块固定，且有明显压痛。

（四）肠梗阻

肠梗阻属晚期症状，主要表现为腹胀、便秘等慢性低位不完全性肠梗阻症状。当发生完全性梗阻时，症状会加剧。左侧结肠癌有时可以急性完全性肠梗阻为首发症状。

（五）全身症状

可出现贫血、消瘦、乏力、低热等。晚期可出现肝大、黄疸、腹水、恶病质等。

二 护理评估

（一）健康史

了解患者的年龄、性别、饮食习惯，既往是否患过结、直肠慢性炎症疾病，了解患者的结、直肠腺瘤及手术治疗史。了解患者有无家族性结肠息肉病，家族中有无患大肠癌或其他恶性肿瘤者。

（二）身体状况

1. 症状和体征 了解患者的排便习惯及粪便性状的改变，有无诱因及加重因素，了解腹部肿块的位置和大小，有无全身反应等。

2. 辅助检查

（1）钡剂灌肠或气钡双重造影检查可确定病变的部位和范围，气钡双重对比造影检查可发现较小的病变。

（2）纤维结肠镜检查是诊断结肠病变最有效、最可靠的方法。

（3）B超和CT检查。

（4）测定血清癌胚抗原（carcinoembryonic antigen，CEA）。约60%的结肠癌患者CEA值可增高，但特异性不高，对手术后判断预后和复发有一定帮助。

（5）粪便隐血试验。结肠癌早期可有少量出血，粪便隐血试验多呈阳性。

（6）直肠指检是诊断直肠癌最重要的方法。

（三）心理-社会状况

评估患者及其家属是否了解所患疾病及手术治疗的相关知识，患者及其家属是否接受手术及手术可能导致的并发症。了解患者及其家属的焦虑程度。了解家庭对患者手术及进一步治疗的经济承受能力。

三 护理诊断

1. **焦虑** 与恐惧癌症、手术及担心造口影响生活、工作等有关。
2. **疼痛** 与癌肿浸润、肠梗阻、手术创伤有关。
3. **营养失调：低于机体需要量** 与食欲下降、腹泻、肿瘤慢性消耗有关。
4. **自我形象紊乱** 与结肠造口、排便方式改变、缺乏疾病和手术的相关知识有关。
5. **潜在并发症：出血、感染、造口缺血坏死或狭窄、尿潴留等。**

四 护理措施

（一）术前护理

1. **心理护理** 术前应了解患者对疾病的认识，根据具体情况做好安慰解释工作，告知手术治疗的必要性、手术方式及结肠造口术的知识，真实而有技巧地回答患者提出的问题，向患者解释治疗过程，使患者更好地配合手术治疗和护理，增强战胜疾病的信心。

2. **一般护理** 术前检查患者的心、肺、肝、肾等功能。若患者伴有高血压、冠心病、糖尿病等，应及时处理后方可手术。给予患者高蛋白、高热量、维生素丰富、易消化的少渣饮食。对贫血、低蛋白血症及水、电解质和酸碱平衡紊乱的患者，应及时纠正平衡紊乱，以提高患者对手术的耐受力。

3. **肠道准备** 肠道准备的目的是使肠道内的粪便排空，减少肠道内细菌数量，避免术中污染、术后腹胀及伤口感染等。胃肠道准备包括控制饮食、清洁肠道和药物使用3个方面。

（1）控制饮食：术前2～3天进流质饮食；有肠梗阻症状者应禁食、补液。

（2）清洁肠道

1）术前2～3天口服缓泻剂，番泻叶6 g冲水饮或硫酸镁15～20 g稀释后口服，1次/天。术前日晚用1%～2%的肥皂水或温盐水清洁灌肠。

2）术前1天下午口服5%～10%的甘露醇以行肠道准备，方法较简便，利用甘露醇的高渗性吸收肠道水分，促进肠蠕动，达到有效腹泻、清洁肠道的目的。但甘露醇在肠道内易被细菌酵解，可产生因术中使用电刀而易引起爆炸的气体，应予以注意。对于年老体弱及心、肾功能不全者应禁用。

3）全肠道灌洗法：灌洗液为氯化钠、氯化钾、碳酸氢钠配制而成的37 ℃左右的等渗平衡电解质液，于手术前12～14 h开始口服，造成容量性腹泻，以达到清洁肠道的目的。一般3~4 h完成灌洗全过程，灌洗液量不少于6000 ml。年老体弱，以及心、肾等器官功能障碍及肠梗阻者不宜使用。

（3）药物使用：口服抗生素以抑制肠道细菌。因服用肠道杀菌药抑制了大肠埃希菌的生长，使维生素K的合成及吸收减少，故患者术前应补充维生素K。

4. 其他准备 手术当日晨禁食水，放置胃肠减压管，留置导尿管。女性患者如癌肿已侵及阴道后壁，术前3天每晚应行阴道冲洗。

（二）术后护理

1. 一般护理

（1）体位：术后病情平稳者取半卧位，以利于呼吸和腹腔引流。

（2）饮食：术后应禁食水、胃肠减压，由静脉补充水和电解质。肛门排气或结肠造口开放后可拔除胃肠减压管，进流质饮食，1周后改为半流质饮食，2周左右可进普食。应选择高热量、高蛋白、维生素丰富及少渣的饮食。

2. 病情观察 术后应每0.5~1.0小时测血压、脉搏、呼吸1次，至病情平稳后延长测量间隔时间。保持腹部及会阴部切口敷料干燥、清洁，若渗血较多，应及时通知医师给予处理。

3. 引流管的护理 保持腹腔及骶前引流通畅，妥善固定引流管，避免扭曲、受压、堵塞及脱落。观察并记录引流液的颜色、性状和量，引流管周围敷料渗湿时及时更换。直肠癌易损伤骶部神经或造成膀胱后倾，从而引起尿潴留，因此，术后应留置导尿管约2周，拔管前先试行夹管，每3~4小时或患者有尿意时开放1次，以训练膀胱功能，防止排尿功能障碍。

4. 会阴部伤口的护理 注意保持会阴部引流通畅及伤口敷料清洁干燥，如被污染或被血液渗湿，应及时更换。骶前引流管拔除后，会阴部可用1∶5000的高锰酸钾溶液温水坐浴。适当限制下肢外展，以免造成会阴部伤口裂开。

5. 结肠造口的护理

（1）观察造口有无异常：造口开放前应外敷凡士林或0.9%的氯化钠溶液纱布，及时更换敷料。应注意观察有无造口肠段回缩、出血、坏死等情况。若发现造口肠管黏膜颜色变暗、发绀等，应及时通知医师进行处理。

（2）保护腹部切口和肠造口周围皮肤：造口一般于术后2~3天肠蠕动恢复后开放，早期粪便稀薄、次数多，为防止造口流出物污染腹部伤口敷料，可让患者采取造口侧卧位，并用塑料薄膜将造口与腹壁切口隔开。造口周围皮肤涂以复方氧化锌软膏，可防止造口流出物引起的皮肤红肿、糜烂。

（3）饮食护理：注意饮食卫生，鼓励患者多吃新鲜蔬菜、水果等，避免进食刺激性、易产气或易引起便秘的食物。

（4）排便指导：每次排便后应用中性肥皂液或0.5%的氯己定溶液彻底清洗

和消毒造口周围皮肤，并以凡士林纱布覆盖外翻的肠黏膜。注意进食后排便的时间，逐渐养成定时排便的习惯。

（5）正确使用人工肛门袋：选择袋口大小合适的一次性造口袋，并备多个造口袋以便于及时更换。使用过的造口袋可用中性洗涤剂和清水洗净晾干后备用。

（6）造口术后心理护理：帮助患者正确认识并参与造口的自我护理，使其逐渐适应造口并恢复正常生活，参加适量的运动和社交活动。

（7）造口并发症的观察与护理：①造口狭窄。指导患者学会造口扩张的方法，操作时动作要轻柔，避免暴力。如发现造口狭窄、排便困难，应及时去医院检查、处理。②便秘。指导患者调整饮食，患者术后1周左右应下床活动，锻炼定时排便习惯。发生便秘时，可将粗导尿管插入造口，深度一般不超过10 cm，应用液状石蜡或肥皂水灌肠，但要注意压力不能过大，以防肠穿孔。

五 健康教育

（一）知识宣教

帮助患者及其家属了解结直肠癌的癌前病变，如结直肠息肉、腺瘤、溃疡性结肠炎等。改变患者高脂肪、高蛋白、低膳食纤维的饮食习惯，预防和治疗血吸虫病。

（二）筛查指导

对疑有结直肠癌或有家族史及癌前病变者，应行筛选性及诊断性检查。

（三）造口护理指导

1. 向患者介绍造口护理方法和护理用品。

2. 指导患者进行结肠灌洗，可以训练有规律的肠蠕动，养成定时排便的习惯。结肠灌洗可1次/天或每2天1次，时间应相对固定，将粗导尿管从造口插入灌肠，一般深度不超过10 cm，常用液状石蜡或肥皂水，但要注意压力不能过大，以防肠穿孔。

3. 若出现造口狭窄、排便困难，应及时就诊。

（四）饮食指导

患者出院后维持均衡的饮食，宜进食新鲜蔬菜、水果，多饮水，避免高脂肪及辛辣、刺激性食物。肠造口患者还要避免进食富含膳食纤维的食物，如芹菜、玉米等，避免进食易胀气的食物，如洋葱、豆类、啤酒等。

（五）活动指导

鼓励患者参加适量活动和一定的社交活动，保持心情舒畅。

（六）复查指导

出院后，每3～6个月复查1次。行化疗、放疗者，应定期检查血常规。

（崔丽娟）

第十九章 肛管疾病患者的护理

第一节 痔患者的护理

痔是直肠下段黏膜下或肛管皮肤下静脉丛扩张、迂曲形成的静脉团块,好发于成年人。

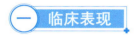
一、临床表现

(一)内痔

1. **便血** 表现为无痛性间歇性便血,而且是最常见的症状。轻者大便带鲜血或便后滴血,重者呈喷射状出血,出血可自行停止。长期出血可出现贫血。便秘、饮酒及摄入刺激性食物可诱发出血。
2. **痔块脱出** 轻者排便时脱出,便后自行回复,严重时需用手推回。较大痔块不能还纳时可发生嵌顿。
3. **疼痛** 单纯性内痔无疼痛,当内痔嵌顿,出现水肿、感染或坏死时,局部疼痛剧烈。
4. **瘙痒** 痔脱出时常伴有黏液分泌物流出,可刺激肛门周围皮肤引起瘙痒或湿疹。

(二)外痔

外痔表现为肛管皮下的局限性隆起,一般症状不明显。当发生血栓性外痔时,肛门部出现肿胀和剧烈疼痛。排便、咳嗽时疼痛更重。

(三)混合痔

混合痔兼有内痔和外痔的临床特点。

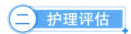
二、护理评估

(一)健康史

了解患者是否有肛窦炎、肛腺炎等病史,炎症是否导致患者直肠下部黏膜下静脉丛周围炎，静脉是否因失去弹性而扩张。了解患者是否有长期饮酒、好食辛辣等刺激性食物等生活习惯，是否导致直肠下部黏膜下静脉丛扩张。了解患者是否有长期导致腹内压增高的病史或职业史，如长期站立、久坐或便秘、前列腺增生、腹水、妊娠、盆腔肿瘤等，是否导致直肠静脉丛血流障碍。

（二）身体状况

1. 症状和体征 了解患者有无便血及便血的程度，有无贫血表现，有无痔块脱出，能否自行还纳。了解患者有无肛门处疼痛及其程度，有无肛门瘙痒等症状。

2. 辅助检查 肛门直肠检查可以明确诊断。

（三）心理-社会状况

便血和痔块脱出，加之肛门瘙痒、病情反复发作，给患者的生活和工作带来痛苦和不适，从而产生焦虑的心理。

三、护理诊断

1. **疼痛** 与疾病类型、手术创伤有关。
2. **便秘** 与疼痛惧怕排便有关。
3. **知识缺乏** 缺少有关疾病的治疗和术后康复知识。

四、护理措施

（一）非手术治疗患者的护理

1. **饮食护理** 增加饮水，多进食新鲜蔬菜、水果、富含膳食纤维的食物。忌食辛辣刺激性食物，戒酒。
2. **保持大便通畅** 养成良好的排便习惯，防止便秘。便秘者可服用缓泻剂。
3. **观察患者便血情况** 观察排便时有无出血、出血的量和颜色及便血持续时间。长期出血可出现贫血，注意防止患者在排便或沐浴时晕倒而受伤。
4. **缓解疼痛** 肛管内纳入消炎镇痛栓，肛门部位给予热敷。
5. **坐浴** 每次排便后用温水、1:5000的高锰酸钾溶液或中药制剂坐浴，可松弛肛门括约肌，改善局部血液循环，缓解疼痛。清洁溃疡面或创面，减少污染，促进创面愈合。
6. **痔块脱出的护理** 痔块脱出者应用温水洗净，涂润滑油后用手轻轻将其还纳入肛管，阻止其脱出。

（二）手术治疗患者的护理

1. 术前肠道准备 术前1天半流质饮食，可给予患者缓泻剂，必要时清洁灌肠。

2. 术后护理

（1）排便护理：术后保持大便通畅，术后2~3天服阿片酊以减少肠蠕动，术后3天内尽量不排大便，以保持伤口清洁并能良好愈合。若术后便秘，可口服液状石蜡以助通便。

（2）疼痛护理：肛管手术后常因括约肌痉挛、肛管内填塞过多敷料、排便时粪便对伤口的刺激而引起剧烈疼痛，可适当给予镇痛药，必要时可减少敷料。

（3）并发症的观察和护理

1）尿潴留：因术后肛门疼痛，反射性引起膀胱括约肌痉挛，或者麻醉抑制作用使膀胱逼尿肌松动，易发生尿潴留。可通过诱导、针灸等促进排尿，必要时行导尿处理。

2）术后出血：术中止血不彻底、用力排便等可导致伤口出血，通常术后7天内粪便表面会有少量鲜血。如患者出现恶心、呕吐、心慌、出冷汗、面色苍白等，并伴有肛门坠胀感和急迫排便感且进行性加重，敷料渗血较多时，应报告医师及时处理。

3）伤口感染：直肠肛管部位易受粪便、尿液等污染，术后易发生伤口感染。应保持肛门周围皮肤清洁，每次排便后应先清洗、坐浴，再换药。

4）肛门狭窄：多为术后瘢痕挛缩所致。若出现排便困难、大便变细者，术后5~10天可行扩肛。

五 健康教育

1. 避免久站或久坐。

2. 多饮水，多食蔬菜、水果，少吃辛辣食物，不饮酒。如有便秘者，服用适量植物油或蜂蜜，促进肠蠕动，防止便秘的发生。

3. 每天晨起或晚上睡前做10 min腹部按摩，即用手掌轻柔，自右下—右上—左上—左下反复按摩腹壁。

4. 养成良好的排便习惯。保持肛门卫生，建议使用柔软、白色、无气味的手纸，避免在肛门周围使用肥皂或用毛巾用力擦洗。

5. 对肛门括约肌松弛者，应鼓励其进行肛门括约肌收缩的舒张运动。

第二节 肛裂患者的护理

肛裂是指肛管皮肤全层裂开后形成的小溃疡，多见于青年、中年人，绝大部分肛裂位于肛管的后正中线上。

一、临床表现

肛裂患者的典型症状是疼痛、便秘和出血。排便时和排便后肛门剧烈疼痛是肛裂的主要症状。

二、护理评估

（一）健康史

询问患者是否有长期便秘史，排便时疼痛、便血的病史。询问患者的饮食习惯，是否酗酒，是否喜食辛辣的食物。

（二）身体状况

1. **症状和体征** 了解排便时的疼痛、便血情况，了解患者有无便秘的习惯。
2. **辅助检查** 肛门直肠检查可以明确诊断。

（三）心理-社会状况

疼痛、便血给患者带来痛苦和不适，从而产生焦虑的心理。

三、护理诊断

1. **疼痛** 与肛管裂伤、感染及便秘有关。
2. **便秘** 与肛门疼痛惧怕排便有关。
3. **潜在并发症：感染。**

四、护理措施

1. **保持大便通畅** 鼓励患者多吃蔬菜和水果，多饮水，养成良好的排便习惯，便秘时口服缓泻药。

2. **坐浴** 每次排便后用温水或1∶5000的高锰酸钾溶液坐浴，每天2～3次，每次20～30 min，以保持局部清洁，促进创面愈合。

3. **疼痛护理** 疼痛剧烈时可适当应用镇痛药。

4. **肠道准备** 手术患者术前3天进少渣饮食，手术前日晚清洁灌肠，以减少手术污染，利于切口愈合。

5. **术后观察** 注意有无伤口出血、血肿、感染及尿潴留等，一旦发现应及时处理。

五 健康教育

告知患者要保持大便通畅，养成良好的排便习惯。手术后5～10天行扩肛治疗，可防止肛门狭窄。若发现异常情况应及时就诊。

第三节 直肠肛管周围脓肿患者的护理

直肠肛管周围脓肿是指直肠肛管周围软组织内或其周围间隙发生的急性化脓性感染，并形成脓肿。若处理不当，脓肿在穿破或切开后易形成肛瘘。

一 临床表现

（一）肛门周围脓肿

最常见，表现为肛周持续性跳痛，行动不便，坐卧不安，全身症状不明显。初起时局部红肿、硬结、压痛，脓肿形成可有波动感，穿刺时可抽出脓液。

（二）坐骨肛管间隙脓肿

较常见，因其间隙较大，形成的脓肿亦较大、较深，所以寒战、高热、食欲下降、全身乏力等感染中毒症状明显。初期局部体征不明显，以后出现肛周皮肤红肿、压痛，局部持续性胀痛逐渐转为明显跳痛，可有排尿困难和里急后重。直肠指检患侧有深压痛，可扪及局部隆起或波动感，直肠穿刺可抽出脓液。

（三）骨盆直肠间隙脓肿

较少见，由于位置深、间隙大，全身感染中毒症状明显而局部症状轻。早期即有发热、寒战、头痛、乏力,局部表现为肛门坠胀、便意不尽、排尿不适等。直肠指检在直肠侧壁上可触及隆起的肿块,有压痛或波动感。穿刺抽出脓液可确诊。

二 护理评估

(一)健康史

询问患者有无肛门瘙痒、刺痛、分泌物等肛窦炎、肛腺炎的临床表现,了解患者有无肛周软组织感染、损伤、内痔、肛裂及药物注射史等。

(二)身体状况

1. 症状和体征 了解患者有无肛周持续性跳痛、全身症状等,了解患者的心理状况。

2. 辅助检查 肛门直肠检查可以明确诊断。

(三)心理社会状况

肛周疼痛是否使患者产生焦虑的心理。

三 护理诊断

1. **疼痛** 与感染、手术创伤有关。
2. **便秘** 与疼痛所致惧怕排便有关。
3. **潜在并发症:肛瘘**。

四 护理措施

1. 急性炎症期应卧床休息。
2. 应用抗生素控制感染。
3. 发病初期及切开引流后期温水坐浴。
4. 保持大便通畅,养成定时排便的习惯,有便秘者可服用缓泻剂。多饮水,多吃新鲜蔬菜水果,少吃辛辣刺激性食物。
5. 脓肿切开后要保持引流通畅,观察引流液的性状和量,及时更换敷料,使创面由内向外愈合,避免因皮肤早期愈合而形成肛瘘。

五、健康教育

保持大便通畅,避免腹泻或便秘,出现肛门不适、疼痛时应及时就诊。

第四节 肛瘘患者的护理

肛瘘是肛管或直肠下部与肛周皮肤相通的感染性管道,由内口、外口和瘘管三部分组成。内口常位于齿状线附近,外口位于肛周皮肤上。经久不愈或间歇性反复发作是其特点。青壮年男性多见。

一、临床表现

自瘘外口反复流出少量脓性、血性、黏液性分泌物。肛周皮肤受刺激引起瘙痒、潮湿,有时形成湿疹。

二、护理评估

(一)健康史

肛瘘多与直肠肛管周围脓肿的发病及治疗过程有关。应仔细询问患者相关的病史,了解患者有无肛周组织损伤及感染的情况。

(二)身体状况

1. 症状和体征 了解患者有无自瘘外口反复流出少量脓性、血性、黏液性分泌物,肛周皮肤有无瘙痒、潮湿、湿疹等情况。

2. 辅助检查

(1)直肠指检:内口处有轻压痛,有时可触及硬结样内口及条索状瘘管。

(2)肛门镜检查:有时可发现内口。

(3)X线碘油造影:可明确瘘管走向。

(三)心理-社会状况

瘘口排出脓液、粪水和气体,加之肛周瘙痒需要搔抓,患者不愿走进人群,担心个人形象受到破坏。病情反复,使患者灰心失望。

三、护理诊断

1. **疼痛** 与感染、手术创伤有关。
2. **便秘** 与疼痛惧怕排便有关。
3. **潜在并发症：肛门失禁**。

四、护理措施

1. 保持大便通畅并做好术前肠道准备。
2. 防治感染。急性炎症期、术后应早期应用抗生素。
3. 术后第2天起，每天早晚及便后用1∶5000的高锰酸钾温水坐浴，即可缓解局部疼痛，又有利于局部炎症消散、吸收。
4. 注意观察病情变化。术后由于创面容易渗血或结扎线脱落而造成出血，因此，应注意观察敷料渗湿及出血的情况。每5～7天检查1次挂线的松紧度，如有松弛应收紧，直至挂线脱落。观察创面肉芽生长是否健康，伤口能否如期愈合。术后疼痛者适当应用镇痛药。
5. 处理尿潴留。
6. 做好肛门失禁的观察和护理。手术中如切断肛管直肠环，将造成肛门失禁，肛门失禁后粪便自行外溢，粪便及分泌物刺激肛周引起局部皮肤潮湿、糜烂。一旦发生，应保持肛周皮肤清洁、干燥，局部涂氧化锌软膏予以保护，勤换内裤。轻度失禁者，手术3天后做肛门收缩舒张运动；严重失禁者，应对其行肛门成形术。

五、健康教育

保持会阴部清洁，经常更换内裤。术后观察排便有无变细、肛门有无失禁，发现异常及时就诊。

（崔丽娟）

第二十章 肝胆胰疾病患者的护理

第一节 原发性肝癌患者的护理

原发性肝癌是指肝细胞和肝内胆管上皮细胞发生的癌肿,可发生在任何年龄段,以40~49岁最多见,高发于东南沿海地区,是我国常见的恶性肿瘤之一,男性比女性多见。

一、临床表现

原发性肝癌早期缺乏典型症状,随着病情的发展,常见的表现有肝区疼痛、食欲缺乏、乏力、消瘦、腹胀等全身和消化道症状及肝大。

(一)肝区疼痛

有50%以上的患者以此为首发症状,多为持续性钝痛或胀痛,可有右肩背部放射痛。当肝癌结节发生坏死、破裂而引起腹腔内出血时,可突然出现右上腹剧痛,并有压痛、反跳痛、腹肌紧张等腹膜刺激征的表现。

(二)肝大

肝大为中、晚期患者最常见的体征,呈进行性肿大,质地坚硬,边缘不规则,表面凹凸不平呈大小结节或巨块,常有压痛。

(三)门静脉高压征象

可有脾大、腹水、侧支循环曲张等表现。

(四)全身性表现

早期不易引起重视,主要表现为乏力、消瘦、食欲缺乏、腹胀等。部分患者可伴有恶心、呕吐、发热、腹泻等症状。晚期则出现贫血、黄疸、腹水、下肢水肿、皮下出血及恶病质等。

二 护理评估

（一）健康史

了解患者是否居住于肝癌高发区，其饮食、饮水及其他生活习惯，有无经常进食被黄曲霉污染的食物或含亚硝胺类的食物。了解患者家族中有无肝癌或其他肿瘤患者。了解患者有无肝炎、肝硬化、其他部位肿瘤病史，有无其他系统伴随疾病。

（二）身体状况

1. 症状和体征 了解患者肝区疼痛的部位、性质、程度、持续时间，了解患者有无乏力、消瘦、恶心、呕吐、发热、腹泻等症状。

2. 辅助检查 血清甲胎蛋白测定是诊断原发性肝癌常用且重要的方法。B超检查可显示肿瘤的大小、形态、部位及肝静脉或门静脉有无癌栓等，CT、MRI能明确肿瘤的位置、数目和大小及其与周围脏器、重要血管的关系。

（三）心理-社会状况

癌症患者一般会面临否认、愤怒、忧伤、接受的心理阶段，心态复杂。大多数患者希望知道自己病情的真相，想了解治疗方法和新的治疗手段，以便在绝望中看到一线光明。有的患者因病痛折磨、疗效不显著而万念俱灰、情绪低落。

三 护理诊断

1. 疼痛 与癌肿进行性增大、肝包膜张力增加或坏死物、血液流入腹腔有关。

2. 营养失调：低于机体需要量 与厌食、化疗的胃肠道不良反应及肿瘤消耗有关。

3. 恐惧 与担心麻醉、术中危险、器官功能丧失、生活方式改变、医疗费用、预后及死亡威胁等有关。

4. 潜在并发症： 肝性脑病、肝癌破裂出血、上消化道大出血等。

四 护理措施

（一）手术前护理

1. 做好患者的心理护理。

2. 改善患者的营养状况，术前宜给予高热量、高蛋白、高维生素饮食。

3. 改善患者的肝功能及全身状况。术前应注意休息，积极纠正患者的营养不良、贫血、低蛋白血症及凝血功能障碍，采取有效的保肝措施，维持体液平衡。对伴腹水者，应严格控制水和钠盐的摄入量，准确记录24 h出入量，每天观察、记录体重及腹围的变化。

4. 防治感染。

5. 防止术中、术后出血。

6. 做好肠道准备。为抑制患者肠道内的细菌，应清除肠道内的粪便，以减轻术后腹胀，防止肝性脑病等并发症的发生，术前3天应进行必要的肠道准备。

7. 其他措施：术前一般放置胃管。应备足血液，以新鲜血为佳，避免术中输入大量库存血而引起凝血障碍。

（二）手术后护理

1. 严密观察病情变化 肝手术后，特别是广泛性肝叶切除后易发生诸多并发症，死亡率甚高。

（1）腹腔内出血。因凝血机制障碍或肝叶切除后肝断面的血管出血引起。

（2）胃肠出血。肝癌多有肝硬化，术后可因诱发门静脉高压、食管曲张静脉破裂或应激性溃疡而引起。

（3）肝衰竭或肝性脑病。

（4）腹水。因肝功能不良、低蛋白血症所致。

（5）胆汁渗漏。为肝断面组织坏死或小胆管结扎线脱落所致，可引起胆汁性腹膜炎。

（6）腹腔感染：因腹腔渗血、渗液引流不畅所致。

（7）胸腔积液。与低蛋白血症和膈下感染有关。因此，术后必须严密观察患者的生命体征，观察其有无出血征象、意识变化、黄疸、腹水及尿量情况；观察患者腹部和胸部的症状及体征；观察各种引流管的引流情况；进行血尿常规、电解质及酸碱平衡指标的测定，监测肝肾功能，必要时行超声、X线等特殊检查。如发现有关并发症的发生，应及时与医师联系，认真做好相应的护理工作。

2. 体位及活动 患者病情平稳后宜取半卧位。肝手术后一般不宜过早起床活动，尤其是肝叶切除术后过早活动易致肝断面出血，但可卧床活动，应鼓励患者深呼吸及咳嗽，防止肺炎、肺不张等并发症的发生。接受半肝以上切除者，间歇给氧3～4天。

3. 饮食 以富含蛋白质、热量、维生素和膳食纤维的饮食为原则，鼓励家属按患者的饮食习惯，提供其喜爱的色、香、味俱全的食物，以刺激其食欲。为患者创造舒适的进餐环境，必要时提供肠内、肠外营养支持或补充白蛋白等。

4. 引流管的护理

（1）肝叶和肝脏局部切除术后需放置双腔引流管。应妥善固定引流管，避免其受压、扭曲和折叠，保持引流通畅及有效负压吸引。

（2）严格遵守无菌原则，每天更换引流瓶，并准确记录引流液的量、颜色和性状。

（3）若血性引流液呈持续性增加，应警惕腹腔内出血，此时要及时通知医师，必要时行手术探查止血。

5. 疼痛护理 肝叶和肝脏局部切除术后疼痛剧烈者，应积极有效镇痛。术后6 h，若病情允许，可取半卧位，以降低伤口张力。

6. 肝动脉插管化疗患者的护理

（1）向患者解释肝动脉插管化疗的目的及注意事项。

（2）做好导管护理

1）妥善固定和维护导管。

2）严格遵守无菌原则，每次注药前消毒导管，注药后用无菌纱布包扎，防止细菌沿导管发生逆行感染。

3）为防止导管堵塞，注药后用肝素稀释液冲洗导管。

4）治疗期间患者可出现剧烈腹痛、恶心、呕吐、食欲缺乏及不同程度的白细胞计数减少。若症状严重，药物应减量；若白细胞计数$<4\times10^9$/L，应暂停化疗；若因胃、胆、胰、脾动脉栓塞而出现上消化道出血及胆囊坏死等并发症时，须密切观察患者的生命体征和腹部体征，及时通知医师进行处理。

（3）拔管后：压迫穿刺点，并卧床24 h，防止局部形成血肿。

7. 心理护理 了解患者的饮食、睡眠、精神状态，观察其言行举止，分析并评估患者的焦虑程度，为患者创造一个安静的环境，教会患者一些消除焦虑的方法。向患者仔细进行术前指导，介绍成功病例，消除其紧张心理。医护人员可与家属一起帮助患者树立战胜疾病的信心，使其接受并配合治疗和护理。

五 健康教育

1. 注意防治肝炎，不吃霉变食物。有肝炎或肝硬化病史者和肝癌高发区的人群，应定期进行体格检查，以早期发现、早期诊断。

2. 指导患者摄入高蛋白、高维生素饮食，以利于术后康复。指导术后患者适当活动，注意休息。

3. 嘱患者坚持术后治疗，定期复查甲胎蛋白，定期行超声检测，注意有无复发或转移。

第二节 胆道疾病患者的护理

胆道疾病以胆石症、胆道感染及胆道蛔虫病最常见,急性梗阻性化脓性胆管炎最为严重,且病死率较高。胆道感染可引起胆石症,胆石症可导致胆道梗阻而诱发感染,胆道蛔虫病又是引起胆道感染和胆石症的重要因素。因此,蛔虫、胆石及感染之间相互联系、相互影响、互为因果。

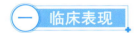

一、临床表现

（一）胆囊结石与胆囊炎

1. 静止性胆囊结石 20%～40%的胆囊结石患者终身无症状,而在其他检查或手术时被偶然发现,称为"静止性胆囊结石"。

2. 急性胆囊炎

（1）胆绞痛是典型表现,多于饱餐、进食油腻食物后发生,常半夜发病。疼痛位于上腹部或右上腹部,呈阵发性,可向右肩背部放射。

（2）右上腹部压痛,可触及肿大的胆囊,如为化脓性或坏疽性胆囊炎,会因腹膜炎导致右上腹部压痛、反跳痛和肌紧张,常可触及肿大的胆囊。

3. 慢性胆囊炎 表现常不典型,多数患者有胆绞痛病史,缓解期有厌油、腹胀、嗳气等非特异性消化道症状,程度轻。体格检查时右上腹胆囊区有轻压痛和不适感。

（二）胆管结石与急性胆管炎

1. 肝外胆管结石与急性胆管炎 肝外胆管结石一般平时可无症状,但当结石阻塞胆管并继发感染时,可出现典型的急性胆管炎临床表现,即腹痛、寒战、高热、黄疸,称为"夏柯三联征"。

（1）腹痛：发生在剑突下及右上腹部,多为绞痛,呈阵发性发作或持续性疼痛,阵发性加剧,可向右肩背部放射,常伴恶心、呕吐。

（2）寒战、高热：胆管梗阻继发感染后,胆管内压力增高,感染向上扩散,细菌和毒素经毛细胆管进入肝窦,再经肝静脉入侵全身循环,引起寒战、高热,体温可高达39～40 ℃。

（3）黄疸：胆管梗阻后可出现黄疸,其轻重程度、发生时间及持续时间取决于胆管梗阻的程度及是否并发感染等因素,多在起病1～2天后出现,常伴有尿色变深、粪色变浅、皮肤瘙痒等梗阻性黄疸的特点。

2. 肝内胆管结石　肝内胆管结石常与肝外胆管结石并存，其临床表现与肝外胆管结石相似，未合并肝外胆管结石者，可多年无症状或仅有肝区不适或患侧胸背部胀痛。继发感染易并发肝脓肿、胆管支气管瘘。感染反复发作可导致胆汁性肝硬化、门静脉高压症，甚至肝胆管癌。

3. 急性梗阻性化脓性胆管炎　发病急骤，病情进展快，常由急性胆管炎进一步发展而来，除具有夏柯三联征外，还可出现休克及中枢神经系统抑制的表现，称为"雷诺五联征"。

（三）胆道蛔虫病

胆道蛔虫病的特点为临床症状与体征不相符，症状重，突发突止，而体征较轻。患者突发剑突下或上腹部钻顶样剧烈疼痛，可向右肩背部放射，患者常坐卧不安，大汗淋漓，常伴恶心、呕吐，呕吐物中有时可见蛔虫。疼痛可反复发作，持续时间不等，可突然自行缓解，间歇一段时间后又突然再次发作，间歇期内可无任何症状，如同常人。由于蛔虫引起的胆道梗阻多为不完全性，因而黄疸较少见，感染症状常不明显。患者体征轻微，可在剑突下或右上腹有轻度的深压痛，其症状与体征"不相符"。若继发感染和胆道梗阻时，可出现急性胆囊炎、胆管炎、胰腺炎、肝脓肿的相应症状和体征。

二　护理评估

（一）健康史

了解患者的年龄、性别、职业、居住地及饮食习惯，既往有无类似疾病发作史，以及治疗和检查的情况。

（二）身体状况

1. 症状和体征　了解患者腹痛的部位、性质、程度、持续时间，有无诱因及加重因素。了解患者呕吐的程度，是否影响水、电解质和酸碱平衡。了解患者有无意识障碍及其程度，有无心理反应及行为的改变。

2. 辅助检查

（1）超声检查：普查和诊断胆道疾病的首选方法。

（2）CT检查：能提供胆道扩张的范围、梗阻的部位，以及胆囊、胆管、胰腺肿块等。

（3）经皮穿刺肝胆道成像：一种损伤性检查方法，胆管扩张的患者穿刺易成功，可清楚地显示肝内外胆管的情况、病变部位、范围、程度及性质等，有助于胆道疾病特别是黄疸的诊断和鉴别诊断。

（4）内镜逆行胰胆管造影：可以直接观察十二指肠及乳头部的情况和病变；可收集十二指肠液、胆汁、胰液行物理、化学及细胞学检查；可显示胆道系统和胰腺导管的形态和病变。

（5）胆道镜检查：可在术中或术后经胆管腔内直接观察胆道系统。术中可观察有无胆管狭窄或肿瘤、有无残余结石，或者可用胆道镜取出肝内胆管结石。术中或术后胆道造影经胆管置管注入造影剂，可清楚地显示肝内、外胆管，以了解胆管内的病变。

（三）心理-社会状况

胆道疾病与患者的日常生活有密切关系，干预其生活习惯或行为可能使患者有不适感；症状的反复发作及并发症的出现，常使患者焦虑；当症状明显，或被告知手术时，患者易产生恐惧感；胆道结石患者若经多次手术治疗仍不能痊愈，经济负担加重，可使患者对治疗缺乏信心，甚至表现出不合作的态度。

三 护理诊断

1. **焦虑** 与胆道疾病病情反复发作、对手术担忧及对疾病认识不正确等有关。
2. **急性疼痛** 与胆石嵌顿、Oddi 括约肌痉挛、感染等有关。
3. **体温过高** 与胆道感染、术后并发感染有关。
4. **营养失调：低于机体需要量** 与摄入不足及消耗增加有关。
5. **潜在并发症：感染性休克、体液代谢失衡等。**

四 护理措施

（一）非手术治疗护理及术前护理

1. **病情观察** 注意观察患者的生命体征及意识变化，胆道感染时，体温升高，呼吸、脉搏增快，如果血压下降、意识改变，说明病情危重。观察患者腹痛的部位、性质、有无诱因及持续时间，注意黄疸及腹膜刺激征的变化，观察有无胰腺炎、腹膜炎等情况的发生。及时了解辅助检查结果，准确记录24 h液体出入量。

2. **体位** 患者注意卧床休息，根据病情选择适当的体位，有腹膜炎者取半卧位。

3. **饮食护理** 胆道疾病患者对脂肪的消化吸收能力低,而且常有肝功能损害,因此,应给予低脂、高糖、高维生素易消化的饮食。肝功能较好者可给予富含蛋白质的饮食。对病情较重且伴有急性腹痛或恶心、呕吐者,应暂禁饮食,同时注意静脉补液,以维持水、电解质和酸碱平衡。

4. **缓解疼痛** 胆绞痛发作的患者,遵医嘱给予解痉镇痛药,但勿使用吗啡,因其能使胆总管下端Oddi括约肌痉挛,加重胆道梗阻。

5. **控制感染** 遵医嘱应用抗生素,注意按时用药、观察药物的不良反应。

6. **相关检查护理** 进行经内镜逆行胆胰管成像(endoscopic retrograde cholangiopancreatography,ERCP)、经皮穿刺肝胆道成像(percutaneous transhepatic cholangiography,PTC)等胆道特殊检查时,应做好检查前及检查后的相关护理。

7. **对症护理** 黄疸患者皮肤瘙痒时,可外用炉甘石洗剂止痒,温水擦浴;高热时可物理降温;重症患者有休克时,应积极进行抗休克治疗的护理;有腹膜炎者,应对其执行急性腹膜炎的有关护理措施;对急性化脓性梗阻性胆管炎患者,应加强抗休克护理。

(二)术后护理

1. **一般护理** 按手术后一般护理的原则处理。

2. **病情观察** 注意患者的意识、生命体征、尿量及黄疸的变化。黄疸逐渐消退,说明病情好转;黄疸不减轻或加重,应及时联系医师。观察腹部情况,记录腹腔引流液的性状和量,警惕胆汁渗漏及出血的发生。观察创口情况。

3. **饮食** 术后1~2天胃肠道功能恢复后应给予低脂流质,后改为半流质,术后5~7天可给予低脂普食。适当静脉输液,以维持体液平衡。

4. **药物使用** 遵医嘱术后继续使用抗生素,术前有腹膜炎者,术后仍按腹膜炎护理。

5. **T管引流的护理** 凡切开胆管的手术,一般都放置T管引流。T管引流患者除按一般引流管护理原则进行护理外,还应特别注意以下几个方面。

(1)妥善固定:T管接床边无菌瓶后,即应检查在皮肤外的固定情况。T管除由缝线结扎固定于腹壁外,一般还应在皮肤上加胶布固定。连接管要长短适宜,过短会因翻身、起床活动受到牵拉而脱落;过长则易扭曲、受压。

(2)保持引流通畅:病情允许时鼓励患者下床,活动时引流袋可悬吊于衣服上,位置应低于腹壁引流口高度,以防止胆汁逆流而引起感染。注意检查T管是否通畅,避免引流管受压、折叠、扭曲、阻塞,应经常向远端挤捏。如有阻塞,应用无菌的0.9%的氯化钠溶液缓慢冲洗,不可用力推注。

(3)保持清洁:连接管与引流瓶应每天更换,瓶口必须使用无菌纱布覆盖,最好使用一次性密封引流袋。

（4）观察并记录胆汁的量及性状：注意观察胆汁的颜色、性状，有无鲜血、结石及沉淀物。正常胆汁呈深绿色或棕褐色，较清晰，无沉淀物。颜色过淡或过于稀薄，说明肝功能不佳；浑浊表示有感染；有泥沙样沉淀物说明有残余结石。胆汁引流量一般为300～700 ml/d，量过少可能因T管阻塞或肝功能衰竭所致，量过多应考虑胆总管下端不通畅。

（5）观察患者的全身情况：如患者体温下降，大便颜色加深，黄疸消退，说明胆道炎症消退，胆汁能顺利进入肠道；否则表示胆管下端尚不通畅。如有发热和腹痛，同时出现腹膜刺激征，应考虑胆汁渗漏致胆汁性腹膜炎的可能，应及时联系医师处理。

（6）拔管：T管一般放置2周左右，如无特殊情况可以拔管。拔管前必须先试行夹管1～2天，夹管期间注意患者有无腹痛、发热、黄疸等表现。若有以上现象，表示胆总管下端仍有阻塞，暂时不能拔管，应开放T管继续引流。若观察无异常，则可拔管。必要时可在拔管前行T管造影，以了解胆管内的情况。拔管后引流口有少量胆汁流出，为暂时现象，可用无菌纱布覆盖，数日后即可愈合。

（7）拔管后护理：仍需注意观察患者的饮食情况，观察其有无腹膜炎、急性胆管炎的表现。

（三）心理护理

胆道疾病往往起病急骤，常有剧烈疼痛，严重者有休克等表现，患者常焦虑不安。护士应该在术前和术后根据患者的具体心理状况，以亲切的语言予以安慰，适当解释病情，解除或尽量缓解患者的心理压力，使其主动配合手术治疗及相关的护理措施，以取得理想的效果。

五 健康教育

1. 指导患者合理饮食，一般选择低脂肪、高蛋白、高维生素的易消耗饮食。
2. 注意自我监测，出现腹痛、发热、黄疸等情况应及时到医院就诊。
3. 患者带T管出院时，应告知患者留置T管的目的，指导其进行自我护理。

第三节　胰腺癌患者的护理

胰腺癌是消化系统较常见的恶性肿瘤，其发病率有增高趋势，好发年龄是40岁以上，男性多于女性。本病不易早期发现，切除率低，预后较差。90%的患者在诊断后 1 年内死亡，5 年生存率仅为 1%～3%。

一、临床表现

腹痛、黄疸、消瘦是最主要的临床表现。

（一）上腹饱胀不适和上腹痛

往往是最早出现的症状。胰头癌早期因胰管梗阻，管腔内压力升高，呈上腹饱胀不适或上腹痛，并向腰背部放射。而胰体、尾部癌出现腹痛症状往往已属晚期。晚期患者呈持续性腹痛，并出现腰背痛，腹痛多剧烈，可影响睡眠和饮食。

（二）黄疸

黄疸是胰头癌患者的特征性表现，其出现的早晚与癌肿在胰头的部位有关，一般呈进行性加重，但不是早期症状。常伴随尿呈红茶色，大便呈陶土色，出现皮肤瘙痒。肝和胆囊因胆汁淤积而肿大，胆囊常可触及。

（三）消瘦和乏力

病初即可出现明显的消瘦和乏力，同时可伴有贫血、低蛋白血症及营养不良的症状，晚期可出现恶病质。

（四）消化道症状

如上腹饱胀、食欲缺乏、消化不良，可出现腹泻。部分患者可有恶心、呕吐。晚期肿瘤侵及十二指肠可致呕血或黑粪。

（五）腹部肿块

属晚期体征，肿块位于上腹部，形态不规则，大小不一，质硬，固定，可伴有压痛。

二、护理评估

（一）健康史

了解患者有无长期吸烟及饮酒嗜好，以及吸烟的时间和每天的数量。评估患者的饮食习惯，是否长期摄入高脂肪、高蛋白饮食；评估患者有无糖尿病、慢性胰腺炎、胆道疾病等病史；评估患者家族中有无胰腺癌或其他恶性肿瘤患者。

（二）身体状况

1. 症状和体征 了解患者有无上腹部饱胀不适及上腹部疼痛的部位、性质、程度、持续时间，有无诱因及加重因素，有无黄疸。了解患者呕吐的程度，是否影响水、电解质和酸碱平衡。了解患者有无意识障碍及其程度，有无肢体功能障碍，生活自理能力如何，有无心理反应及行为的改变。

2. 辅助检查

（1）实验室检查：血清碱性磷酸酶可增高，血清胆红素进行性增高。免疫学检查可有癌胚抗原、胰胚抗原及糖类抗原19-9水平的增高。

（2）超声检查：临床上对怀疑胰腺癌的患者进行筛查的首选影像学手段。可发现肿块，胆管、胰管扩张，胆囊肿大，胆管扩张等，同时可以观察有无肝脏及腹腔淋巴结肿大。

（3）CT检查：检查胰腺疾病的可靠方法，能较清晰地显示胰腺的形态、肿瘤的位置、肿瘤与邻近血管的关系，以及腹膜后淋巴结转移的情况。

（4）磁共振胆胰管成像：能显示胰、胆管梗阻的部位和胰胆管扩张的程度。

（5）ERCP：可了解十二指肠乳头部及胰管、胆管的情况，了解阻塞的部位和性质。

（6）PTC：可显示胆管的变化，了解胆总管下端狭窄的程度。造影后置管引流能减轻黄疸。

（三）心理-社会状况

患者常有疼痛，特别在夜间为重，可严重影响患者的睡眠，使其产生焦虑、悲观等情绪。患者很难接受诊断，常会出现否认、畏惧或愤怒的情绪，甚至拒绝接受治疗。

三 护理诊断

1. **焦虑** 对癌症的诊断、治疗过程及预后的忧虑有关。
2. **疼痛** 与胰胆管的梗阻、癌肿侵犯腹膜后神经丛及手术创伤有关。
3. **营养失调：低于机体需要量** 与食欲下降、呕吐及癌肿消耗有关。
4. **潜在并发症：出血、感染、血糖调节失控等。**

四 护理措施

（一）手术前护理

1. 营养支持 术前给予患者高热量、高蛋白、高维生素饮食，必要时采取肠外营养支持。术后给予静脉输液，维持水、电解质和酸碱平衡，根据需要适当补给全血、血浆或白蛋白等。

2. 控制糖尿病 部分胰腺癌患者手术前可合并糖尿病，应控制血糖。

3. 做好肠道准备 术前1天给予患者流质饮食并让患者口服抗生素，如新霉素或庆大霉素。术前晚灌肠，以减少术后腹胀及并发症的发生。

4. 对症护理 皮肤瘙痒者，可用止痒药物涂抹，避免指甲抓伤皮肤。疼痛者给予有效镇痛护理。至少在术前1周执行保肝治疗措施，手术前要使凝血酶原时间正常，注意补充维生素K。

5. 其他措施 手术前安置胃管，做好其他常规术前准备的护理。

（二）手术后护理

1. 病情观察 术后密切观察患者的体温、呼吸、脉搏、血压，监测尿量、血常规、肝肾功能，注意意识和黄疸的变化，注意监测血糖、尿糖和酮体的变化。

2. 营养支持 术后一般禁食2～3天，静脉补充营养。拔除胃管后给予患者流质，再逐步过渡到正常饮食，根据胰腺功能给予消化酶抑制剂或止泻药。

3. 预防感染 术后遵医嘱继续应用抗生素预防感染。

4. 做好引流护理 了解各种引流管的部位和作用，如胃肠减压管、胆道引流管、胰管引流管、腹腔引流管等。注意妥善固定引流管，观察并记录各种引流管每天的引流量及引流液的色泽、性状，警惕胆瘘和胰瘘的发生。腹腔引流管一般放置5～7天，胃肠减压管一般留置至胃肠蠕动恢复，胆管引流管约需留置2周，胰管引流管在2～3周后可拔除。

5. 并发症的观察与护理 术后可能出现各种并发症，如消化道出血、腹腔内出血、胰瘘、胆瘘、继发性糖尿病、伤口感染等，应注意做好并发症的观察和护理。

（三）心理护理

护士应多与患者沟通，了解患者真实的感受，有针对性地做好心理护理，使患者能配合治疗和护理，以取得最好效果。

五 健康教育

1. 戒烟、酒，少食多餐，均衡饮食。
2. 劳逸结合，保持良好的心情。
3. 坚持放疗和化疗，术后每3个月复查1次，6个月后每半年复查1次。出现消瘦、乏力、贫血、发热等症状时应及时就诊。

（崔丽娟）

第二十一章 周围血管疾病患者的护理

第一节 下肢静脉曲张患者的护理

下肢静脉曲张是因静脉回流障碍引起的下肢浅静脉扩张、迂曲的一种血管性疾病。多发生于大隐静脉,其次是小隐静脉,也可以两者并发。根据病因可分为原发性和继发性两大类,临床上以原发性多见。

一、临床表现

早期患者仅在久站后出现下肢沉重、酸胀,逐步出现浅静脉迂曲、扩张、隆起,少数患者还可能形成局限性静脉窦。静脉曲张主要分布在小腿前内侧,局部皮肤干燥、脱屑、色素沉着、湿疹样改变等,往往继发慢性溃疡和血栓性静脉炎。

二、护理评估

(一)健康史

评估患者有无长期站立工作、重体力劳动、慢性咳嗽、习惯性便秘、妊娠等,同时了解患者的一般情况,如年龄、性别、婚姻、文化、职业、饮食、睡眠等。

(二)身体状况

1. 症状和体征 了解患者下肢沉重、酸胀的部位、性质、程度、持续时间,有无浅静脉迂曲、扩张、隆起,是否影响睡眠和休息。了解患者有无肢体功能障碍,生活自理能力如何,有无心理反应及行为的改变。

2. 辅助检查

(1)深静脉通畅试验:患者站立,在大腿上1/3处绑扎止血带阻断浅静脉,然后嘱患者用力踢腿20次,或反复下蹲10~20次,观察静脉曲张程度的变化。若曲张静脉空虚、萎陷或充盈度减轻,表示深静脉通畅,才能行大隐静脉剥脱术。

（2）其他检查方法：下肢静脉压测定、多普勒超声检查等有助于诊断。下肢静脉造影是确诊下肢静脉疾病的最可靠方法。

（三）心理社会状况

了解患者是否因静脉曲张而影响正常的生活和工作。了解患者是否因慢性溃疡经久不愈而紧张、焦虑。了解患者对本病基本知识的了解程度及家庭、社会支持情况等。

三 护理诊断

1. **活动无耐力** 与下肢静脉曲张致血液淤滞、血流缓慢、血氧含量低有关。
2. **皮肤完整性受损** 与局部皮肤营养障碍和并发皮炎、溃疡有关。
3. **潜在并发症**：慢性溃疡、血栓性静脉炎、深静脉血栓等。

四 护理措施

（一）非手术治疗患者的护理

1. **促进下肢静脉回流、改善活动能力** 患者的足背至大腿可使用弹性绷带、穿弹力袜，穿前应抬高患肢以排空曲张静脉内的血液，弹性绷带应自下而上包扎，弹力袜的长短、压力、厚薄应符合患者腿部的情况，保持一定的松紧度，以不妨碍关节活动及可扪及足背动脉搏动为宜。患者应避免长时间站立和久坐，坐时尽量双膝不交叉或盘腿，以免压迫腘窝而影响静脉回流。患肢肿胀时，应卧床休息，并抬高患肢30°～40°，以利于静脉回流。保持大、小便通畅，防止腹内压增高。保护患肢，勿搔抓皮肤，避免外伤。观察患肢远端皮肤的温度、颜色、肿胀、渗出、疼痛等情况。

2. **并发症的护理**

（1）小腿慢性溃疡和湿疹：平卧时应抬高患肢，保持创面清洁，全身应用抗生素。

（2）血栓性静脉炎：局部热敷、理疗、抗凝治疗及应用抗生素，禁止局部按摩。

（3）出血：立即抬高患肢，加压包扎，必要时手术止血。

3. **心理护理** 久病的患者可影响正常的生活和工作。慢性溃疡经久不愈的患者有焦虑、不安的情绪。应向患者解释病情发展情况、主要的治疗和护理措施，以减轻患者的焦虑情绪。鼓励患者及其家属积极配合各项治疗和护理工作。

（二）手术治疗患者的护理

1. 术前护理

（1）患肢水肿者：术前数日抬高患肢，以减轻水肿，利于术后伤口的愈合。

（2）并发小腿慢性溃疡者：加强换药，术前2~3天用乙醇擦拭周围皮肤，1~2次/天。

（3）皮肤准备：清洗肛门、会阴部。备皮范围包括腹股沟部、会阴部和整个下肢。若需要植皮，应做好供皮区的皮肤准备。

（4）心理护理：帮助患者及其家属了解治疗的方法，向其解释手术治疗的必要性和重要性，解除其思想顾虑，以取得患者的配合、树立其信心。

2. 术后护理

（1）一般护理：卧床休息，抬高患肢30°，指导患者做足部伸屈运动，以促进静脉血回流。如无异常情况，术后24 h可鼓励患者使用弹力袜或弹力绷带下床活动，以促进静脉回流。

（2）病情观察：注意观察有无伤口或皮下渗血，局部有无感染，若发现异常应及时报告医师并妥善处理。

（3）应用弹性绷带：注意保持弹性绷带的松紧度，使用弹性绷带一般需维持1~3个月。

（4）保护患肢：勿搔抓皮肤，避免外伤。有小腿溃疡者，应继续加强换药，并使用弹性绷带护腿。

（5）向患者提供专业照顾及生活护理：根据患者生活自理能力情况，结合病情向其提供专业照顾和生活护理，鼓励患者参与力所能及的自理活动。在康复期要尽快培养患者的生活自理能力。

（6）心理护理：理解、关心、体贴患者，消除患者的焦虑和恐惧情绪，向患者及其家属耐心解释各项治疗和护理措施，使患者及其家属能积极配合治疗。

五 健康教育

1. 祛除影响下肢静脉回流的因素，避免长时间站立和坐位，坐时尽量双膝不交叉，休息时抬高患肢。

2. 保持大小便通畅，维持标准体重，注意加强体育锻炼，增强血管壁弹性。

3. 非手术患者坚持使用弹力袜或弹性绷带。手术后应继续使用弹性绷带或弹力袜1~3个月。

4. 活动时注意保护患肢，避免外伤引起曲张静脉破裂、出血。

第二节　血栓闭塞性脉管炎患者的护理

血栓闭塞性脉管炎是一种周围血管慢性节段性炎症，主要累及四肢中、小动脉，尤以下肢明显。

一、临床表现

起病隐匿，进展缓慢，常呈周期性发作，患者多为25~45岁的青壮年男性，绝大多数有吸烟嗜好。根据病程的演变、肢体缺血的程度，可依次分为3期。

（一）局部缺血期

以血管痉挛为主，动脉供血不足，主要表现为间歇性跛行。患者自觉患侧肢端麻木、发凉、怕冷，随着病情的发展逐渐加重。体格检查患肢皮温稍低，足背动脉和/或胫后动脉搏动较弱。

（二）营养障碍期

患肢即使在休息状态下仍然因缺氧而疼痛不止，夜间尤为明显，称为"静息痛"。患者常屈膝抱足以缓解疼痛，故屈膝抱足为此期患者的典型体位。体格检查患肢皮温明显降低，苍白或紫斑，皮肤干燥，汗毛脱落，趾（指）甲增厚变形，小腿肌肉萎缩，足背、胫后动脉搏动消失。

（三）组织坏死期

患肢动脉完全闭塞，肢体远端发生干性坏疽，趾（指）端干枯发黑，并向近端延伸。坏死组织脱落后可形成经久不愈的溃疡，若继发感染，则呈湿性坏疽。

二、护理评估

（一）健康史

评估患者有无吸烟嗜好，有无受寒及外伤史，同时了解患者的一般情况，如年龄、性别、婚姻、文化、职业、饮食、睡眠等。

（二）身体状况

1. 症状和体征　了解患侧肢端是否有麻木、发凉、畏寒，了解患者疼痛的部位、性质、程度、持续时间，有无诱因及加重因素，有无肢体功能障碍，生活自理能力如何，有无心理反应及行为的改变。

2. 辅助检查 监测双侧肢体对应部位皮肤的温度，相差 2 ℃以上有诊断意义。做肢体抬高试验时，患者平卧，患肢抬高 45°，维持 3 min 后足部皮肤呈苍白或蜡黄，自觉疼痛麻木，让患者坐起，下肢自然下垂于床沿，足部皮肤变潮红或发绀，即为阳性，说明下肢供血明显不足。超声检查和动脉造影可确定病变血管及侧支循环的情况。

（三）心理-社会状况

患者往往因患肢剧烈疼痛、周期性发作、劳动力明显下降等因素而产生焦虑的情绪，同时对本病可能引起患肢残疾而产生悲观、绝望的心理反应，从而对生活及治疗失去信心。

三 护理诊断

1. **疼痛** 与患肢缺血、组织坏死有关。
2. **皮肤完整性受损** 与患肢远端供血不足、组织缺血缺氧有关。
3. **活动无耐力** 与患肢供血不足有关。
4. **焦虑、悲观** 与患肢剧烈疼痛、久治不愈、肢体残疾有关。
5. **潜在并发症**：慢性溃疡、感染、坏疽。

四 护理措施

（一）术前护理

1. 患肢护理 防止外伤，注意保暖，促进血管扩张，但应避免热疗，以免增加组织需氧量，加重肢体病变程度。保持足部清洁、干燥，有足癣者要及时治疗，以免继发感染。若已发生皮肤溃疡或坏疽，应保持局部皮肤清洁干燥，避免受压及刺激，加强创面换药，遵医嘱应用抗生素。

2. 疼痛护理 早期可遵医嘱应用血管扩张药，联合中医药治疗等，可应用低分子右旋糖酐，以减少血液黏稠度、改善微循环；中晚期可遵医嘱应用麻醉性镇痛药，必要时可用连续硬膜外阻滞镇痛。

3. 术前准备 做好手术前的皮肤准备。如需植皮，应做好供皮区的皮肤准备。

4. 心理护理 患者常有焦虑、恐惧、悲观的心理，从而对治疗和生活丧失信心。医护人员要同情、体贴、关心患者，给予患者心理支持，帮助其树立战胜疾病的信心，积极配合治疗及护理。

（二）术后护理

1. 一般护理 静脉手术后抬高患肢30°，并制动1周。动脉手术后平放患肢，并制动2周。对卧床制动者，应鼓励其做足背伸屈活动，以利于静脉血回流。

2. 病情观察 密切观察血压、脉搏及伤口渗血等情况，特别警惕吻合口大出血等情况的发生。血管重建术后及动脉血栓内膜剥除术后，需观察患肢远端的皮肤温度、色泽、感觉及脉搏强度，以判断血管通畅度。常温下患肢皮温一般较正常侧低2℃以上，应定时用半导体测温计测量皮肤温度，两侧对照，做好记录，以观察疗效。观察术后肢体肿胀的情况，主要由组织间液增多及淋巴回流受阻所致，一般可在数周内消失。

3. 防止感染 密切观察患者的体温变化及伤口情况，如体温增高且伤口有红、肿、热、痛时，应及时报告医师，遵医嘱应用抗生素。

4. 引流管护理 引流管通常放置于血管鞘膜外，注意观察引流的量、颜色及性状，保持引流管通畅，维持有效引流，并准确记录。

5. 功能锻炼 鼓励患者早期在床上活动，进行肌肉收缩和舒张的交替运动，以促进血液回流和组织间液重吸收，有利于减轻患肢肿胀，防止下肢深静脉血栓形成。

6. 心理护理 术后给予患者及其家属心理上的支持，向其解释术后恢复的过程。帮助患者消除悲观情绪，树立信心，促进身心健康，使其密切配合治疗和护理。

五 健康教育

1. 向患者介绍吸烟与本病的关系，使患者主动戒烟。
2. 指导患者正确着装，衣裤、鞋袜要足够保暖且稍宽大、柔软，避免在寒冷的环境中暴露肢体。
3. 指导患者坚持做Burgers锻炼，但合并溃疡或坏疽的患者应制动休息。
4. 对患者做好饮食指导，选择低糖、低胆固醇、低脂的饮食，多摄取维生素，维持血管平滑肌的弹性，并保持大便通畅。
5. 对患者做好用药指导。患者应遵医嘱服用抗血小板聚集、抗凝、降脂及降压药，每1~2周复查凝血功能。
6. 对患者做好出院指导，3~6个月定期门诊复查。

（崔丽娟）

第二十二章 泌尿系统损伤患者的护理

第一节 肾损伤患者的护理

肾损伤多见于青壮年男性，分为开放性损伤和闭合性损伤。开放性损伤以刀刃、枪弹等锐器直接贯穿所致；闭合性损伤以腰腹部撞击、跌伤等钝性暴力所致。临床上以闭合性肾损伤多见。

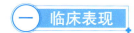

一、临床表现

（一）血尿

血尿是肾损伤的主要症状。肾挫伤时血尿轻微，多为镜下血尿。

（二）休克

肾全层裂伤、肾蒂伤或合并其他脏器损伤时，因创伤、强烈精神刺激及大量失血常并发休克，可危及生命。

（三）疼痛

出血或尿外渗使肾包膜张力增加，加上肾周软组织损伤，可引起腰腹部疼痛。当血凝块堵塞输尿管时可诱发肾绞痛，若血液、尿液渗入腹腔或者患者合并腹内脏器损伤时，可出现全腹疼痛和腹膜刺激征。

（四）腰腹部肿块

肾周血肿和尿外渗使局部隆起形成肿块，伴有明显触痛和肌紧张。通过观察腰腹部肿块的大小可以判断出血及尿外渗的变化情况。

（五）发热

外渗的血液和尿液可产生吸收热，若继发感染引起肾周脓肿，患者可出现寒战、高热及全身感染中毒的症状。

二 护理评估

(一) 健康史

了解患者的年龄、性别、职业等情况。了解患者的受伤史,包括受伤的原因、时间、地点及暴力的性质、强度和作用部位。了解患者伤后的病情变化及就诊前的处理情况。

(二) 身体状况

1. 症状和体征 了解患者疼痛的部位、性质、程度、持续时间,有无诱因及加重因素,有无血尿、休克等表现,有无心理反应及行为的改变。

2. 辅助检查

(1) 血、尿常规检查:判断血尿程度及有无尿路感染。若血液中血红蛋白、红细胞计数及红细胞压积持续降低,则表明有活动性出血,白细胞计数及中性粒细胞分类增多提示有感染的存在。

(2) 影像学检查:根据病情轻重,有选择地进行B超检查、CT检查及排泄性尿路造影,其中首选B超检查,若患者血压不稳或伴有休克,应行床旁B超检查。

(三) 心理-社会状况

肾损伤属于突然意外损伤,患者没有心理准备,缺乏对伤情的认知。损伤后疼痛、血尿的出现,加之担忧肾功能的影响及今后的生活质量,往往使患者产生焦虑、恐惧的心理反应。

三 护理诊断

1. **组织灌注量不足** 与失血、疼痛、创伤有关。
2. **疼痛** 与肾损伤、肾周血肿、尿外渗有关。
3. **焦虑与恐惧** 与肾损伤、血尿、担心预后有关。
4. **潜在并发症:感染、休克。**

四 护理措施

(一) 非手术治疗及术前护理

1. 卧床休息 绝对卧床休息是非手术治疗中最重要的措施,可减少再出血的发生。一般卧床2～4周，直至血尿消失后1周才能下床活动，过早离床活动可能诱发或加重出血。

2. 配合治疗　迅速建立静脉通道，及时输液、输血，维持正常血容量，防止休克。遵医嘱给予止血药、抗生素，必要时使用镇静镇痛药，但诊断未明确时不宜使用镇痛药。

3. 密切观察并监测病情　严密监测生命体征，一般每1～2小时监测1次血压、脉搏、呼吸、意识及全身情况，以尽早发现休克，休克患者则须每15～30分钟监测1次。特别注意观察并记录患者的尿量、尿色、腰腹部包块的变化及有无腹膜刺激征的出现，监测血、尿常规。经积极的非手术治疗，出现下列情况之一者应及时向医师汇报并做好急诊手术前常规准备：经积极抗休克治疗仍未见好转；血尿进行性加重；腰腹部包块继续扩大；出现明显的腹膜刺激征；血红蛋白与红细胞压积进行性下降。

（二）术后护理

1. 一般护理　生命体征平稳者常规取半卧位。肾切除术后需卧床休息2～3天，肾修补术、肾部分切除术后需卧床休息至少2周，以免引起继发性出血。

2. 病情观察

（1）观察患者生命体征的变化、伤口的渗血渗液情况及有无感染的出现。

（2）肾周引流液的量和性状。

（3）观察患者血尿及尿量情况，监测肾功能及血、尿常规。

3. 禁食　一般禁食1～2天，有腹膜炎的患者须待肛门排气后才能逐步进食。早期饮食以流质、半流质为主。鼓励患者多饮水，避免摄入易产气的食物，以减轻腹胀的发生。

4. 使用抗生素　遵医嘱使用抗生素预防感染，静脉输液，补充水、电解质，维持体液平衡。保持伤口的清洁干燥，及时换药，做好相应引流管的护理。

5. 心理护理　关心、爱护患者，向患者耐心解释血尿与病情的关系，消除患者的顾虑。

五 健康教育

（一）防压疮和肌肉萎缩指导

需长期卧床的严重肾损伤患者，应适时翻身和改变体位，以预防压疮，同时进行肌肉锻炼，以防止四肢肌肉萎缩。

(二)引流管护理指导

向患者说明保留各引流管的意义及注意事项。

(三)活动指导

绝对卧床休息有利于预防肾再度出血。因为肾挫裂伤4~6周后肾组织才趋于愈合,过早活动易使血管内凝血块脱落,可继发出血。伤后2~3个月不宜参加体力劳动或剧烈运动。

(四)健侧肾脏保护指导

严重损伤致肾脏切除后,患者应注意保护对侧肾脏,尽量不服用对肾脏有损害的药物,如氨基糖苷类抗生素等。必要时在医师指导下服药,以免造成健侧肾功能的损害。

第二节 膀胱损伤患者的护理

膀胱损伤多发生在充盈时,按损伤后膀胱是否与外界相通可分为开放性损伤和闭合性损伤。开放性损伤由刀、刺等锐器或子弹贯通所致,可产生尿瘘;闭合性损伤多由下腹部撞击、挤压等钝性暴力而引起,极少数病例属医源性损伤,如由下腹部手术、难产而引起。

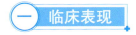

一、临床表现

(一)休克

伴有骨盆骨折的患者往往因大出血和剧烈疼痛而引起失血性或创伤性休克。膀胱破裂致尿外渗后可引起严重感染,从而引发感染性休克。

(二)血尿与排尿困难

膀胱挫伤较轻的患者往往仅表现为镜下血尿,损伤重的患者可呈肉眼血尿。若血凝块阻塞膀胱出口或尿道,可伴有排尿困难。膀胱破裂患者由于尿液外漏至腹腔或膀胱周围,膀胱空虚,仅排出少量血尿或仅有尿意而无尿排出。

(三)腹痛

膀胱挫伤患者仅有下腹疼痛和压痛。腹膜内型膀胱破裂患者因继发明显的腹膜炎，表现为全腹压痛、反跳痛、肌紧张及移动性浊音；腹膜外型膀胱破裂患者可出现下腹部疼痛、压痛及肌紧张，直肠指检可发现直肠前壁有触痛及积液。

（四）尿瘘

开放性贯通伤患者，尿液可从伤口、直肠、阴道等途径流出，形成尿瘘。

二、护理评估

（一）健康史

了解患者的年龄、性别、职业等情况。了解患者的受伤史，包括受伤的原因、时间、地点，暴力的性质、强度及其作用部位，以及伤后的病情变化和就诊前的处理情况。

（二）身体状况

1. 症状和体征　了解疼痛的部位、性质、程度、持续时间，有无诱因及加重因素，有无血尿、休克等表现，有无心理反应及行为的改变。

2. 辅助检查

（1）膀胱测漏试验：膀胱破裂时，导尿管虽可顺利插入膀胱，但仅能引出少量血尿。经导尿管注入0.9%的氯化钠溶液200 ml，稍待片刻回抽，若抽出液体量明显＜200 ml，则提示膀胱破裂。

（2）X线检查：腹部X线片可帮助了解有无骨盆骨折。经尿管注入造影剂进行膀胱造影，可显示膀胱破裂的部位和程度，有确诊意义。

（3）其他检查：除血、尿常规检查外，B超检查可帮助判断有无腹腔内脏器损伤及内出血。

（三）心理-社会状况

患者由于担心损伤会给生命带来威胁、留下后遗症等问题，容易产生焦虑和恐惧的心理，护士应评估患者焦虑和恐惧的原因和程度，了解患者及其家属对疾病的认知程度，以及家庭对治疗所需费用的承受能力。

三、护理诊断

1. 组织灌注量不足　与失血、疼痛、创伤有关。
2. 疼痛　与肾损伤、肾周血肿、尿外渗有关。

3. **焦虑与恐惧** 与肾损伤、血尿、担心预后有关。
4. **潜在并发症**：感染、休克。

四 护理措施

（一）非手术治疗患者的护理

1. 一般护理 患者生命体征平稳后取半卧位，对休克患者可安置为平卧位或仰卧中凹位。尽快建立静脉输液通道，必要时输血，防治休克。遵医嘱使用止血药、抗生素等。患者应多饮水，进食营养丰富的食物，若有腹痛、腹胀等腹膜炎的表现，应常规禁食、禁饮、胃肠减压。

2. 病情观察与记录 密切观察并记录患者的生命体征、腹部体征、血尿及排尿情况。合并骨盆骨折的患者，应特别注意有无休克的发生。如出现休克征象，应及时向医师汇报并协助抢救。

3. 留置导尿的护理 膀胱挫伤及早期较小的膀胱破裂，一般留置导尿1～2周。

（二）手术治疗患者的护理

1. 术前护理 大部分膀胱破裂的患者需要手术治疗，应做好术前常规准备。

2. 术后护理 术后参照腹部手术后常规护理。此外，还应做好耻骨上膀胱造瘘的护理：妥善固定导管，避免过度牵拉和脱落；观察并记录引流液的量和性状，保持引流通畅，如有血块阻塞，应做冲洗；及时更换瘘口周围敷料，保持皮肤清洁干燥，必要时涂氧化锌软膏予以保护。暂时性造瘘一般保留1～2周，拔管前试行夹管1天，能自行通畅排尿才能拔除。对长期造瘘的患者，应定期更换造瘘管，橡胶管每隔2周更换1次，硅胶管每隔4～6周更换1次。

五 健康教育

向患者介绍本病的基本知识，鼓励其多饮水，向其解释耻骨上膀胱造瘘的临床意义及注意事项，在引流期间要注意保护造瘘管的妥善固定，防止折叠、扭曲及外界压迫。伴骨盆骨折的患者要长期卧硬板床，应告知患者注意事项。

第三节 尿道损伤患者的护理

尿道损伤多见于青壮年男性，好发于尿道球部和膜部。球部损伤多见于骑跨伤，膜部损伤多见于骨盆挤压伤，极少数患者属医源性损伤。

一、临床表现

（一）休克

一般尿道损伤患者不会发生休克，仅有少数骨盆骨折所致的后尿道损伤，可因严重创伤、出血而引起休克。

（二）疼痛

尿外渗及出血引起的局部周围组织肿胀可使患者疼痛，排尿时疼痛加重。

（三）血尿与尿潴留

常见尿道外口有血迹或滴血，前尿道损伤出现初期血尿，后尿道损伤则为终末血尿。受肿胀的尿道周围组织的压迫，加上疼痛引发的尿道括约肌痉挛，可引起排尿困难，严重者可出现急性尿潴留。

（四）尿外渗

前尿道损伤时，阴茎、阴囊、会阴和下腹壁出现尿外渗，表现为会阴、阴囊处肿胀、青紫或瘀斑。后尿道损伤时，耻骨后间隙及膀胱颈周围出现尿外渗，若尿生殖膈撕裂，会蔓延至会阴和阴囊。尿外渗区域可继发感染、坏死、溃烂，并引起全身中毒症状。

二、护理评估

（一）健康史

了解患者的年龄、性别、职业等情况；了解患者的受伤史，包括受伤的原因、时间、地点，暴力的性质、强度及作用部位，以及伤后的病情变化和就诊前的处理情况。

（二）身体状况

1. 症状和体征 了解患者疼痛的部位、性质、程度、持续时间，有无诱因及加重因素，有无血尿、休克等表现，有无心理反应及行为的改变。

2. 辅助检查

（1）导尿试验：若能顺利进入膀胱，说明尿道损伤较轻，多为挫伤或部分裂伤。

（2）X线检查：可了解有无骨盆骨折，必要时从尿道口注入造影剂，可确诊损伤的部位及尿外渗的情况。尿道断裂可有造影剂外渗，尿道挫伤则无外渗现象。

（3）血、尿常规：可了解出血及感染情况。

（三）心理-社会状况

患者由于担心损伤会给生命带来威胁、今后排尿或性功能受影响等问题，容易产生焦虑和恐惧的心理。护士应评估患者焦虑和恐惧的原因及其程度，了解患者及其家属对疾病的认知程度，以及家庭对治疗所需费用的承受能力。

三、护理诊断

1. **组织灌注量不足**　与失血、疼痛、创伤有关。
2. **疼痛**　与肾损伤、肾周血肿、尿外渗有关。
3. **焦虑与恐惧**　与肾损伤、血尿、担心预后有关。
4. **潜在并发症：感染、休克。**

四、护理措施

（一）一般护理

1. **密切观察病情**　监测患者的生命体征和腹部情况，做好记录，若发现异常及时报告医师，并配合处理。
2. **防治休克**　迅速建立2条静脉通路，遵医嘱给予患者输液、输血，维持其体液平衡。在抗休克的同时，遵医嘱做好各项术前准备。
3. **卧床休息**　合并骨盆骨折的患者应睡硬板床，勿搬动患者。患者卧床期间应防止压疮的发生。
4. **预防感染**　监测患者的体温及白细胞，保持尿道口清洁，冲洗膀胱，观察引流情况，保持伤口清洁，使用抗生素。

（二）尿道扩张术的护理

1. **操作前评估**　操作前应了解尿道狭窄的部位及其程度。
2. **操作要求**　扩张时不宜用过细或过粗的尿道探子，手法要轻柔，切忌使用暴力，以免造成假道或大出血。
3. **术后观察**　观察有无穿破后尿道导致的前列腺及膀胱周围尿外渗，严密观察会阴、直肠、耻骨上区有无疼痛及排尿困难，一经发现应及时报告医师，并协助处理。观察患者有无尿频、尿急、尿痛及灼烧感。对术后数小时出现恶寒、高热、呕吐及全身不适者，应遵医嘱静脉应用广谱抗生素。

4. 术后护理 术后嘱患者休息，观察有无尿道口出血，损伤轻微且出血不多时，患者仅感尿道疼痛及轻微血尿，排尿时疼痛加重。患者应多饮水、口服抗生素，留院观察2~3 h。大出血时，血凝块可阻塞尿道，造成排尿困难，此时应遵医嘱及时给予处理，并应用止血药。

（三）心理护理

理解、关心、体贴患者，消除患者的焦虑和恐惧心理。向患者及其家属耐心解释各项治疗和护理措施，争取患者及其家属积极配合治疗。

五 健康教育

1. 告知患者骨盆骨折后长时间卧床等方面的注意事项，以及多饮水、进食易消化食物的意义。

2. 告知患者留置导尿管及膀胱造瘘的意义及注意事项，以及后期扩张尿道的意义及注意事项。

3. 教会患者自我观察排尿的方法，若发现排尿不畅、尿线变细等排尿异常时应及时就诊。

（崔丽娟）

第二十三章　泌尿系统结石患者的护理

泌尿系统结石是泌尿外科的常见病，根据其发生部位的不同可分为上尿路结石和下尿路结石。上尿路结石包括肾、输尿管结石；下尿路结石包括膀胱、尿道结石。近年来随着人们物质生活水平的提高，上尿路结石的发病率明显高于下尿路结石。泌尿系统结石多见于男性，男女发病率比例约为3∶1。常见的结石成分有草酸钙、磷酸钙、磷酸镁铵、尿酸、胱氨酸等。

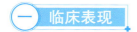

一、临床表现

（一）肾、输尿管结石

1. 肾绞痛　典型肾绞痛表现为腰部或上腹部阵发性剧痛，并沿输尿管向下腹部、会阴部和大腿内侧放射，常伴有恶心、呕吐、大汗淋漓、面色苍白等症状，往往发作突然，持续时间不等，有间歇期，发作期间肾区有明显叩痛、深压痛。

2. 血尿　血尿紧随疼痛出现，多在体力活动或运动后发生，主要由于结石移动损伤肾输尿管黏膜而引起，一般表现为镜下血尿，损伤较重时可出现肉眼血尿。

3. 常见并发症　结石梗阻可引起严重的肾积水，可触及增大的肾脏。继发急性肾盂肾炎或肾积脓时，可有发热、畏寒、脓尿、膀胱刺激征等表现。结石嵌顿引起上尿路完全性梗阻时可导致急性无尿及肾功能不全。

（二）膀胱结石

膀胱结石好发于10岁以下的男童及老年男性，与营养不良、低蛋白饮食及尿液潴留膀胱有关。近年来随着人们物质生活水平的提高，其发病率明显下降。膀胱结石主要表现为排尿困难、血尿及反复发作的膀胱刺激征，疼痛常放射至前尿道和阴茎头部。排尿时结石可随尿流阻塞尿道内口，使排尿突然中断，跳跃或改变体位后又能继续排尿，患者往往出现终末期血尿，合并感染后可表现为脓尿。

（三）尿道结石

临床表现为排尿困难、尿痛，重症患者尿流呈点滴状，甚至造成急性尿潴留，合并感染会引起明显的尿频、尿急、尿痛。前尿道结石可扪及硬结，后尿道结石经直肠指检可扪及。

二 护理评估

(一) 健康史

了解患者的年龄、性别、职业及饮食和饮水的习惯,了解其有无特殊嗜好,以及既往史及发病情况。

(二) 身体状况

1. 症状和体征 了解患者疼痛的部位、性质、程度、持续时间,有无诱因及加重因素。了解患者呕吐的程度,是否影响水、电解质和酸碱平衡。了解患者有无结石排出,有无心理反应及行为的改变。

2. 辅助检查

(1) 尿液检查:检查有无血尿及其程度,合并感染时可见脓细胞。

(2) 影像学检查:诊断泌尿系统结石最常用的方法。90%以上的结石能通过X线检查发现。B超能发现X线片不能显示的小结石和透X线结石。输尿管肾镜检查适用于其他方法不能确诊或同时需要治疗的上尿路结石。膀胱镜检查可直观膀胱内结石,同时可以行钳夹取石。

(三) 心理-社会状况

因疼痛和排尿困难常引起患者焦虑和烦躁不安。疗效不佳和结石反复发作会加重患者的心理负担,而面临手术时患者往往会紧张和恐惧。

三 护理诊断

1. **疼痛** 与尿路梗阻、感染及结石移动有关。
2. **排尿异常** 与尿路梗阻、感染有关。
3. **焦虑** 与疼痛、排尿困难及担心疗效、复发有关。
4. **潜在并发症**:出血、感染、尿潴留、肾积水、肾功能不全等。
5. **知识缺乏** 缺乏有关结石的防治知识。

四 护理措施

(一) 非手术治疗患者的护理

1. 疼痛护理 疼痛剧烈的患者,应将其安置于舒适的体位,适当卧床休息。

遵医嘱给予解痉镇痛药（如阿托品、哌替啶等），也可以配合针刺镇痛，指导其进行深呼吸或通过局部热敷减轻其疼痛。

2. 促进结石排出　嘱患者多饮水，保证每天饮水量在 3000 ml 以上，维持每天尿量在 2000～3000 ml。大量饮水可对泌尿道有冲刷作用，对合并感染的患者还可促进引流，有利于感染的控制。指导患者适当运动（如跑步、跳跃等），以促进输尿管蠕动，有助于结石下移并排出。

3. 使用药物　遵医嘱使用抗生素、利尿药、排石及溶石药物，注意观察疗效。根据结石成分和尿 pH 的测定，遵医嘱让患者口服枸橼酸钾、碳酸氢钠等以碱化尿液，可防治尿酸和胱氨酸结石。口服氯化铵酸化尿液可防治磷酸钙及磷酸镁铵结石。

4. 观察结石排出的情况　观察并记录尿液的颜色、性状、量及排尿情况，嘱患者排尿于容器中，以便于观察结石排出的情况。如有结石排出，用纱布或过滤网过滤尿液，通过化验分析其成分有助于指导患者的饮食结构和尿 pH 的调整。

5. 饮食指导　根据结石成分对患者进行饮食指导，避免大量摄入动物蛋白、精制糖和动物脂肪。草酸盐结石患者应少食菠菜、番茄、芦笋、马铃薯等含草酸较高的食物。尿酸盐结石患者应少食动物内脏、花生、豆类等食物及啤酒。含钙结石患者应限制摄入牛奶、巧克力、坚果等高钙饮食。

（二）体外冲击波碎石患者的护理

1. 碎石前患者的准备

（1）心理准备：向患者介绍碎石的作用原理、方法等，讲明碎石过程中会产生噪声，以解除患者的各种疑虑，强调碎石过程中保持固定体位的重要性，争取患者的主动配合。

（2）协助患者完成各项检查：协助患者完成血常规、出凝血时间、血小板、心电图、肝肾功能、尿液分析等各项检查。

（3）胃肠道准备：碎石前 3 天禁食肉、蛋及豆制品等易产气的食物，碎石前日晚服用缓泻剂或盐水灌肠，碎石当日晨禁食，以减少肠腔粪团和气体对治疗的影响。

（4）其他：膀胱壁段结石患者不得排尿，要求膀胱保持充盈。

2. 碎石后患者的护理

（1）饮食护理：根据患者的实际情况选择饮食，注意多饮水，以增加尿量，大量尿液可冲淡碎粒密度，促进结石排出。

（2）适当运动：碎石后患者一般在 24 h 后开始运动。体质好的患者，应鼓励其进行跳绳、爬楼梯、跑步等活动，老年人、心肺功能较差的患者可散步。运动宜在饮水后30 min进行，因这段时间尿量最多，可便于排石。肾下盏结石碎石后可采用头低位，并叩击患者背部以加速排石。巨大肾结石碎石后，因短时间内大量碎石突然填充输尿管而易发生堵塞，可继发感染，严重者可引起肾功能障碍，因此，碎石后患者应采用患侧卧位，适当卧床休息，以放缓结石排出的速度，防止"石街"拥挤现象的发生。

（3）病情观察：观察尿液的颜色、量及性状，注意尿流是否通畅及碎石沉渣的排出情况。收集尿中排出的碎石并送检行结石成分分析。碎石后2～3天可出现血尿、排尿困难及肾绞痛，一般无须特殊处理。若症状明显，遵医嘱给予解痉镇痛药、止血药等，口服2～3天抗生素以预防感染。碎石排净需要4～6周。

（三）手术治疗患者的护理

1. 术前护理 同非手术治疗的护理和常规腹部手术前准备。

2. 术后护理

（1）一般护理：术后常规卧床休息1～2周以减少出血。上尿路结石术后取健侧卧位或半卧位，以利于引流；膀胱镜碎石术后可适当变换体位，以促进结石的排出。鼓励患者多饮水，保证每天饮水量在3000～4000 ml，保持尿流通畅，肠蠕动恢复后即可进食。

（2）观察并记录病情：密切观察并记录患者的生命体征、尿液等情况，尤其要注意尿液的量、颜色及呼吸情况的观察。如尿量<30 ml/h，应警惕有无肾衰竭的发生；如出现气促、胸闷、呼吸困难等情况要考虑是否并发血气胸；尿液鲜红或血色进行性加深，应考虑术后出血。出现上述并发症应及时向医师汇报并协助处理。

（3）做好各种引流管的护理：泌尿系统结石患者术后常需安置的导管有肾周引流管、肾盂造瘘管、输尿管支架引流管、气囊导尿管、膀胱造瘘管等，护士必须了解各种引流管的安放部位及引流目的，做好常规护理。其中肾盂造瘘管一般不必常规冲洗，如引流不畅，应在严格无菌操作下低压小剂量冲洗，每次冲洗量不超过5 ml。

（4）做好伤口的护理：观察伤口有无感染，及时更换伤口敷料，保持瘘口周围皮肤清洁，并涂氧化锌乳膏予以保护。

五 健康教育

（一）知识宣教

告知患者尽早解除尿路梗阻、感染、异物等因素，以减少结石的形成。

（二）饮食指导

告知患者大量饮水以增加尿量及调节饮食可预防结石。

1. 含钙结石患者 宜食用含膳食纤维丰富的食物，限制牛奶、奶制品、豆制品、巧克力、坚果等含钙量高的食物，限制浓茶、菠菜、番茄、土豆、芦笋等含草酸量高的食物，避免大量摄入动物蛋白、精制糖和动物脂肪。

2. 尿酸结石患者 忌食动物内脏，限制各种肉类、鱼虾等富含嘌呤的高蛋白食物。

3. 胱氨酸结石患者 应限制含蛋氨酸的食物，如蛋、奶、肉、花生、小麦等。

（三）用药指导

告知患者应用影响代谢的药物以碱化或酸化尿液可预防结石复发。

（四）特殊性指导

告知患者伴甲状旁腺功能亢进必须摘除腺瘤或增生组织，长期卧床者必须进行适当的功能锻炼，以防止骨脱钙并减少尿钙的排出。

（五）复查指导

患者接受治疗后应定期行尿液化验、X线检查或B超检查。观察患者有无复发、残余结石情况。若出现腰痛、血尿等症状，应及时就诊。

（崔丽娟）

第二十四章　泌尿、男性生殖系统肿瘤患者的护理

第一节　肾癌患者的护理

泌尿系统肿瘤大多数属于恶性肿瘤，50~60岁男性好发，最常见的是膀胱癌，其次是肾癌，近年来前列腺癌有明显增长的趋势。肾癌亦称肾细胞癌，病因尚不清楚，与吸烟、肥胖、职业、家族遗传等有关；膀胱癌与长期接触染料、橡胶塑料、油漆、苯胺类化学物质及吸烟有关。

一、临床表现

主要为血尿、疼痛和肿块，早期无明显症状。

1. 血尿、疼痛和肿块　间歇性无痛性肉眼血尿为常见症状，疼痛常为腰部钝痛或隐痛，血块通过输尿管时可诱发肾绞痛。肿瘤较大时可在腹部或腰部触及肿块，质坚硬。

2. 肾外表现　常见的表现有发热、高血压、红细胞增多、红细胞沉降率快、消瘦、贫血等。

二、护理评估

（一）健康史

了解患者的年龄、性别、职业、吸烟史，有无泌尿系统肿瘤的家庭史。

（二）身体状况

1. 症状和体征　了解患者疼痛的部位、性质、程度、持续时间，有无诱因及加重因素，有无心理反应及行为的改变。

2. 辅助检查

（1）B超检查简单易行，发现肾癌的敏感性高，能鉴别肾实质性肿块与囊性病变。

（2）X线检查可见肾外形增大、不规则，偶有钙化影。

（3）排泄性尿路造影可见肾盏、肾盂因受肿瘤挤压而有不规则变形、狭窄、拉长或充盈缺损。

（4）CT检查、MRI检查和肾动脉造影有助于早期诊断和鉴别肾实质内肿瘤的性质。

(三) 心理-社会状况

了解患者是否知情，是否接受患病的事实，了解家属对患者的支持情况。了解患者对治疗方法、预后的认知程度，以及家庭的经济承受能力。

三 护理诊断

1. **焦虑/恐惧** 与对癌症的恐惧、害怕手术、担心预后有关。
2. **营养失调：低于机体需要量** 与长期血尿、癌肿消耗、手术创伤有关。
3. **潜在并发症：出血、感染**。

四 护理措施

(一) 术前护理

1. **营养支持** 给患者提供色香味俱全的食物，增进患者食欲，必要时给予肠外营养支持。
2. **心理护理** 术前根据患者的情况做耐心的心理疏导，以消除其焦虑、恐惧、绝望的心理。

(二) 术后护理

1. **体位与活动** 术后麻醉期已过、血压平稳者取半卧位。肾癌根治术患者应早期下床活动。行部分切除术患者常需卧床3~7天，应避免过早下床活动，防止引起手术部位出血。
2. **病情观察** 严密观察患者的生命体征，保证输血、输液通畅，防治休克。肾癌切除同时行腔静脉取瘤栓术后的患者，需留置导尿管，同时应监测其24 h尿量、尿蛋白及肾功能，以防止肾衰竭。注意观察健肾功能，术后连续3天准确记录24 h尿量，且观察第1次排尿的时间、尿量、颜色。若术后6 h仍无排尿或24 h尿量较少，说明健肾功能可能有障碍，应及时通知医师。
3. **并发症的护理**

（1）出血：术中和术后出血是肾部分切除最主要的并发症。护理时应注意监测患者生命体征的变化。若患者引流液较多、色鲜红且较快凝固，同时伴有血压下降、脉搏增快等低血容量休克的表现时，常提示出血，应及时报告医师并协助处理。遵医嘱应用止血药，给予出血量大、血容量不足的患者输液和输血，对经处理后出血仍未能停止者，应积极做好手术止血准备。

（2）腹胀：患者一般在术后2～3天胃肠功能恢复正常，肛门排气后症状可迅速缓解。

4. 引流管的护理 保持引流通畅，观察引流液的颜色、性状及量，若无引流物排出，肾周引流管即可拔除。

五 健康教育

告知患者定期复查肝、肾、肺等脏器，以及早发现转移病灶。

第二节 膀胱癌患者的护理

膀胱癌是泌尿系统最常见的肿瘤。40岁以后发病率逐渐增加，60～70岁达到高峰，男女发病比例约为4∶1。

一 临床表现

（一）血尿

血尿是膀胱癌最常见和最早出现的症状。常表现为间歇性无痛性肉眼血尿，出血可自行停止。出血量与肿瘤的大小、数目、恶性程度并不呈正比。

（二）尿频、尿急、尿痛

尿频、尿急、尿痛多为膀胱癌的晚期表现。

（三）排尿困难和尿潴留

排尿困难和尿潴留由三角区及膀胱颈部肿瘤梗阻膀胱出口所致。

（四）其他

骨转移者有骨痛，腹膜后转移或肾积水可出现腰痛。

二 护理评估

（一）健康史

了解患者的年龄、性别、职业，有无长期接触致癌物质，有无诱发肿瘤的病因，有无其他疾病史。

（二）身体状况

1. 症状和体征 了解患者疼痛的部位、性质、程度、持续时间，有无诱因及加重因素，有无心理反应及行为的改变。

2. 辅助检查

（1）实验室检查：在患者的新鲜尿液中易发现脱落的肿瘤细胞，可作为初步的筛选诊断。

（2）影像学检查：B超检查可发现直径0.5 cm以上的膀胱肿瘤，排泄性尿路造影可了解肾盂、输尿管有无肿瘤，CT检查、MRI检查可了解肿瘤浸润深度及局部转移病灶。

（3）膀胱镜检查：能直接观察肿瘤的位置、大小、数目、形态、浸润范围等，并可取活组织检查，有助于确定诊断和治疗方案。

（三）心理社会状况

了解患者及其家属对病情、拟采取的手术方式、术后并发症、尿流改道的认知程度，以及家庭的经济承受能力。

三 护理诊断

1. **焦虑/恐惧** 与对癌症的恐惧、害怕手术、担心预后有关。
2. **营养失调：低于机体需要量** 与长期血尿、癌肿消耗、手术创伤有关。
3. **自我形象紊乱** 与尿流改道术后留置造口、化学治疗导致脱发等有关。
4. **潜在并发症：出血、感染、尿瘘、膀胱穿孔、尿失禁、代谢异常等。**

四 护理措施

（一）术前护理

1. 注意休息 病程长、体质差、晚期肿瘤出现明显血尿者，应卧床休息。

2. 饮食护理 给予患者高蛋白、高热量、高维生素、易消化的饮食。

3. 病情观察 每天观察和记录排尿的量、性状及血尿程度。

4. 术前准备 膀胱部分切除术的患者，嘱其手术日晨勿排尿，以便术中识别膀胱。行根治性膀胱切除术的患者必须做肠道准备。术前3天开始口服肠道不吸收的抗生素，少渣半流质饮食，每晚灌肠，术前常规禁食、禁饮，术日晨清洁灌肠。行膀胱全切双侧输尿管皮肤造口术的患者，应做好腹部皮肤准备。

5. 心理护理 根据患者的具体情况做耐心的心理疏导，向患者说明膀胱癌根治术后虽然改变了正常的排尿生理，但可避免复发、延长寿命、提高生活质量，以消除其焦虑、恐惧、绝望的心理。

（二）术后护理

1. 体位 麻醉期已过、血压平稳者取半卧位。膀胱全切除术后的患者应卧床8～10天。

2. 病情观察 严密观察患者的生命体征，保证输血、输液通畅。早期发现休克，及时进行治疗和护理。

3. 休息与活动 术后6～12周，应避免久坐、重体力劳动、性生活等，多参与日常活动及轻度、可耐受的锻炼。

4. 饮食护理 膀胱部分切除和膀胱全切双输尿管皮肤造口术后的患者，待肛门排气后，可进富含维生素及营养丰富的饮食。回肠膀胱术、可控膀胱术后患者的饮食遵循肠吻合术后的饮食原则，禁食期间给予静脉营养。经尿道膀胱肿瘤电切术后6 h可正常进食。多饮水可起到内冲洗的作用。

5. 预防感染 定时测体温及血白细胞水平的变化，保持伤口清洁干燥，定时翻身、促进排痰。若痰液黏稠，应采取雾化吸入、适当活动等措施以预防感染的发生。

6. 引流管的护理 准确做好标识，妥善固定，保持通畅，观察并记录引流液的颜色、性状、量，发现异常及时报告医师，并协助其处理。

7. 膀胱灌注化疗的护理 膀胱灌注化疗主要适用于膀胱保留术后能憋尿的患者。膀胱灌注化疗可预防或推迟肿瘤复发。

（1）化疗时间：病情允许时，术后半个月行化疗。

（2）化疗药物：常用化疗药物是免疫抑制剂卡介苗（Bacillus Calmette-Guérin，BCG）或抗癌药。

（3）化疗方案：遵医嘱将免疫抑制剂BCG或抗癌药灌注入膀胱，每周灌注1次，共6次，以后每个月1次，持续2年。

（4）灌注方法：患者灌注前4 h禁饮水，排空膀胱。灌注时保持病室温度适宜，充分润滑导尿管，常规消毒外阴及尿道口，将用蒸馏水或等渗盐水稀释的药液灌入膀胱内，保留0.5～2.0 h，每15～30分钟轮换体位1次，分别取俯卧位、仰卧位及左、右侧卧位。灌注后嘱患者大量饮水，以稀释尿液、降低药物浓度，从而减少对尿道黏膜的刺激。

（5）注意事项：如有化学性膀胱炎、血尿等症状，遵医嘱延长灌注时间间隔、减少剂量、使用抗生素等，特别严重者暂停膀胱灌注。

8. 造口护理 尿流改道术后留置腹壁造口的患者需终身佩戴造口集尿袋。应保持造口皮肤清洁干燥，注意观察造口的颜色和状态，及时清理造口及周围皮肤的黏液，使尿液顺利流出。当造口周围出现因细菌分解尿酸形成的白色沫状结晶物时，可先用白醋清洗，再用清水清洗。

9. 新膀胱冲洗的护理

（1）冲洗目的：预防代膀胱的肠黏液过多引起管道堵塞。

（2）冲洗时机和次数：一般术后第3天开始行代膀胱冲洗，1～2次/天，肠黏液多者可适当增加次数。

（3）冲洗方法：患者取平卧位，用0.9%的氯化钠溶液或5%的碳酸氢钠溶液作为冲洗液，温度控制在36 ℃左右。每次用注射器抽取30～50 ml溶液，连接膀胱造瘘管后注入冲洗液，低压缓慢冲洗，并开放导尿管引出冲洗液，反复冲洗至冲洗液清亮为止。

10. 并发症的护理

（1）出血：若患者出现血压下降，脉搏加快，引流管内引出鲜血，每小时超过100 ml以上且易凝固，提示活动性出血，应报告医师并及时处理。

（2）感染：加强各项基础护理措施，保持伤口的清洁、干燥，敷料渗湿时要及时更换。更换引流袋时应严格无菌操作。监测患者的体温、伤口、血常规及尿常规，若发现体温升高、白细胞和中性粒细胞计数升高等感染征象时，应及时报告医师并协助其处理。

（3）膀胱穿孔：多发生在膀胱侧壁，由闭孔反射所致，一般为腹膜外穿孔，经适当延长导尿管的留置时间，大多数可自行愈合。

（4）尿瘘：指导患者养成定时排尿、及时排尿的习惯，避免长时间憋尿，以预防新膀胱自发破裂。若发现盆腔引流管引流出尿液、伤口部位渗出尿液、导尿管引流量减少等尿瘘征象时，应嘱患者取半坐卧位，保持各引流管通畅，盆腔引流管做低负压吸引，同时遵医嘱使用抗生素。

（5）尿失禁：发生尿失禁的患者，应指导其通过记录排尿日记、观察尿垫以监测尿失禁的程度。嘱患者睡前完全排空膀胱，夜间用闹钟唤醒2～3次，以减少夜间尿失禁的程度。告知患者坚持盆底肌肉功能锻炼以辅助控尿。

五、健康教育

1. 告知患者坚持锻炼、进行自我保护。
2. 教会尿流改道术后腹部佩戴接尿器的患者进行自我护理。
3. 指导新膀胱造瘘口愈合后的患者进行新膀胱训练。
4. 定期复查，向患者强调定期复查的重要性。

（崔丽娟）

第二十五章 良性前列腺增生患者的护理

良性前列腺增生简称"前列腺增生",是老年男性的常见病。目前认为其主要与年龄和男性激素增加两大因素有关。

一、临床表现

1. 尿频是患者最常见的早期症状。
2. 进行性排尿困难是患者最重要的症状。
3. 患者可出现尿急、尿痛等膀胱刺激症状,后期可继发肾积水和肾衰竭。

二、护理评估

(一)健康史

了解患者的年龄、发病诱因、既往排尿困难情况及治疗经过,有无其他伴随疾病,如心脑血管疾病、肺气肿、糖尿病等。

(二)身体状况

1. 症状和体征 了解患者的排尿情况,有无尿频、排尿困难等情况。了解患者的年龄和用药情况,有无心理反应及行为的改变。

2. 辅助检查

(1)直肠指诊:可触及增大的前列腺并可初步判断前列腺的大小及性质,简单、方便,可作为首选检查方法。

(2)B超检查:可测量前列腺体积、膀胱残余尿量、有无继发结石等。如残余尿量>60 ml,提示膀胱逼尿肌已失代偿,应手术治疗。

(3)尿流动力学检查:可评定尿流梗阻的程度。若最大尿流率<15 ml/s,表示排尿不畅;如最大尿流率<10 ml/s,提示梗阻较严重。

(三)心理-社会状况

了解老年人的心理反应,评估患者及其家属对疾病拟采取的治疗方法及其可能导致并发症的认知程度,以及家庭的经济承受能力等。

三、护理诊断

1. **排尿异常** 与膀胱出口梗阻、逼尿肌损害等有关。
2. **睡眠形态紊乱** 与夜间尿频有关。
3. **潜在并发症**：出血、感染。

四、护理措施

（一）非手术治疗患者的护理

1. **紧急处理** 对并发急性尿潴留的患者，应及时导尿，必要时配合医师行耻骨上膀胱造瘘，并做好相应的护理。
2. **一般护理** 嘱患者多饮水，多吃蔬菜、水果及粗纤维食物，忌饮酒及辛辣食物，保持大便通畅，防止便秘，注意保暖，防止因受凉而感冒。
3. **遵医嘱用药** 遵医嘱指导患者用药，并注意观察用药后尿频及排尿困难是否有改善。目前治疗前列腺增生的药物可大致分为三大类，即5α-还原酶抑制剂、α受体阻滞剂和植物药。

（二）手术治疗患者的护理

1. **术前护理** 做好患者的一般护理，鼓励患者适当运动，练习深呼吸及有效咳嗽。术前完成有关脏器功能的检查，评估患者术前的手术耐受力，纠正其不良状态，做好术前常规准备。
2. **术后护理**

（1）术后一般护理：术后平卧，6 h后若无特殊情况可取半卧位，术后1周逐渐离床活动，鼓励患者适当床上活动，协助患者翻身、咳嗽、排痰，防止肺部感染。术后常规禁食、禁饮，1~2天肛门排气后逐步进食，注意多饮水，多吃粗纤维饮食，防止便秘，术后1周内禁止肛管排气或灌肠，以免诱发出血。妥善固定各种引流管，保持伤口清洁干燥及引流通畅。

（2）病情观察与记录：严密观察并记录患者的生命体征、尿量、尿色及排尿情况。注意观察患者有无出血、感染，引流是否通畅，引流液的量及性状，以及心肺功能等情况。

（3）控制出血的护理：术后最初几天通常会出现血尿，起初颜色较红，可逐渐变浅、消失。除应用止血药外，需用三腔气囊导尿管压迫止血。术后6~10天可能会因为组织坏死、用力排便或久坐等再次引发出血，因此，导尿管一般留置

8～10天。具体操作方法：将30～50 ml 0.9%的氯化钠溶液注入气囊内，导尿管固定在大腿内侧并稍加牵引，使水囊恰好压迫前列腺窝的位置，一般持续牵引压迫8～10 h。告知患者不可随意移开，直至解除牵引为止。对行经尿道前列腺电切术的患者，常规使用0.9%的氯化钠溶液持续膀胱冲洗3～5天，根据尿液颜色调节冲洗速度及时间，色红则快，以防血块堵塞尿管。

（4）膀胱痉挛的护理：术后患者常伴有膀胱痉挛，可引起阵发性剧痛，诱发出血。应嘱患者做深呼吸，放松腹部肌肉，以缓解疼痛。遵医嘱定时注射解痉药及小剂量吗啡以镇痛，也可采用自控镇痛泵。

（5）预防感染：术后患者由于留置导尿及术后免疫力低下，易发生尿路感染和精道感染。应做好留置导尿的护理及无菌操作，尤其应注意观察尿道口有无分泌物及红肿，每天用消毒棉球擦拭尿道外口2次，及时清除导尿管周围和会阴部的分泌物，遵医嘱早期应用抗生素。

五 健康教育

（一）预防尿潴留

非手术治疗者，应避免受凉、劳累、饮酒、便秘，以防止急性尿潴留的发生。

（二）饮食与活动

术后加强营养，进食含纤维多、易消化的食物，保持大便通畅，预防便秘。术后1～2个月为防止继发性出血，应避免久坐、提重物、避免剧烈活动，如跑步、骑自行车等。

（三）康复指导

术后前列腺窝的修复需3～6个月，因此，术后可能仍会有排尿异常的现象，应多饮水，定期化验尿、复查尿流率及残余尿量。告知患者术后若出现尿线逐渐变细甚至排尿困难，应及时到医院接受检查和处理。附睾炎常在术后1～4周出现，如患者出现阴囊肿大、疼痛、发热等症状，应及时就诊。

（四）锻炼指导

指导患者有意识地经常锻炼肛提肌，以尽快恢复尿道括约肌功能，防止溢尿。

（崔丽娟）

第二十六章 骨折患者的护理

第一节 常见四肢骨折患者的护理

四肢骨折包括上肢骨折和下肢骨折。常见的上肢骨折有锁骨骨折、肱骨髁上骨折、桡骨下端伸直型骨折;下肢骨折包括股骨颈骨折、股骨干骨折、胫腓骨干骨折。

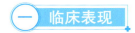
一 临床表现

(一)锁骨骨折

骨折局部疼痛、肿胀、瘀斑,肩关节活动时疼痛加重。头向患侧偏斜,异常活动,患肩下垂。

(二)肱骨髁上骨折

肱骨髁上骨折包括伸直型和屈曲型2种类型,以伸直型多见,肘关节肿胀明显,可出现疼痛、功能障碍,肘后三角关系正常。

(三)桡骨远端骨折

桡骨远端骨折以伸直型骨折最多见,伤后局部疼痛、肿胀,可出现典型的畸形姿势,即侧面看呈"银叉"畸形,正面看呈"枪刺刀"畸形。局部压痛明显,腕关节活动障碍。

(四)股骨颈骨折

患肢受伤后髋部疼痛,不能站立或行走,患肢有短缩、内收或外展及外旋畸形。

(五)股骨干骨折

受伤后出现大腿疼痛、肿胀、皮下瘀斑,局部出现成角、短缩、旋转等畸形。患肢活动受限。

（六）胫腓骨干骨折

患肢局部疼痛、肿胀、反常活动、畸形及活动受限。

二、护理评估

（一）健康史

了解患者的年龄、外伤经过，既往有无骨骼疾病史，如肿瘤、炎症等。明确外力作用的时间、方式、性质及程度。了解患者受伤时的体位和环境，伤后立即出现的功能障碍及其发展情况，以及急救处理的经过等。

（二）身体状况

1. 症状和体征 了解患者受伤的经过，疼痛的部位、性质、程度、持续时间，有无诱因及加重因素，有无肢体功能障碍，生活自理能力如何，有无心理反应及行为的改变。

2. 辅助检查 骨折部位X线检查可以显示骨折及移位情况，血、尿、便常规及B超检查可了解相关内脏损伤和失血情况。

（三）心理社会状况

患者的心理状态取决于损伤的范围及并发症的发生情况。了解患者及其家属对骨折的心理反应、认知情况及其对骨折复位后的治疗情况和康复知识的了解程度。了解患者的家庭经济情况及社会支持系统。

三、护理诊断

1. **急性疼痛** 与肌肉骨骼的损伤有关。
2. **有感染的危险** 与皮肤受损、开放性骨折及内固定有关。
3. **有外周神经血管功能障碍的危险** 与骨和软组织创伤、石膏固定不当有关。
4. **有创伤后综合征的危险** 与脂肪栓塞、骨筋膜室综合征等有关。
5. **潜在并发症：** 感染、休克、压疮、关节僵硬、失用综合征等。

四、护理措施

（一）一般护理

1. 加强营养，给予患者高蛋白、高热量、高钙、高铁、高维生素饮食。

2. 指导患者建立规律的生活习惯。

3. 给予患者生活上的照顾，满足患者基本的生活需求，协助其生活起居、饮食、卫生等。保持室内环境卫生、清洁，增加患者的舒适感。

（二）病情观察

对病情较重的患者要进行生命体征、意识的观察，并做好观察记录，及时执行医嘱，给予补液、输血、补充血容量等。必要时监测中心静脉压及记录24 h液体出入量。对危重患者，应及早送入重症监护病房。对于意识、呼吸障碍者，必要时行气管切开，给予吸氧或人工呼吸。伴发休克时，按休克患者的护理。

（三）疼痛护理

1. 受伤部位24 h内局部冷敷，使血管收缩，减少血液和淋巴液的渗出，减轻水肿及疼痛。
2. 24 h后局部热敷可减轻肌肉痉挛及关节、骨骼疼痛，促进渗出液回吸收。
3. 应固定受伤肢体，并将患肢抬高，以减轻肿胀引起的疼痛。
4. 疼痛原因明确时，可遵医嘱使用镇痛药。
5. 执行护理操作时动作要轻柔、准确，避免粗暴、剧烈的动作。

（四）维持循环功能，减轻肢体水肿

1. 根据患者的具体情况选择合适的体位，适当抬高患肢，促进静脉回流。
2. 有出血者应及时采取相应措施进行止血。

（五）预防感染

现场急救应注意保护伤口，避免二次污染及细菌进入深层组织。对开放性骨折的患者应争取时间，早期实施清创术，给予有效的引流，遵医嘱正确使用抗生素，加强全身营养支持。注意观察伤口情况，有无红、肿、热、痛及波动感，一旦发生感染，应及时报告并协助医师进行伤口的处理。

（六）牵引患者的护理

主要措施：①设置对抗牵引；②维持有效牵引；③维持有效血液循环；④做好局部皮肤护理以减少皮炎及压疮的发生；⑤做好针孔的护理；⑥做好并发症的预防及护理。

（七）石膏固定患者的护理

主要措施：①使用石膏绷带包扎后，应待其自然硬化。②在石膏未干前，应进行床头交接班，尽量少搬动患者，不要用手指按压，以免石膏向内凹陷，压迫局部组织。必须搬动时，应用手掌平托。③抬高患肢使患处高于心脏水平20 cm，以利于淋巴和静脉回流，减轻肢体肿胀。④保持石膏整洁。⑤观察石膏创面。⑥加强功能锻炼。

（八）心理护理

鼓励患者表达其所担心的问题，稳定患者情绪，多与患者沟通，向其耐心解释病情和治疗方式，倾听患者的主诉，关心安慰患者，使患者增强治疗的信心和勇气，以最佳的心理状态接受治疗、配合治疗。鼓励患者的家庭成员参与患者的护理，并向其提供精神支持。

五 健康教育

（一）功能锻炼指导

告知患者活动范围应由小到大，次数应由少渐多，时间应由短至长，强度应由弱到强。

（二）知识宣教

向患者讲解有关骨折的知识，尤其是骨折的原因。教育患者在工作、运动中应注意安全，加强锻炼。

（三）饮食指导

调整患者的膳食结构，对患者进行饮食指导，保证营养。

（四）康复指导

告知患者出院后的有关注意事项，嘱患者遵医嘱定期复诊。

第二节　脊柱骨折及脊髓损伤患者的护理

脊柱骨折又称"脊椎骨折"，其伤情严重复杂，发病率占全身骨折的5%～6%，胸腰段的发病率最高。脊髓损伤或马尾神经损伤是脊柱骨折的严重合并症，常导致患者完全性截瘫或不完全性截瘫，造成终身残疾。

一、临床表现

局部肿胀、疼痛，脊柱活动受限，站立、翻身时腰部无力或疼痛加剧。胸腰段损伤时有后凸畸形。棘突间隙加宽及局部有明显触痛、压痛和叩击痛。合并脊髓损伤时，有脊髓损伤的症状和体征，可伴有四肢的感觉、运动、肌张力、腱反射及括约肌功能的异常。若有腹膜后血肿，可刺激自主神经，出现腹痛、腹胀、肠蠕动减慢等症状。

二、护理评估

（一）健康史

了解患者受伤的时间，暴力的性质、方向、大小、作用部位，受伤的体位，抢救措施，伤情变化，搬运方法及所用的工具等。了解患者以往健康状况及药物使用情况。

（二）身体状况

1. 症状和体征 了解患者的受伤时间，暴力的性质、方向、大小及作用的部位，受伤时的体位和环境，伤后发生的功能障碍及其发展情况，急救处理的经过等。

2. 辅助检查

（1）X线检查可显示椎体损伤情况。

（2）CT检查可清楚地显示小关节骨折及椎管受压情况。

（3）MRI检查可显示脊髓有无受损。

（三）心理-社会状况

了解患者对功能失调的感性认识及其对现况的承受能力。了解患者及其家属对疾病治疗的态度。了解患者心理状况的改变程度。

三、护理诊断

1. **焦虑** 与意外创伤、可能致残有关。
2. **急性疼痛** 与软组织损伤、骨折及手术有关。
3. **躯体移动障碍** 与疼痛、神经损伤有关。

4. 知识缺乏 缺乏有关功能锻炼的知识。

5. 潜在并发症：脊髓损伤、压疮、肺部感染、泌尿系统感染、下肢静脉血栓等。

四 护理措施

（一）急救护理

1. 对脊柱骨折伴有休克的患者，应就地抢救，待休克纠正后再搬动患者。
2. 搬运患者宜使用硬板担架或木板。用滚动法、平托法正确搬运患者。搬动患者过程中必须保持脊柱伸直位。
3. 对疑有颈椎损伤的患者，搬运时需一人固定头部，沿纵轴向上略加牵引，使患者的头、颈随躯干一起被缓慢搬动。

（二）常规护理

1. 注意观察患者的生命体征，警惕窒息的发生。注意患者的肢体活动及躯体麻痹平面的变化。
2. 指导或协助患者床上翻身。能自行翻身的患者，应将肩部和骨盆一起翻，注意不可扭曲脊柱；对于不能自行翻身的患者，应协助其完成翻身，一手托肩，一手托臀，双手向上向外用力。
3. 颈椎手术前应指导并协助患者进行颈椎前路手术的气管推移训练及颈椎后路手术的俯卧位练习。
4. 颈椎手术后颈部应保持中立位，平卧2 h以压迫止血。翻身时保持头颅、躯干在同一平面上，侧卧30°～40°即可。腰椎术后患者应平卧8 h以压迫止血。腰椎术后翻身时，应保持肩、髋在同一平面上。注意伤口引流管的护理，及时观察有无脑脊液漏。
5. 正确指导和督促患者早期进行腰背肌的功能锻炼。
6. 做好心理护理。

五 健康教育

1. 指导患者进行功能锻炼。教会患者制订合理的功能锻炼计划，注意适度锻炼，活动度应从小到大，手法应轻柔，力度应适中，不可过急、过猛以防加重损伤。锻炼时间及次数应以患者不感到疲惫为宜。
2. 做好安全指导，指导患者、家属及亲友注意患者的安全。

3. 对患者进行康复指导，鼓励患者继续按计划进行功能锻炼。培养患者自理生活的能力，尽可能自行完成日常生活活动。指导患者进行膀胱及直肠功能训练。

4. 教会患者及其家属皮肤护理及预防压疮的方法。

（崔丽娟）

第二十七章　关节脱位患者的护理

关节面失去正常的对合关系称为"关节脱位"，俗称"脱臼"。部分失去正常对合关系称为"半脱位"。关节脱位多发生于青壮年、儿童，老年人较少发生。关节脱位中上肢多于下肢，以肩关节脱位最为多见，其次为肘关节脱位、髋关节脱位。

一、临床表现

关节疼痛、肿胀、功能丧失，局部压痛或有瘀斑。

二、护理评估

（一）健康史

了解患者的年龄、受伤经过，既往有无关节和骨端的肿瘤及炎症等病变，有无反复脱位的病史等。明确暴力作用的时间、方式、性质及程度，了解患者受伤时的体位和环境，伤后立即发生的功能障碍及其发展情况，以及急救处理的经过等。

（二）身体状况

1. 症状和体征　了解脱位的部位、性质、程度、畸形情况，有无诱因及加重因素，有无肢体功能障碍，生活自理能力如何，有无心理反应及行为的改变。

2. 辅助检查　X线检查可明确诊断脱位的性质及有无合并骨折。

（三）心理-社会状况

患者患病时的疼痛、治疗中的不便、担心能否完全恢复及有无后遗症的发生、担心给家庭生活和工作带来影响等，往往会让患者产生焦虑不安等不良心理反应。

三、护理诊断

1. 疼痛　与关节脱位有关。

2. **焦虑** 与疼痛有关。
3. **皮肤完整性受损** 与皮牵引有关。
4. **躯体移动障碍** 与制动有关。
5. **有周围神经血管功能障碍的危险** 与关节移位压迫周围神经血管有关。
6. **知识缺乏** 缺乏康复知识有关。
7. **潜在并发症：** 骨化性肌炎、创伤性关节炎等。

四 护理措施

1. 做好疼痛护理，尽早复位固定以减轻疼痛。早期予以冷敷，后期予以热敷。
2. 观察病情，定时观察患肢远端的感觉、运动、皮肤颜色和温度及动脉搏动情况。
3. 保持皮肤完整性，避免因外固定物或牵引物压迫、摩擦而损伤皮肤。
4. 向患者提供相关知识。
5. 做好心理护理。

五 健康教育

1. 向患者及其家属讲解脱位的治疗和康复的相关知识，说明复位后固定的目的、重要性及注意事项。告知患者固定时间太长易发生关节僵硬，太短则关节囊达不到修复作用，容易形成习惯性脱位。
2. 向患者及其家属说明功能锻炼的重要性和必要性，科学地指导患者进行功能锻炼，使患者能自觉地按计划进行功能锻炼，注意防止锻炼不当或过早锻炼引起习惯性脱位。
3. 关节固定期间，应进行关节周围肌肉的收缩运动和除患肢外其他未固定关节的主动活动。解除固定后，应逐渐加大损伤关节的活动范围，同时配合热敷、理疗、中药熏洗等措施，以利于增加血液循环，消除肿胀，防止关节僵直和失用性萎缩。

（崔丽娟）

第二十八章 骨与关节感染患者的护理

第一节 急性血源性骨髓炎患者的护理

化脓性骨髓炎是一种常见病，是由化脓性细菌引起的骨组织感染，包括骨、骨膜和骨髓的化脓性炎症，以急性血源性骨髓炎最常见。急性血源性骨髓炎是指细菌从体内其他部位感染灶经血液循环播散至骨骼而引起的化脓性细菌感染。本病好发于儿童，好发部位是股骨、胫骨和肱骨的干骺端。

一、临床表现

发病急骤，寒战、高热（39~40 ℃），脉速、呕吐，并能引起中毒性休克，可出现嗜睡或烦躁不安、昏迷等症状。

二、护理评估

（一）健康史

了解患者有无其他部位感染和外伤史及病程的长短，了解患者采取了何种治疗措施及其效果如何。了解患者既往有无药物过敏史和手术史。

（二）身体状况

1. **症状和体征** 了解疼痛的部位、性质、程度、持续时间，有无诱因及加重因素，有无肢体功能障碍，生活自理能力如何，有无心理反应及行为的改变。

2. **辅助检查**

（1）血常规检查：白细胞可升高（20×10^9/L），中性粒细胞比例在90%以上。

（2）血培养可呈阳性。

（3）局部脓肿分层穿刺：可抽出浑浊或血性液（可做涂片及细菌培养和药敏试验）。

（4）X线检查：早期无骨质改变，发病2周后，出现干骺端骨质模糊、骨膜反应等。3周后出现骨膜增厚，之后出现骨质破坏、死骨形成。

（5）CT检查：可较早发现骨膜下脓肿。

（6）MRI检查：具有早期诊断价值。

（三）心理-社会状况

评估患者及其家属对疾病的发展过程、治疗及护理的了解程度。评估患者有无焦虑、恐惧的心理。评估患者家庭的经济状况及对患者疾病的支持情况。

三 护理诊断

1. **体温过高**　与急性化脓性感染有关。
2. **急性疼痛**　与感染发生炎性介质刺激有关。
3. **躯体移动障碍**　与疼痛及患肢制动有关。
4. **有外伤的危险**　与发生病理性骨折有关。
5. **焦虑**　与害怕各种治疗及预后有关。
6. **潜在并发症：脓毒症**。

四 护理措施

（一）术前护理

1. 维持正常体温

（1）患者高热期间应卧床休息，以保护患肢、减少消耗。鼓励患者多饮水。

（2）对高热患者应及时给予物理降温，必要时可遵医嘱给予药物降温，以防高热惊厥的发生。

2. 缓解疼痛

（1）抬高患肢以利于静脉血回流，并减轻肿胀或疼痛。

（2）限制患肢活动，必要时用石膏托或皮牵引固定于功能位，以缓解肌痉挛，解除疼痛。防止炎症扩散，防止患肢畸形，防止病理性骨折的发生。

（3）搬动患肢时动作要轻，保护好患肢，以防发生继发性损伤。床上可安置护架并做好支撑，避免患处压迫而加重疼痛。

3. 控制感染　遵医嘱尽早联合、足量应用抗菌药物。应现配现用。

（二）术后护理

1. 体位护理　小儿手术时多采取全身麻醉，未清醒时可采取去枕平卧位，头偏向一侧，以防误吸。术后因行连续冲洗与吸引，患者需卧床休息，要注意保持床单位清洁、干燥，定时协助患者翻身，防止压疮的发生。

2. 病情观察 密切观察患者的意识状态、生命体征、患肢皮肤黏膜温度和色泽变化。准确记录24 h出入量和水、电解质失衡状况。

3. 引流管护理

（1）妥善固定引流装置。拧紧各连接接头以防止引流管松动、脱落。患者变换体位时应妥善安置引流管，以防脱出。对躁动患者要适当约束其四肢，以防患者自行拔出引流管。

（2）保持引流通畅。

（3）拔管指征。引流管留置3周或体温正常，引出液清亮，连续3次细菌培养结果为阴性，即可拔管。

4. 功能锻炼 为避免患肢长期制动导致肌肉萎缩或关节僵硬，引流管固定期间应指导患者行患肢肌肉的长舒缩活动，待炎症控制后行关节功能锻炼。

5. 心理护理 与患者建立融洽友好的关系，使其积极配合治疗。多与患儿家长交谈，让家长了解疾病相关的知识和护理方法，减轻其心理压力，使其配合和支持治疗与护理。

五 健康教育

（一）做好饮食指导

加强患者营养，给予患者易消化的高蛋白、高维生素饮食，增强其机体抵抗力，以免复发。

（二）用药指导

遵医嘱足量应用抗菌药物治疗，连续用药至少3周。要注意药物不良反应，如出现应立即停药并到医院就诊。

（三）活动指导

患者会长期卧床，应指导患者进行积极的功能锻炼。当复查X线片证明包壳已坚固形成，破坏骨已经修复正常时开始逐渐负重训练，以免发生病理性骨折。

（四）定期复查

该病易复发，当愈合后的局部再次出现红、肿、热、痛或皮肤窦道再次开放并向外流脓时，应及时就诊。

第二节 化脓性关节炎患者的护理

化脓性关节炎指关节内的化脓性感染。多见于儿童，尤以营养不良的小儿居多。好发于髋关节和膝关节，其次为肘、肩及踝关节，其他关节少见，多为单发。

一、临床表现

起病急骤，可全身不适，乏力，食欲缺乏，寒战高热，体温可达39 ℃以上。感染严重者可出现谵妄及昏迷，小儿可见惊厥。病变关节处可有剧烈疼痛。

二、护理评估

（一）健康史

询问患者近期有无局部化脓性感染病灶及关节外伤、手术史。了解患者的一般情况、发病经过、治疗情况及效果如何。了解患者既往有无药物过敏史和手术史。

（二）身体状况

1. 症状和体征 了解患者疼痛的部位、性质、程度、持续时间，有无诱因及加重因素，有无肢体功能障碍，生活自理能力如何，有无心理反应及行为的改变。

2. 辅助检查

（1）实验室检查：白细胞计数增高，中性粒细胞比例为90%以上，常有核左移。

（2）X线检查：早期关节周围软组织阴影扩大，关节间隙增宽；后期关节间隙变窄或消失，关节面毛糙，甚至发生骨质破坏或增生。

（三）心理-社会状况

评估患者对疾病及预后有无焦虑和恐惧心理。了解患者的家庭经济状况及对医疗费用的支付能力。

三、护理诊断

1. **体温过高** 与炎症刺激有关。
2. **急性疼痛** 与化脓性感染有关。
3. **躯体移动障碍** 与患肢疼痛及制动有关。

四、护理措施

（一）术前护理

1. **一般护理**
（1）患者卧床休息，适当抬高患肢，限制活动，保持患肢于功能位。
（2）给予患者易消化的高蛋白、高维生素饮食，注意调节体液平衡。
2. **控制感染** 遵医嘱早期应用广谱、足量、有效的抗菌药物。
3. **疼痛护理** 应卧床休息，常用皮肤牵引或石膏托等方法固定患肢，防止感染扩散。
4. **维持正常体温** 体温高时可给予物理降温，必要时遵医嘱使用药物降温。

（二）术后护理

除患者的一般常规护理外，还应重点观察引流物的量及性状，及时更换敷料，拔除引流管。

五、健康教育

1. 向患者及其家属讲解化脓性关节炎的发生发展及预后情况。
2. 指导患者进行关节功能锻炼，避免关节功能障碍。
3. 告知患者若再次出现体温升高，关节部位红、肿、热、痛等，应及时来院诊治。

（崔丽娟）

第二十九章 颈肩痛与腰腿痛患者的护理

第一节 颈椎病患者的护理

颈椎病指颈椎间盘退行性病变及继发性椎间关节退行性改变刺激或压迫脊髓、神经根、血管而引起的一系列症状和体征,多见于中老年人,男性居多,好发部位依次为颈4~5、颈5~6、颈6~7。

一、临床表现

(一)神经根型

发病率最高(50%~60%),是由于神经根受刺激或压迫所致。临床表现为颈痛及颈僵硬,并有肩部及上肢放射痛。颈部活动时疼痛加剧。上肢有沉重感,可有皮肤麻木或过敏等感觉。上肢肌力及手握力可减退。检查可见颈部肌紧张,颈肩部有压痛点,颈部活动受限,受累神经根支配区出现感觉异常、肌力减退及腱反射改变。上肢牵拉试验阳性,压头试验阳性。

(二)脊髓型

脊髓受压所致。临床表现为颈痛不明显,出现手足无力,行走、持物不稳,握力减退,四肢自下而上瘫痪,可有四肢麻木,行走有踩棉花样的感觉,胸腰部有紧束感。

(三)椎动脉型

椎动脉受刺激、牵拉或压迫所致。临床出现头晕、眩晕、头痛、恶心、呕吐、耳鸣、视物不清、猝倒等,当头部活动时可诱发或加重上述表现。

(四)交感神经型

出现头颈、上肢交感神经功能异常,如头痛或偏头痛、头晕、视物模糊、视力下降、瞳孔扩大或缩小、流泪、心跳加速或过缓、心律失常、血压升高或下降、耳鸣、耳聋、面部无汗或多汗等。

二、护理评估

（一）健康史

了解患者的年龄、职业、既往有无急慢性损伤史、治疗经过，以及患者家族中有无先天遗传病史等。

（二）身体状况

1. 症状和体征 了解疼痛的部位、性质、程度、持续时间，有无诱因及加重因素，有无肢体功能障碍，生活自理能力如何，有无心理反应及行为的改变。

2. 辅助检查

（1）颈椎X线检查：可见颈椎生理前凸减小或消失，椎间隙变窄，椎体骨质增生，椎间孔变形、缩小，颈椎不稳。

（2）影像检查：CT、MRI、脊髓造影可显示脊髓受压情况。

（3）椎动脉造影：可见椎动脉迂曲、变细或受压。

（三）心理-社会状况

疾病症状复杂，早期往往不典型而难以确诊，可加重患者的心理负担。症状严重者可影响工作和生活。患者出现焦虑或烦躁的心理反应。颈椎手术风险较大，患者及其家属会担心预后、恐惧手术。

三、护理诊断

1. 急性疼痛 与神经根受刺激或压迫、椎基底动脉供血不足而侧支循环血管代偿性扩张有关。

2. 有受伤的危险 与上肢肌力下降、手指运动不灵活、四肢乏力、行走和持物不稳或椎动脉受到刺激导致突然痉挛及猝倒有关。

3. 躯体移动障碍 与神经根受压、牵引或手术有关。

4. 焦虑 与担心治疗效果不佳、手术风险较大有关。

5. 知识缺乏 缺乏疾病防治知识和术后康复知识。

6. 潜在并发症：窒息、肢体运动感觉障碍等。

四、护理措施

（一）术前护理

1. 术前准备 包括气管食管推移训练、俯卧位训练、呼吸训练、卧床大小便训练等。做好术前常规准备，预防性使用抗生素，做交叉配血试验，预约C形臂X线机。需植骨者，备皮时应注意供区的皮肤准备。

2. 心理护理 稳定患者情绪，向患者讲解手术目的、过程、注意事项，多与患者交流，给予心理支持。

（二）术后护理

1. 一般护理

（1）体位：对行植骨椎体融合者，在搬运患者回病房过程中，要特别注意颈部的稳妥固定，一般用围领固定，应有专人护送。回病房后取平卧位，颈部取稍前屈位置，两侧颈肩部放置沙袋以限制头颈部偏斜。床边常规备置气管切开包，以备急用。

（2）保持呼吸道通畅：术后要常规进行雾化吸入，鼓励患者深呼吸和有效咳嗽。

2. 病情观察 密切观察生命体征，如有病情变化，及时报告医师。

3. 伤口护理 观察患者的颈部敷料有无被渗血湿透，一旦湿透应及时更换敷料。观察患者的颈部组织有无肿胀及软组织的张力。观察患者的呼吸情况，做好引流管的护理。

4. 并发症的预防和护理

（1）呼吸困难：患者一旦出现呼吸困难、烦躁、发绀，应立即通知医师，并做好气管切开及再次手术的准备。

（2）其他常见并发症：可出现脊髓和神经损伤、植骨块移位和脱落、伤口感染、肺部感染、压疮等并发症，术后应注意观察，以便及时发现问题并处理。

5. 心理护理 护士应了解患者的心理状态，向患者讲解治疗和护理的措施，关心患者，使其增强战胜疾病的信心，配合治疗。

五、健康教育

（一）预防指导

向患者普及颈椎病及其预防常识，纠正不良姿势。

（二）康复指导

教会患者牵引的方法及注意事项，一旦发生病情变化应及时就诊。

（三）心理指导

鼓励患者增加自信心、自尊心，学会自我照顾，保持良好心态。指导患者家属科学地照护患者，给予心理支持。

（四）保健指导

在工作中，尤其是办公室工作人员，要定时改变姿势，做颈部及上肢活动或工间操。睡眠时宜睡硬板床，注意睡眠姿势，枕头高度要适当。注意避免出现头颈部过伸或过屈等损伤。

第二节　腰腿痛患者的护理

腰腿痛是临床常见的一组症状，指下腰、腰骶、骶髂、臀部等处的疼痛，可伴有一侧或双侧下肢放射痛、马尾神经受压等症状。腰腿痛的病因较多，腰椎间盘突出症和腰椎管狭窄症是导致腰腿痛的常见疾病。

一、临床表现

（一）腰椎间盘突出症

1. 腰痛　最早出现，表现为急性剧痛或慢性隐痛。病程长的患者行走时疼痛难忍，做弯腰、咳嗽、排便等用力动作时尤甚。

2. 坐骨神经痛　最多见，见于腰4～5、腰5、骶1椎间盘突出者，多为单侧，疼痛从下腰部向臀部、下肢、足背或足外侧放射，可伴有麻木感。中央型椎间盘突出症可有双侧坐骨神经痛，做咳嗽、打喷嚏等使腹内压增高的动作时疼痛加剧。

3. 马尾神经受压症状　中央型突出的髓核或脱垂游离的椎间盘组织压迫马尾神经，可出现鞍区感觉异常及大小便功能障碍。

（二）腰椎管狭窄症

1. 间歇性跛行　多见于中央型椎管狭窄或重症患者，常在行走数百米或更短的距离后下肢疼痛、麻木、无力，需蹲下休息数分钟后方可继续行走，但继续行走后又重复出现上述症状。

2. 腰腿痛 可有腰背痛、腰骶部痛或下肢痛。下肢痛为单侧或双侧，站立位、过伸位或行走过久时疼痛加重，前屈位、蹲位及骑自行车时疼痛减轻或消失。

3. 马尾神经受压症状 表现为双侧大小腿、足跟后侧及会阴部感觉迟钝，大、小便功能障碍。

二 护理评估

（一）健康史

了解患者的年龄、职业、家族中有无类似病史。了解患者有无先天性椎间盘疾病、腰部手术史，有无腰部急性或慢性损伤史，以及受伤经过及诊疗情况。

（二）身体状况

1. 症状和体征 了解患者疼痛的部位、性质、程度、持续时间，有无诱因及加重因素，了解呕吐的程度及其是否影响水、电解质和酸碱平衡，有无意识障碍及其程度，有无肢体功能障碍，生活自理能力如何，有无心理反应及行为的改变。

2. 辅助检查

（1）腰椎间盘突出症：X线检查可提示脊柱侧凸、椎体边缘增生及椎间隙变窄等退行性病变。CT检查和MRI检查可显示椎管形态、椎间盘突出的程度和方向等。MRI检查可显示脊髓、髓核、马尾神经及脊神经根的情况。

（2）腰椎管狭窄症

1）X线检查：腰椎X线检查除可显示椎体、椎间关节和椎板的退行性变外，还可测量腰椎管的矢径和横径。

2）CT和MRI检查：可显示脊髓、脊神经根、马尾神经受压的情况。电生理检查（如肌电图等）可明确神经受损的范围及程度。

（三）心理-社会状况

腰腿痛直接影响患者的工作与生活，患者常因疼痛和活动受限而烦恼、焦虑、恐惧。患者及其家属常因对疾病缺乏认知而恐惧。

三 护理诊断

1. 疼痛 与椎间盘突出、肌肉痉挛、不舒适的体位有关。

2. 躯体移动障碍 与疼痛、肌肉痉挛有关。

3. **焦虑/恐惧** 与担心预后及手术有关。
4. **潜在并发症**：肌肉萎缩、神经根粘连等。

四 护理措施

（一）术前护理

1. **疼痛护理** 卧硬板床，佩戴腰围，有效牵引，镇痛。
2. **活动与功能锻炼**

（1）指导起卧：腰腿痛患者起卧困难，应予以指导和帮助。患者将身体先移向床的一侧，用手臂将身体撑起，保持脊柱中立，移坐在床的一侧，将脚放在地面上，利用腿部肌肉收缩使身体由坐位改为站立位，躺下时按相反的顺序依次进行。

（2）指导活动锻炼：患者未固定的关节要进行全范围关节活动，加强腰背肌功能锻炼。对活动受限者，若病情许可，可帮助患者活动各关节、按摩肌肉，以促进血液循环，防止肌肉萎缩和关节僵直。能下床者，应逐渐加大活动量及范围。

（3）避免损伤：嘱患者避免做弯腰、长期站立或上举重物等动作，以防腰部肌肉痉挛，加重疼痛。

3. **术前准备** 训练正确的翻身、床上使用便盆及术后功能锻炼的方法。做好术前常规准备。
4. **心理护理** 向患者解释疾病的发生、发展情况及影响因素，讲明减少或预防疼痛发作的措施，以减轻患者的心理负担。鼓励患者与家属进行交流，使家属能积极帮助患者克服困难及心理压力。介绍患者与病友进行交流，以增加患者的自尊心和自信心。

（二）术后护理

1. **体位** 术后平卧，麻醉清醒、生命体征平稳 2 h 后，护士应每隔 2～3 h 协助患者进行轴线翻身，即翻身时指导患者双手交叉放于胸前，双腿自然屈曲，2 名护士 1 人扶患者肩背部，1 人托患者臀部及下肢，同时将患者翻向一侧，将患者的肩背部及臀部各垫软枕以支撑。
2. **病情观察** 遵医嘱及时监测患者的生命体征及双下肢的感觉和运动情况，并做好记录。
3. **切口护理** 观察伤口敷料有无渗湿，注意渗出液的量及性状。敷料渗湿后要及时更换。

4. 引流的护理 记录引流液的量、颜色、性状。根据引流情况，一般于术后24～48 h拔除引流管。

5. 功能锻炼

（1）四肢关节锻炼：可防止关节僵硬，患者卧床期间应坚持定时活动四肢关节。

（2）直腿抬高锻炼：可防止神经根粘连和肌肉萎缩。术后1天可开始进行直腿抬高锻炼，每分钟2次，抬放时间相等，每次15～30 min，2～3次/天，抬腿幅度可逐渐增加。

（3）腰背肌锻炼：可增强腰背肌力和脊柱的稳定性。

6. 并发症的预防 常见并发症为神经根粘连和肌肉萎缩。要协助并指导患者进行术后功能锻炼。

五 健康教育

1. 教会患者及其家属有关腰腿痛的防治知识。
2. 神经受压的患者应戴围腰3～6个月，直至神经压迫症状解除。
3. 指导患者保持正确的坐、卧、立、行及劳动姿势，以减少发生急、慢性损伤的机会。
4. 指导患者进行腰背肌锻炼。
5. 指导患者加强营养。

（崔丽娟）

第三十章 常见骨肿瘤患者的护理

骨肿瘤是指骨组织及骨附属组织所发生的肿瘤。骨肿瘤分原发性和继发性两大类。原发性骨肿瘤是来自骨髓本身的瘤细胞，继发性骨肿瘤是由身体其他器官或组织发生的恶性肿瘤随血液循环或淋巴管转移到骨组织。原发性良性肿瘤比恶性肿瘤多见。恶性肿瘤以骨肉瘤、软骨肉瘤和纤维肉瘤多见，多见于长骨的干骺端，如胫骨上端、股骨下端等。

一、临床表现

主要临床表现：①疼痛是最常见的症状。②局部肿块和肿胀。③压迫症状和功能障碍。④病理性骨折和脱位。⑤全身症状。有原发癌症状者，周身情况差，常有贫血、消瘦、低热、乏力、食欲缺乏等，恶性骨肿瘤晚期可出现恶病质；无原发癌表现者，全身情况常较好，部分患者如正常人一样，但很快即出现周身症状。⑥出现转移病灶，若转移到其他器官，可发生相应的症状。

二、护理评估

（一）健康史

了解患者的年龄、性别、职业、工作环境、生活习惯、既往有无肿瘤病史或手术治疗史，了解患者家族中有无肿瘤患者。

（二）身体状况

1. 症状和体征　了解疼痛的部位、性质、程度、持续时间，有无诱因及加重因素，有无肢体功能障碍，生活自理能力如何，有无心理反应及行为的改变。

2. 辅助检查
（1）X线检查是骨肿瘤重要的检查方法。
（2）CT、B超、MRI、ECT等新型显像技术可以判明肿瘤的部位和范围。

（三）心理-社会状况

肿瘤治疗过程持续时间长、损害较大，常造成身体外观的改变并遗留残疾，对患者的身心健康影响较大。尤其是恶性骨肿瘤患者,多为青少年,患者往往难以接受现实,对预后缺乏信心,易出现焦虑、恐惧的心理反应。在治疗过程中,患者往往对手术前后化疗的认识和准备不足,对截肢手术和术后肢体外观改变缺乏承受能力。因此,需对上述问题进行全面评估,以判断患者及其家属的心理承受能力和所需的护理。

三 护理诊断

1. **焦虑/恐惧** 与肢体功能丧失或担心预后有关。
2. **慢性疼痛** 与肿瘤浸润或压迫神经有关。
3. **躯体活动障碍** 与疼痛或肢体功能受损有关。
4. **知识缺乏** 对疾病的诊疗措施、预后等缺乏应有的了解。

四 护理措施

(一)术前护理

1. 一般护理

(1)营养护理:饮食宜清淡、易消化。鼓励患者摄取足够的营养,合理进食高蛋白、高糖、多维生素饮食。必要时进行少量多次输血和补液,以增强抵抗力,为手术治疗创造条件。

(2)活动和休息:应嘱患者下地时患肢不要负重,以防因病理性骨折和关节脱位而发生意外损伤。脊柱肿瘤患者应绝对卧床休息,避免下床活动,以防止脊柱骨折造成截瘫,指导患者做松弛活动。对于允许下床活动而不能走动的患者,可利用轮椅使患者每天有一定的室外活动时间。对无法休息和睡眠的患者,应注意改善环境,必要时睡前给予适量的镇静镇痛药物,以保证患者休息。

2. 疼痛护理

(1)非药物镇痛:协助患者保持舒适的体位并经常改变。转移患者的注意力,如看电视、听音乐或进行其他消遣活动,以消除紧张的情绪。

(2)药物镇痛:晚期难以控制的疼痛对患者的威胁很大,可按WHO提出的癌性疼痛三阶梯镇痛方案遵医嘱处理。

3. 术前准备 对脊柱、下肢手术者,手术前日晚行肥皂水灌肠,可防止术后因长时间卧床而腹胀。对骶尾部手术者,术前3天服用肠道抗菌药物,手术前日晚行清洁灌肠。

4. 心理护理

（1）观察并理解患者的心理变化，给予心理安慰和支持，消除其焦虑、恐惧的心理反应，使患者保持情绪稳定，耐心向患者解释病情，根据患者的心理状态实施保护性医疗措施。

（2）向患者解释治疗措施尤其是手术治疗对挽救生命、防止复发和转移的重要性。

（3）通过语言、表情、举止和态度给患者以良性刺激，使患者乐观地对待疾病和人生。

（4）注意社会因素对患者心理的影响，做好亲属的心理指导。

（二）术后护理

1. 病情观察 密切观察残肢端伤口情况，观察伤口引流液的性状和引流量，注意有无出血、水肿、水疱、皮肤坏死及感染，及时更换敷料。使用石膏外固定时，应注意肢端血供情况，鼓励患者适当做肌肉收缩活动，石膏解除后应加强锻炼，促进功能恢复。

2. 控制感染 遵医嘱及时应用抗菌药物以预防感染。

3. 指导锻炼 指导患者进行残肢锻炼以增强肌力，保持关节活动的正常功能，鼓励患者使用辅助工具（如拐杖），早期下床活动，为安装义肢做准备。

4. 心理护理 截肢或关节离断术后，患者往往出现某些精神失常的症状，称"创伤性精神病"，因此，要有专人护理，以防止患者发生意外。若术后出现幻肢痛，应向患者解释原因，对症处理。

（三）动脉灌注患者的护理

动脉灌注主要用于四肢骨肉瘤的治疗。术前应向患者解释动脉灌注的方法及意义，以取得患者的配合。术后要密切观察生命体征及伤口部位，以警惕大出血的发生。抬高患肢，注意患肢端血供情况。注意药物的不良反应，如发生高热者，可用物理或药物降温，如恶心、呕吐严重者，可给予液体疗法。

（四）化疗患者的护理

应了解和掌握化疗药物的作用和不良反应，掌握药物的浓度，定时查血常规，了解抗癌药物对骨髓功能的抑制程度。贫血严重者应输新鲜全血；白细胞减少时要防止感染，必要时采取隔离措施；血小板减少时应注意观察出血情况，必要时给予成分输血。定期检查患者的肝、肾功能，以了解抗癌药物对身体的损害情况。做好化疗并发症的护理。

五、健康教育

1. 向患者讲解骨肿瘤的知识，使患者树立战胜疾病的信心，稳定情绪，促进身心健康。
2. 告知患者合理应用镇静镇痛药物，提高患者的生活质量。
3. 指导患者进行各种形式的功能锻炼，最大限度地提高患者的生活自理能力。
4. 嘱患者按时复查，若出现异常（如局部肿胀、疼痛等）应及时就诊。

（崔丽娟）

第三十一章 断肢（指）再植患者的护理

断肢（指）再植是指把完全或不完全离断的肢（指）体，在手术显微镜下将断离的血管重新吻合，彻底清创，并做骨、神经、肌腱及皮肤的整复，以恢复其一定功能的精细手术。

一、临床表现

根据肢体（断指）离断的程度可分为完全离断和不完全离断（相连的软组织少于该断面软组织的1/4）。根据肢体损伤的性质可分为整齐离断损伤（创缘整齐，创面周围没有严重的组织捻挫和缺损）和不整齐损伤（组织的损伤范围广泛，多为绞断、碾轧损伤）。

断肢（指）经再植手术后，可最大限度地帮助患者恢复肢体（手指）功能，但又受许多因素的制约，如全身情况、断肢（指）缺血时间、保存方式、断肢（指）的创伤情况等。小儿断指只要条件允许应尽量再植。

断肢再植后发生某些并发症或由于适应证选择不当，再植后不但没有功能反而会有痛苦，再植肢体虽然血液循环良好或已成活，但有时却不得不行截肢手术。

二、护理评估

（一）健康史

了解患者的年龄、性别、职业等情况。评估患者的受伤史，包括受伤的原因、时间、地点、程度、受伤部位、急救情况、离断肢（指）体的保存情况，以及伤后的病情变化和就诊前的处理情况等。了解患者有无其他疾病和药物应用情况。

（二）身体状况

1. 症状和体征

（1）局部情况：可完全断离，或者只有少量组织相连，但因其已损伤，在清创时必须将这部分组织切断。不完全断离是伤肢的软组织大部分离断，断面有骨折或关节脱位，残留相连的软组织较少，主要血管断裂或栓塞而发生坏死。应评估断面出血的情况，以及损伤的程度、性质及污染情况。评估不完全断离的肢（指）体的血管、神经、肌肉、肌腱及骨骼的损伤情况。评估止血、包扎、固定等情况。

（2）全身情况：与断肢（指）的原因、部位、程度有关，严重者可有失血性休克或创伤性休克的表现。注意有无其他部位受伤或其他系统、器官功能障碍。

2. 辅助检查 血常规检查可了解失血情况，还可进行出凝血时间检查、肝肾功能检查、X线检查等。

（三）心理-社会状况

评估患者受惊吓的程度，有哪些不良的心理反应，如焦虑、恐惧、悲哀等。评估患者及其家属的愿望、家庭经济情况及其是否了解术后康复的重要性等。

三 护理诊断

1. **焦虑/恐惧** 与肢体离断、担心手术成功与否有关。
2. **有感染的危险** 与开放性损伤有关。
3. **组织灌注量改变** 与血管断离或血管吻合栓塞有关。
4. **疼痛** 与肢体离断有关。
5. **躯体移动障碍** 与再植肢体功能不全有关。
6. **知识缺乏** 缺乏功能锻炼的有关知识。

四 护理措施

（一）术前护理要点

1. 断肢（指）再植的现场急救

（1）首先做现场急救处理，注意伤者有无休克情况，若有应迅速进行抢救。

（2）做好断肢（指）的近端包扎止血。应用止血带止血时必须记录时间，每小时放松10～15 min。

（3）断肢（指）再植是否成活与离断的远端肢体（指）保护方法关系很大。不完全离断的肢体可使用夹板制动，完全离断肢体的远端可用无菌潮湿的盐水纱布包裹，后用塑料袋包装，周围放冰，在低温环境下送至医院（图1-31-1）。严禁直接与冰块接触或泡在盐水里。

2. 给予患者保暖、补充血容量、提供能量 患者经过严重创伤，失血较多，可产生恐惧心理，应给予其相应的对症护理。转运患者时注意平卧、保暖，建立静脉通路，密切观察伤员的全身情况和局部渗血情况。

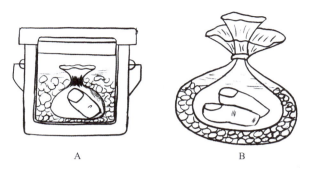

图 1-31-1　断肢（指）保存方法
注：A.冰桶法；B.冰塑料袋法。

（二）术后护理要点

1. 全身情况的护理要点

（1）抗休克治疗：患者经创伤失血及长时间手术，随时可出现失血性休克，或者因肢体损伤严重和缺血时间长等因素使大量毒素被吸收，易导致中毒性休克。

1）对术后患者应每10~15分钟测量1次脉搏和血压。

2）留置导尿管，观察每小时的尿量和尿密度。

3）观察患者的意识和皮肤黏膜色泽的改变，以便及早发现休克迹象，从而采取积极有效的措施，如输血、输液、维持血压等，不宜使用升压药。

4）注意观察患者的神态改变和神经系统体征。如发生中毒性休克而危及患者生命，应行截肢手术。

（2）预防急性肾衰竭：急性肾衰竭是断肢再植术后极其严重的并发症，也是导致患者死亡的重要原因之一。应严密观察患者的尿量，测定尿密度、血钾、尿素氮、血pH等，并详细记录液体出入量。

2. 局部情况的护理要点

（1）体位：抬高并制动患肢，使其略高于心脏水平，患者绝对卧床7~10天。

（2）再植患肢（指）的观察与护理：再植术后再植患肢（指）的颜色、皮温、毛细血管反应、指腹弹性等指标可反映再植术的成功与否，因此要密切观察。

1）严密观察再植患肢（指）的颜色、皮温、毛细血管充盈时间、指腹张力和肿胀情况，每30~60分钟观察1次并记录。

2）再植患肢（指）皮肤颜色红润为正常，皮肤颜色由红润变为苍白，或由红润变为浅灰色，或呈花斑状，说明断肢（指）缺血，有动脉危象。皮肤颜色由鲜红变为暗红继而变为暗紫色，说明静脉回流受阻，系有静脉危象的发生。

3）患肢术后皮温常低于健肢1~2 ℃，如有下降则说明患肢（指）存在供血障碍。

4）毛细血管反应的正常时间为1 s，动脉供血不足反应缓慢，静脉回流不畅反应迅速。

5）患肢（指）供血不足，指腹张力立即下降；静脉回流不畅，则指腹张力增高。

（3）疼痛护理：评估患者疼痛的部位、性质、持续时间。按时给予镇痛药。调节石膏和体位。

（4）预防感染：手术应彻底清创，及时应用抗生素，严格无菌操作，保持伤口外敷料干燥。

（5）预防血管痉挛、抗凝

1）应用扩血管、解痉、抗凝药物。嘱患者及其家属禁烟（尼古丁可导致血管痉挛）。

2）应用烤灯照射患肢7～10天。

3）保持病房适宜的温度和湿度。

五 健康教育

（一）早期康复（4周以内）

主要目的是促进血液淋巴循环，加速消肿，加速组织愈合，预防感染，为功能愈合提供有利条件。以理疗为主，同时辅以按摩及关节的被动活动。一般术后10天后再植的肢体（手指）已基本成活，可在不影响骨折愈合的情况下做患肢的肌肉收缩运动。

（二）中期康复（术后4～6周）

为无负荷功能恢复期，应重点预防关节僵硬和肌肉、肌腱粘连或肌肉萎缩，以主动活动为主，练习患肢（指）屈伸、握拳等动作。

（三）家庭康复（术后6～8周）

通过活动增强患肢（指）的肌力，如抗阻运动、肌力锻炼等。强化日常生活的手功能（如虎口开大训练、日常生活动作训练）、手指的灵巧性（如作业疗法）及手指的感觉（如感觉再训练）。

（四）功能重建（术后3～6个月）

多数患者已恢复原工作，对部分功能欠佳者通常要进行一些功能重建，如对肌腱粘连者行粘连松解术。

（王萌萌　韩薇　张雪）

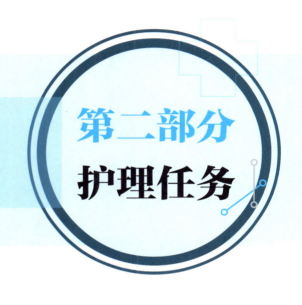

第二部分
护理任务

任务一　外科刷手术

知识导学

外科手消毒是指外科手术前医务人员用肥皂水洗手，再用手消毒剂清除或杀灭手部暂居菌和减少常居菌的过程。外科手消毒的目的是清除或杀灭手表面暂居菌，减少常居菌，抑制手术过程中手表面微生物的生长，减少手部细菌的释放，防止病原微生物在医务人员与患者之间的传播，有效预防手术部位感染的发生。

任务导入

1. 任务描述　你是一名手术室的护士，今天8：00拟配合一台阑尾切除术，术前20 min进行外科刷手。

2. 任务目标

（1）知识目标：掌握外科刷手术的操作步骤及注意事项。

（2）能力目标：熟练地完成外科刷手术。

（3）素质目标：注重人文关怀，能与患者进行有效的沟通和解释。

任务实施

1. 教师　结合多媒体教学或视频教学，在模拟环境中进行外科刷手的示教及讲解。

2. 学生　分小组练习。

3. 考核　对学生进行操作考核。

任务评价（表2-1-1）

表2-1-1　外科刷手术任务评价

操作内容		考核要点	分值	评分标准	得分
准备	护士准备	取下手表、戒指等饰物，换洗手衣，戴口罩、无菌帽，指甲应保持干净、平齐	10	违反1项扣1分，扣完为止	
	物品准备	洗手液、外科手消毒液、无菌毛刷、无菌毛巾、时钟、无菌手术衣、无菌手套、无菌持物钳	10	物品漏缺1件扣1分，扣完为止	
	环境准备	干净、整洁，符合操作要求	10	违反1项扣1分，扣完为止	
操作流程	操作前	护士把刷手衣袖子上卷至肩部	10	·洗手不正确扣4分 ·漏1项扣1分	
	操作中	·使用洗手液清洗双手及手臂，流动水冲洗干净 ·取无菌手刷，蘸取适量外科手消毒液，刷洗双手、前臂和上臂下1/3，时间约3 min，两手交替进行，从指尖至肘上10 cm ·用流动水自指尖至肘部冲洗，不要在水中来回移动手臂 ·用无菌巾从手至肘上依次擦干，不可再向手部回擦；同法擦干另一手臂	40	·污染扣10分 ·每缺漏1项扣5分 ·时间不够3 min扣5分 ·漏消毒部位扣10分	
	操作后	保持拱手姿势，使手臂自然干燥	10	姿势不正确扣10分	
整体评价		操作方法正确、规范、熟练	10	操作不流畅扣5分	
合计			100	得分合计	

任务小结

1. 清洁刷手时必须将肥皂水彻底冲洗干净，避免其与消毒剂中和而失效。
2. 刷洗后的手、臂、肘部不可触及他物，如误触他物，应视为污染。
3. 消毒后的双手应悬空15～20 cm且置于胸前，抬高肘部与胸前平齐，避免污染。
4. 手部不得佩戴假指甲、戒指、手镯、手表等饰物。

（张小明）

任务二　穿脱手术衣

知识导学

任何一种洗手方法，都不能完全消灭皮肤深处的细菌，这些细菌在手术过程中逐渐移行到皮肤表面并迅速繁殖生长，故洗手之后必须穿上无菌手术衣、戴上无菌手套，方可进行手术。穿无菌手术衣可以避免和预防手术过程中医护人员衣物上的细菌污染手术切口，同时保障手术人员的安全，预防职业暴露。

任务导入

1. **任务描述**　患者摔伤致桡骨远端骨折，现急需手术治疗。
2. **任务目标**
（1）知识目标：掌握穿脱无菌手术衣的操作步骤及注意事项。
（2）能力目标：熟练地完成穿脱无菌手术衣的操作，知晓无菌范围。
（3）素质目标：注重人文关怀，能与患者进行有效的沟通和解释。

任务实施

1. **教师**　结合多媒体教学或视频教学，在模拟环境中进行穿脱无菌手术衣的示教及讲解。
2. **学生**　分小组练习。
3. **考核**　学生回示教室考核或小组互评。

任务评价（表2-2-1）

表2-2-1　穿脱手术衣任务评价

操作内容	考核要点	分值	评分标准	得分
目的	避免和预防手术过程中医护人员衣物上的细菌污染手术切口，同时保障手术人员安全，预防职业暴露	3	未描述1项扣1分，扣完为止	
仪表	仪表端庄，刷手衣穿着正确，帽子及口罩佩戴正确	3	违反1项扣1分，扣完为止	
操作准备	• 环境准备：操作环境符合要求，器械车清洁、干燥 • 用物准备：器械车、无菌手术衣、无菌持物钳	5	物品漏缺1件扣1分，扣完为止	
操作流程	洗手、戴口罩	6	洗手不正确扣4分	
	清洁器械车、待干	4	违反1项扣2分	
	检查无菌手术衣的名称、有效期、灭菌效果是否合格，无菌包有无松动、潮湿、破损	10	检查物品漏1项扣2分，扣完为止	
	将无菌手术衣放置于合适的位置	5	放置位置不合适扣5分	
	打开无菌手术衣包，检查包内灭菌指示卡有无变色	5	未检查扣5分	
	穿手术衣 • 选择较宽敞处站立，面向无菌台，手提衣领，抖开，使无菌手术衣的另一端下垂 • 两手提住衣领两角，衣袖向前位将手术衣展开，将其举至与肩平齐水平，使手术衣的内侧面对自己，顺势将双手和前臂伸入衣袖内，并向前平行伸展 • 巡回护士在穿衣者背后抓住衣领内面，协助其将袖口后拉，并系好领口的一对系带及左叶背部与右侧腋下的一对系带 • 应采用无接触式方法戴无菌手套 • 解开腰间活结，将右叶腰带递给台上其他手术人员或交由巡回护士用无菌持物钳夹取，旋转后与左手腰带系于胸前，使手术衣右叶遮盖左叶	35	• 污染扣10分 • 未按要求操作每项扣2分 • 漏1项扣5分	
	脱无菌手术衣	5	• 污染扣3分 • 操作顺序错误扣2分	
整体评价	穿无菌手术衣必须在相应手术间内	4	未按要求操作扣4分	
	无菌手术衣干燥、无破损	4	违反1项扣2分	
	手及其他无菌物品不可触及无菌区域	4	未按要求操作扣4分	
	无菌范围：肩以下、腰以上及两侧腋前线之间	7	违反1项扣2分	
合计		100	得分合计	

任务小结

1. 穿无菌手术衣必须在相应的手术间进行。
2. 无菌手术衣不可触及非无菌区域，如有质疑应立即更换。
3. 有破损的无菌手术衣或可疑污染时应立即更换。
4. 巡回护士向后拉衣领时不可触及手术衣的外面。
5. 穿无菌手术衣人员必须戴好手套，方可解开腰间活结或接取腰带，未戴手套的手不可拉衣袖或触及其他部位。
6. 无菌手术衣的无菌范围为肩以下、腰以上及两侧腋前线之间。

（冯　缙　赵　霞　郭榕晨）

任务三　无接触式戴无菌手套

知识导学

无接触式戴无菌手套是指手术人员在穿无菌手术衣时手不露出袖口独自完成或由他人协助完成戴手套的方法。

任务导入

1. 任务描述　张先生，男，60岁，突发头痛2 h，急诊头颅CT显示蛛网膜下腔出血，为进一步治疗收入院，入院后行脑脊液置换术。

2. 任务目标
（1）知识目标：掌握无接触式戴无菌手套的操作要点及注意事项。
（2）能力目标：熟练地完成无接触式戴无菌手套。
（3）素质目标：严格无菌操作原则，保护患者和医务人员免受感染。

任务实施

1. 教师　教师结合多媒体教学或视频教学，在模拟环境中进行无接触式戴无菌手套的示教及讲解。
2. 学生　分小组练习。
3. 考核　学生回示教室考核或小组互评。

任务评价（表2-3-1）

表2-3-1　无接触式戴无菌手套任务评价

操作内容		考核要点	分值	评分标准	得分
准备	护士准备	仪表端庄，着装符合要求，摘去手部饰物，剪短指甲，戴口罩、帽子，做有效外科手消毒	5	违反1项扣1分，扣完为止	
	物品准备	无菌手套、无菌手术衣、无菌器械车	4	漏缺1件扣2分	
	环境准备	评估环境（整洁、明亮）符合要求	2	不符合扣2分	
操作流程	操作前	• 护士戴口罩、帽子 • 检查无菌手套的型号及有效期	4	漏1项扣2分	
	操作中	• 将无菌手套打开置于无菌器械车上 • 穿无菌手术衣的方法要正确，双手不出袖口 • 取手套的方法要正确，无污染 • 手套隔衣袖扣置于同侧的掌侧面 • 指端朝向前臂，拇指相对，反折边与袖口平齐 • 另一只手隔衣袖抓住手套边缘，将之翻转并完全包裹手及袖口 • 同法戴另一只手套 • 整理双手手套及衣袖（向近心端拉衣袖时不可用力过猛，袖口拉到拇指关节处即可） • 双手位置正确 • 脱手术衣及手套正确，不污染双手及衣裤	70	1项不符合扣5分	
	操作后	用物分类处理洗手	5	1项不符合扣3分	
整体评价		• 遵循无菌技术操作原则 • 全过程稳、准、轻、快 • 操作规范，方法正确	10	1项不符合扣5分	
合计			100	得分合计	

任务小结

1. 整个操作过程应严格无菌操作。
2. 戴手套时双手始终不能露于衣袖外，所有操作双手均在衣袖内。
3. 戴手套时，将反折边的手套口翻转过来包裹住袖口，不可将腕部裸露。
4. 做感染、骨科等手术时手术人员应戴双层手套（穿孔指示系统），有条件者内层可为彩色手套。

5. 可采用协助戴手套法，即协助者将手套撑开，被戴者将手直接插入手套中。

6. 戴手套后双手放于肩以下、腰以上及两侧腋前线之间。

7. 摘除手套时，用戴手套的手抓取另一手的手套外面翻转摘除，或者用已摘除手套的手伸入另一手套的内侧面翻转摘除。注意清洁手不要被手套外侧面污染。

（侯艳霞）

任务四　换　药　法

知识导学

换药，又称"更换敷料"，是对经过初期治疗的伤口（包括手术切口）做进一步处理的总称。其目的是动态观察伤口的变化，保持引流通畅，控制局部感染，使肉芽组织健康生长，以利于伤口愈合，为植皮做好准备。换药是外科的一项基本技术操作，合理的换药方法、伤口的用药、引流物的放置及科学地更换敷料是保证伤口愈合的重要条件。正确更换敷料是提高外科治疗效果的关键措施之一，操作中要求严格遵守无菌原则，防止院内交叉感染。

任务导入

1. **任务描述**　外科病房中，张先生腹部手术后3天，今天需要更换敷料。
2. **任务目标**
（1）知识目标：掌握换药的护理操作步骤和注意事项。
（2）能力目标：熟练地完成换药的护理操作。
（3）素质目标：注重人文关怀，能与患者进行有效的沟通和解释。

任务实施

1. **教师**　结合多媒体教学或视频教学，在模拟环境中进行伤口换药护理的示教及讲解。
2. **学生**　分小组练习。
3. **考核**　对学生进行操作考核。

任务评价（表2-4-1）

表2-4-1　换药法任务评价

操作内容		考核要点	分值	评分标准	得分
核对、解释		核对医嘱、患者床号、腕带姓名，向患者解释操作的目的	5	未核对1项扣2分，扣完为止	
评估		• 患者的病情、治疗、意识及合作能力 • 换药的目的、具体位置及方法 • 手术部位敷料有无渗血、渗液 • 患者及其家属对换药相关知识及注意事项的了解程度	15	• 未评估1项扣3分 • 评估不到位每项扣1分	
准备	护士准备	洗手、戴口罩、戴手套	2	违反1项扣1分，扣完为止	
	物品准备	换药包1个（内装弯盘2只、手术镊2把）、无菌小纱布、引流物、碘伏或75%的乙醇棉球、0.9%的氯化钠溶液棉球、凡士林纱条、胶布、消毒卵圆钳、污物桶等，必要时备探针、刮匙、剪刀等物品	8	物品漏缺1件扣1分，扣完为止	
	环境准备	安静、保护患者隐私	2	未保暖扣1分	
操作流程	操作前	• 护士洗手、戴口罩 • 携用物至患者床旁，再次核对医嘱 • 再次核对患者床号、姓名 • 协助患者选择合适体位	8	• 洗手不正确扣4分 • 漏1项扣1分	
	操作中	• 再次核对，做好解释工作，取得患者的配合，患者取舒适体位，充分暴露伤口，注意保暖 • 去除伤口敷料：揭去胶布时方向与伤口纵轴方向平行；内层敷料用无菌镊去除；最内层敷料与创面粘贴紧密时，可用0.9%的氯化钠溶液浸湿软化后再揭除 • 消毒方法：手术切口先用碘伏棉球轻拭切口及缝线，再由内而外消毒周围皮肤，共消毒2遍以上，消毒范围应超出敷料覆盖范围 • 未缝合的清洁小伤口，应先从创缘依次向外消毒皮肤，伤口内用0.9%的氯化钠溶液棉球式净分泌物 • 感染伤口应先由外而内消毒伤口周围皮肤，再除去脓苔或坏死组织，行伤口冲洗、创面湿敷、脓腔引流等处理，最后伤口周围皮肤再消毒1次 • 处理创面：用双手持镊操作，消毒伤口周围皮肤，处理创口内分泌物、脓液、纤维素膜、坏死组织等，视伤口深度和创面情况置入适宜的引流物 • 包扎固定：用75%的乙醇或碘伏再次消毒周围皮肤1遍，以无菌敷料覆盖创面及伤口，用胶布或绷带固定	40	• 污染扣10分 • 每缺漏1项扣5分 • 操作中没有观察患者情况扣3分 • 动作粗暴扣2分 • 引流袋固定不牢固扣5分	

续表

操作内容		考核要点	分值	评分标准	得分
操作流程	操作后	• 整理用物，妥善安置患者，再次核对 • 正确记录伤口情况	10	• 未按要求操作每项扣2分 • 未再次核对患者扣2分 • 记录不全扣2分	
整体评价		• 操作方法正确、规范、熟练 • 与患者充分沟通	10	• 操作不流畅扣5分 • 未充分与患者沟通扣2分	
合计			100	得分合计	

任务小结

1. 严格执行无菌操作技术 凡接触伤口的物品均须无菌，以防止污染及交叉感染。各种无菌敷料从容器内取出后不得放回，污染的敷料须放入弯盘或污物桶内，不得随便乱丢。

2. 换药次序 先无菌伤口，后感染伤口。特异性感染伤口（如气性坏疽、破伤风等）应最后换药或指定专人负责。

3. 特殊感染伤口的换药 对气性坏疽、破伤风、铜绿假单胞菌等感染伤口，换药时必须严格执行隔离技术，除必要物品外，不携带其他物品，用过的器械要专门处理，敷料要焚毁或深埋。

（张小明）

任务五　中心静脉压的测量

知识导学

1. 中心静脉压　中心静脉压（central venous pressure，CVP）是上、下腔静脉进入右心房处的压力，通过上、下腔静脉或右心房内置管而测得，其可反映右心房压，是临床观察血流动力学的主要指标之一，受心功能、循环血容量及血管张力3个因素的影响。通常将右心房和胸腔内大静脉的血压称为中心静脉压。测定CVP对了解有效循环血容量及心功能有重要意义。CVP的正常值为0.5～1.2 kPa或0.49～1.18 kPa。

2. CVP检测的适应证
（1）严重创伤、各类休克及急性循环功能衰竭等危重患者。
（2）各类大、中手术，尤其是心血管、颅脑和腹部的大手术。
（3）需长期输液或接受完全肠外营养的患者。
（4）需接受大量、快速输血补液的患者。

任务导入

1. 任务描述　心脏外科病房，张先生行冠状动脉旁路移植术后，留置桡动脉测压管和锁骨下静脉中心静脉导管（central venous catheter，CVC），三腔静脉通路输注常规液体及血管活性药物，保留胸腔引流管和尿管。患者出现血压低、心率快、尿少等症状，需要了解其血容量情况，遵医嘱测量CVP。

2. 任务目标
（1）知识目标：掌握CVP的操作步骤及注意事项。
（2）能力目标：熟练地完成CVP测量操作，正确观察并评估患者的CVP，并为患者及其家属提供正确有效的健康指导。
（3）素质目标：具有高度责任感，能感受患者的不适体验，能安慰患者并能与患者进行有效的良好沟通。

任务实施

1. **教师** 结合多媒体教学或视频教学,在模拟环境中进行CVP测量的示教及讲解。
2. **学生** 分小组练习或角色扮演。
3. **考核** 学生回示教室考核或小组互评。

任务评价(表2-5-1)

表2-5-1 中心静脉压的测量任务评价

操作内容		考核要点	分值	评分标准	得分
核对、解释		核对医嘱、患者床号、腕带姓名,向患者解释操作的目的	4	未核对1项扣2分,扣完为止	
评估		• 患者的病情、治疗、用药、意识及合作能力 • CVP测量的目的、具体位置及方法 • 评估中心静脉导管是否通畅并核查导管刻度 • 评估穿刺部位的情况 • 患者及其家属对CVP相关知识及注意事项的了解程度	10	• 未评估1项扣2分 • 评估不到位每项扣1分	
准备	护士准备	洗手、戴口罩、戴手套	2	违反1项扣1分,扣完为止	
	物品准备	标有CM刻度的CVP标尺、三通、延长管、胶布、0.9%的氯化钠溶液、输液器、无菌垫巾及纱布	6	物品漏缺1件扣1分,扣完为止	
	环境准备	安静、保护患者隐私、保暖	4	未保暖扣2分	
操作流程	操作前	• 护士洗手、戴口罩 • 携用物至患者床旁,再次核对医嘱、患者床号及姓名 • 再次核对各通路所输注的药液 • 协助患者选择平卧位	12	• 洗手不正确扣3分 • 漏1项扣2分 • 未取平卧位扣3分	
	操作中	• 准备2条胶布 • 垂直固定CVP标尺在输液架上 • 查对延长管和三通管的有效日期,有无破损、潮湿,打开延长管 • 在三通下面铺无菌治疗巾,消毒三通接口 • 按无菌原则连接:三通接头的前端与中心静脉导管相连,尾端连接延长管 • 将延长管垂直固定在CVP标尺上,形成测压管 • 按无菌原则连接:三通接头另一端与连接好0.9%的氯化钠溶液的输液器相连		• 每缺漏1项扣2分 • 连接装置错误扣4分 • 未固定好CVP标尺扣2分 • 水平仪未成直角扣2分 • 测压时,液面从上端流出或液面未高于实际CVP值扣5分	

续表

操作内容		考核要点	分值	评分标准	得分
操作流程	操作中	• 确定零点位置：将测压管刻度上的"0"调至与右心房齐平处（第4肋间腋中线水平），或用水平仪标定右心房水平在测压管上的读数，该读数即为零点 • 转动三通，使输液管与测压管相通，液面在测压管内上升，液面要高于患者实际的CVP值，同时不能从上端口流出 • 调节三通，关闭输液通路，使测压管与静脉导管相通，测压管内液面下降，当液面不再下降时读数 • 调节三通，关闭测压管，开放输液通路或连接0.9%的氯化钠溶液冲管	42	• 未调零点扣5分 • 选择血管活性药物管路测CVP扣10分 • 违反无菌操作原则每次扣5分	
	操作后	• 告知患者注意事项：不可自行调整三通及输液速度，翻身时避免管路牵拉、打折 • 整理用物，妥善安置患者，协助患者抬高床头、保持舒适卧位 • 再次核对患者及各管路输液是否通畅 • 洗手后准确记录测量数值并报告医师	12	• 未按要求操作每项扣3分 • 未再次核对扣3分 • 记录不全扣2分	
整体评价		• 操作方法正确、规范、熟练 • 与患者充分沟通	8	• 操作不流畅扣3分 • 未充分与患者沟通扣2分	
合计			100	得分合计	

注：CVP. 中心静脉压；CM. 厘米。

任务小结

1. 测量前，护患双方应有效沟通，以取得患者及其家属的理解和配合。
2. 将测压管零点置于腋中线与第4肋间交点处，相当于右心房水平。
3. 严格执行无菌操作原则。
4. 正确调整零点，每次更换体位时要重新归零。
5. 测压时确保静脉内导管通畅。
6. 妥善固定中心静脉导管，紧密连接输液管，确保管道内无凝血及空气。
7. 保持主通道通畅，不测CVP时可继续补液，测压时要关闭其他输液通道。

（李党香　张梦宇）

任务六　经外周静脉置入中心静脉导管的维护

知识导学

经外周静脉置入中心静脉导管（peripherally inserted catheter，PICC）是由外周静脉（贵要静脉、肘正中静脉、头静脉）穿刺插管，其导管的尖端定位于上腔静脉。利用PICC可以将药物直接输注于血管流速快、流量大的中心静脉，避免患者因长期输液或高浓度、强刺激性药物带来的血管损伤，减轻反复静脉穿刺给患者带来的痛苦，保证治疗的顺利进行。适用于有缺乏外周静脉通道的倾向、输注刺激性药物（如化疗药）、输注高渗性或黏稠性液体、长期留置静脉通道（如肿瘤化疗）的患者，同样适用于儿童。

任务导入

1. 任务描述　邱女士，女性，60岁，子宫内膜癌术后入院化疗。患者于2021年10月20日入院，入院时右侧上臂留置PICC导管，2021年10月24日经PICC行化疗，10月25日须行PICC维护。

2. 任务目标

（1）知识目标：掌握PICC维护的护理操作步骤及注意事项。

（2）能力目标：熟练地完成PICC维护的护理操作。正确评估患者穿刺点部位、导管及敷料。有效为患者及其家属提供相关的健康指导。

（3）素质目标：具有高度责任感，注重人文关怀，能与患者进行有效的沟通及解释。

任务实施

1. 教师　结合多媒体教学或视频教学，在模拟环境中进行PICC维护的示教及讲解。

2. 学生 分小组练习、情景模拟、角色扮演，深刻理解PICC给患者带来的不适及如何有效地对PICC进行维护。

3. 考核 学生回示教室考核或小组互评。

任务评价（表2-6-1）

表2-6-1 经外周静脉置入中心静脉导管的维护任务评价

操作内容		考核要点	分值	评分标准	得分
核对、解释		核对医嘱、患者床号、腕带姓名，向患者解释操作的目的	5	未核对1项扣2分，扣完为止	
评估		• 患者的病情、意识、理解能力及合作状态 • 中心静脉导管的型号（单腔、双腔） • 中心静脉导管是否通畅 • 穿刺点有无红、肿、痛、渗血及渗液 • 患者及其家属对留置中心静脉导管相关知识及注意事项的了解程度	5	• 未评估1项扣1分 • 评估不到位每项扣0.5分	
准备	护士准备	洗手，戴口罩、帽子	2	违反1项扣1分，扣完为止	
	物品准备	PICC换药包1个、无针输液接头1个、10 ml预充式导管冲洗器1支、导管固定装置1个、75%的乙醇棉片1个、棉签1包、75%的乙醇1瓶、清洁手套1副、免洗手消毒液1瓶、测量尺1个、签字笔1支、污物罐1个、利器桶1个、医疗垃圾桶1个、生活垃圾桶1个	10	物品漏缺1件扣1分，扣完为止	
	环境准备	安静清洁，保护患者隐私，温湿度适宜	2	未保护患者隐私扣1分	
操作流程	操作前	• 护士洗手、戴口罩 • 携用物至患者床旁，再次核对医嘱 • 再次核对患者床号、姓名 • 核对维护手册，向患者解释操作的目的	8	• 洗手不正确扣1分 • 未通过2种以上方式进行核对扣3分 • 未核对置管长度及臂围2分 • 操作注意事项不正确扣2分	
	操作中	• 手消毒后，打开PICC换药包，用无菌方式取出治疗巾 • 置管侧肢体下铺治疗巾，测量肘横纹上10 cm处臂围 • 揭开固定输液接头的胶布，用75%的乙醇棉片去除皮肤及导管胶 • 手消毒、戴清洁手套，取出预冲式导管冲洗器，释放阻力 • 安装输液接头，排气备用，撕开乙醇棉片外包装呈"口"状备用 • 一手持导管接头上方，另一手移除旧接头 • 手持乙醇棉片外包装，用乙醇棉片消毒导管口横截面及外壁，全方位用力擦拭15 s，待干，连接新接头与预冲式导管冲洗器		• 违背无菌操作扣10分 • 测量臂围不准确扣2分 • 释放阻力方法不正确扣1分 • 消毒接头方法不正确扣2分 • 消毒方法不正确、未待干扣2分 • 回血抽至接头内或预充式导管冲洗器内扣2分 • 冲管手法不正确扣2分 • 去除透明贴膜手法不正确扣5分	

续表

操作内容		考核要点	分值	评分标准	得分
操作流程	操作中	• 评估导管，抽回血 • 使用预充式导管冲洗器，用脉冲方式冲洗导管 • 正压封管 • 去除透明敷料外胶带，去除原有透明敷料 • 评估穿刺点，取75%的乙醇棉片浸润导管固定装置背胶后将其去除 • 脱清洁手套，手消毒，用无菌方式旋翻转换药包内消毒物品，并将换药包铺开，将新导管固定装置投放至无菌区 • 戴无菌手套，用75%的乙醇脱脂消毒，充分待干 • 调整导管位置，安装导管固定装置 • 粘贴透明敷料，脱手套 • 手消毒，粘贴导管信息标识	60	• 未评估穿刺点及体外导管长度扣3分 • 导管固定装置污染扣1分 • 螺旋式消毒顺序不正确及消毒面积不达标扣2分 • 未擦拭连接器翼型部分扣1分 • 透明贴膜手法不正确扣5分 • 未注明导管信息标识扣2分 • 高举平台法固定延长管及接头不正确扣3分 • 每缺漏1项扣5分	
	操作后	• 整理用物、协助患者取舒适卧位 • 整理床单位，向患者宣教注意事项 • 填写PICC患者维护手册及PICC维护记录单	3	• 未整理用物扣1分 • 未宣教扣1分 • 记录不全扣1分	
整体评价		• 操作方法正确、规范、熟练 • 与患者充分沟通	5	• 操作不流畅扣3分 • 未充分与患者沟通扣2分	
合计			100	得分合计	

注：PICC. 经外周静脉置入中心静脉导管。

任务小结

1. PICC维护前，护患双方应进行有效的沟通，以取得患者及其家属的理解和配合。

2. 评估患者穿刺点有无红肿、压痛、硬结、渗血、渗液，导管留置时间、外露长度，敷料是否清洁干燥，有无脱落、污染，是否在有效期内。若发生上述情况应及时进行维护。

3. 严格执行无菌操作，防止医源性感染。

4. 评估导管功能，注射器抽回血以判断导管是否通畅。

5. 维持导管通畅，避免药物间反应。使用20 ml注射器抽取20 ml 0.9%的氯化钠溶液，采用脉冲式冲洗方法，使0.9%的氯化钠溶液在导管内形成小漩涡，有利于将导管内残留的药物冲洗干净。

6. 更换辅料采用"0"度角平行撕拉，自下而上取出原有的透明敷料，防止过度撕拉造成导管周围皮肤损伤。

7．PICC导管应在置管后第1、3、7天进行维护，置管7天后每周须于专业医疗场所进行维护。

8．维护时无菌贴膜应采取无张力贴法，保持其平整且贴膜下无空气。

9．导管有部分进入体内可退出至原有长度。禁止向体内插入已脱出的导管。如导管发生脱出，应与医师沟通并安排相应的检查，以确认导管尖端位置，根据具体情况请相关专业人士做出相应的处理。

10．维护导管后对患者进行相关的健康宣教，如自我观察穿刺点周围皮肤的情况、注意保护导管以避免感染和导管损伤、适当进行穿刺侧手臂活动以增加血液循环、避免过度用力、定期进行导管维护等。

（朱笑丛　周卫征）

任务七 普通引流管的护理

知识导学

普通引流管的作用是将组织间或体腔中积聚的气体、消化液、腹腔液、脓液、伤口渗出液等引流至体外，以降低局部压力，防止术后感染，促进伤口愈合，是普通外科的常见护理操作。

任务导入

1. **任务描述** 张先生腹部手术后留置腹腔引流管，今天需要更换引流袋。
2. **任务目标**
（1）知识目标：掌握普通引流管的护理操作步骤及注意事项。
（2）能力目标：熟练地完成普通引流管的护理操作。
（3）素质目标：注重人文关怀，能与患者进行有效的沟通及解释。

任务实施

1. **教师** 教师结合多媒体教学和视频教学，使用教具在模拟病房在模拟患者身上进行引流管的护理措施，如保证引流管的妥善固定，进行引流通畅的检查，观察并记录引流液的量、颜色、性状，完成示教、讲解。
2. **学生** 分小组练习、情景模拟、角色扮演，理解留置引流管给患者带来的不良体验。
3. **考核** 学生回示教室考核或小组互评。

任务评价（表 2-7-1）

表 2-7-1　普通引流管的护理任务评价

操作内容		考核要点	分值	评分标准	得分
核对、解释		核对医嘱、患者床号、腕带姓名，向患者解释操作的目的	5	未核对1项扣2分，扣完为止	
评估		• 患者的病情、治疗、意识及合作能力 • 引流管护理的目的、具体位置及方法 • 引流液的量、颜色、性状及流速 • 手术部位敷料有无渗血、渗液 • 患者及其家属对引流管相关知识及注意事项的了解程度	15	• 未评估1项扣3分 • 评估不到位每项扣1分	
准备	护士准备	洗手、戴口罩、戴手套	2	违反1项扣1分，扣完为止	
	物品准备	治疗车、治疗盘、血管钳1把、一次性引流袋1只、消毒弯盘、消毒纱布、镊子1把、安尔碘、棉签、污物桶	8	物品漏缺1件扣1分，扣完为止	
	环境准备	安静、保护患者隐私	2	未保暖扣1分	
操作流程	操作前	• 护士洗手、戴口罩 • 携用物至患者床旁，再次核对医嘱 • 再次核对患者床号、姓名 • 协助患者选择合适的体位	8	• 洗手不正确扣4分 • 漏1项扣1分	
	操作中	• 检查伤口，暴露引流管，松开别针，注意给患者保暖 • 检查无菌引流袋是否密封及其有效期，打开外包装。检查引流袋有无破损或引流管扭曲，将引流袋挂于床沿，引流管下铺治疗巾 • 挤压引流管，用血管钳夹住引流管尾端上3 cm • 用消毒棉签消毒引流管连接处，然后向接口以上及以下各纵行消毒2.5 cm • 用左手取无菌纱布裹住连接处，分离引流管与引流袋，取下旧引流袋 • 用消毒棉签再次消毒引流管管口 • 连接无菌引流袋，松开血管钳并挤压引流管，观察其是否畅通，固定引流管	40	• 污染扣10分 • 每缺漏1项扣5分 • 操作中没有观察患者情况扣3分 • 动作粗暴扣2分 • 引流袋固定不牢固扣5分	
	操作后	• 整理用物，妥善安置患者，再次核对 • 正确记录引流液的量、颜色、性状	10	• 未按要求操作每项扣2分 • 未再次核对患者扣2分 • 记录不全扣2分	
整体评价		• 操作方法正确、规范、熟练 • 与患者充分沟通	10	• 操作不流畅扣5分 • 未充分与患者沟通扣2分	
合计			100	得分合计	

任务小结

1．严格无菌操作，保持引流袋位置低于引流部位，引流袋可1周更换1～2次（引流液有性状、颜色改变时须及时更换）。

2．保持引流管通畅，定时自引流管近端向远端挤压，避免引流管折叠、扭曲、受压。

3．观察引流液的量、性状及色泽的变化，以及其与病情是否相符等。每天记录，发现异常及时与医师联系。

4．妥善固定引流管以防滑脱。嘱患者活动时勿将引流管拉脱。

5．负压引流瓶的更换方法亦相同。

（崔丽娟）

任务八 脑室外引流患者的护理

知识导学

脑室穿刺术是神经外科常见的抢救技术，用于急救或诊断某些颅内压增高疾病，可通过穿刺放出脑脊液以降低颅内压，从而抢救脑疝和脑危象患者。

脑室引流是将无菌穿刺或引流管置入脑室（通常是侧脑室）内，引流出脑脊液、血性液，减轻其对脑室的刺激，以降低颅内压，减轻症状，为继续抢救和治疗赢得时间。常用于颅内压增高出现脑危象或脑疝、颅内感染须经脑室注入药物、脑室内出血、蛛网膜下腔出血、脑积水及颅内压监测等。

任务导入

1. 任务描述 王某，男，45岁，高血压病史10年，因"情绪激动突发意识障碍3小时"入院。CT显示左侧基底节区出血且破入脑室。给予脑室外引流术，术后留置脑室外引流管1根。今天是术后第3天，需要更换脑室引流袋。

2. 任务目标

（1）知识目标：掌握脑室引流的目的，掌握脑室引流管的护理要点及注意事项。

1）保持引流通畅。

2）防止逆行感染。

3）便于观察脑室引流液的性状、颜色及量。

（2）能力目标：熟练地完成脑室引流管的护理操作。正确评估患者的病情变化及引流情况。

（3）素质目标：具有高度责任感，注重人文关怀，能与患者进行有效的沟通及解释。

任务实施

1. 教师 结合多媒体教学或视频教学,在《外科护理》课程学习的基础上,在模拟环境中使用教具进行脑室引流管护理的示教及讲解。

2. 学生 分小组练习或角色扮演,模拟留置脑室引流管,实践脑室引流管的护理操作。

3. 考核 学生回示教室考核或小组互评。

任务评价(表2-8-1)

表2-8-1 脑室外引流患者的护理任务评价

操作内容		考核要点	分值	评分标准	得分
仪表		仪表端庄,服装整洁	4	符合要求	
核对、解释		核对医嘱及患者床号、腕带姓名,向患者解释操作的目的	5	未核对1项扣1分,扣完为止	
评估		• 了解患者病情,明确脑室引流的目的:脑室内手术后,引流血性脑脊液,可减轻脑膜刺激症状及蛛网膜粘连;对颅内压增高者,可降低颅内压或行脑室造影 • 评估患者瞳孔大小、对光反射、意识状态及生命体征。对清醒患者询问其有无头痛、恶心等主观感受;对昏迷患者观察其瞳孔、对光反射及意识状态 • 引流液的量、颜色、性状及是否通畅 • 手术部位敷料有无渗血、渗液 • 对意识障碍、躁动、不合作的患者,要向其家属做好解释工作,说明脑室引流的目的及对患者进行保护性约束的必要性;对清醒合作的患者简单介绍脑室引流的目的及配合要点,取得其合作	15	• 未评估1项扣3分 • 评估不到位每项扣1分	
准备	护士准备	洗手、戴口罩、戴手套	3	1项扣1分,扣完为止	
	物品准备	治疗车、血管钳1把、无菌治疗巾1个、一次性无菌引流袋1套、无菌换药盘、无菌纱布、碘伏、棉球、无菌手套、污物桶,必要时备约束带,检查用物	8	物品漏缺1项扣1分,扣完为止	
	环境准备	安静、清洁,保护患者隐私	2	未完成1项扣1分	
操作流程	操作前	• 护士洗手、戴口罩 • 携用物至患者床旁,再次核对医嘱 • 再次核对患者床号、腕带姓名 • 协助清醒合作患者取仰卧位,对昏迷或躁动不安的患者给予舒适卧位,必要时给予保护性约束	8	• 洗手不正确扣4分 • 漏1项扣1分	

续表

操作内容		考核要点	分值	评分标准	得分
操作流程	操作中	• 再次核对，患者取合适体位，护士戴无菌手套，将无菌治疗巾垫于患者头部下方；暴露引流管与引流袋连接处，用碘伏棉球消毒引流管连接处，向接口以上及以下各纵行消毒2.5 cm • 用血管钳夹闭脑室引流管接口上方5～6 cm处，取无菌纱布包裹住接头分离引流管与引流袋，用碘伏棉球由内向外消毒引流管管口及外周。取无菌纱布包盖住已消毒过的引流管 • 检查一次性无菌引流袋的有效期及包装有无破损；打开外包装，检查引流袋有无破损或引流管扭曲，开口是否处于关闭状态；去掉前端的保护帽，将其放于无菌治疗巾上 • 用碘伏棉球再次消毒引流管管口横面及管口周围，由内向外消毒，左手取无菌纱布包裹脑室引流管连接无菌引流袋，松开血管钳，观察其是否畅通。将引流管固定于床头，引流管高于侧脑室平面（一般以发际做参照）10～15 cm，以维持正常颅内压，长度以患者左或右侧卧位时不紧绷为宜 • 操作中注意观察患者的意识反应 • 在引流袋上注明引流类别、更换日期及时间 • 再次核对，观察患者的意识及瞳孔变化	40	• 污染扣10分 • 每缺漏1项扣2分 • 操作中没有观察患者情况扣3分 • 消毒方法不正确扣2分 • 引流袋位置固定不正确扣3分	
	操作后	• 整理用物，妥善安置患者，再次核对 • 正确记录引流液的量、颜色、性状	10	• 未按要求操作每项扣2分 • 未再次核对患者扣2分 • 记录不全扣2分	
整体评价		• 操作方法正确、规范、熟练，注意无菌概念 • 与患者充分沟通，正确宣教	5	• 操作不熟练扣3分 • 未充分与患者沟通、宣教扣2分	
合计			100	得分合计	

任务小结

1. 操作前，护患双方应进行有效的沟通。如有意识障碍的患者，可适当约束，同时应取得患者及其家属的理解和配合。

2. 妥善固定脑室引流管，在无菌操作下连接引流袋，引流管开口须高于侧脑室平面10～15 cm，以保持正常颅内压。搬动患者时，应将引流管暂时夹闭，以防止脑脊液逆流而引起颅内感染。

3．保持引流管通畅，防止引流管受压、扭曲、打折。翻身活动时避免牵拉引流管，如有脱出，及时通知医师。

4．注意引流速度和量，忌速度过快，避免颅内压骤降。每天的引流量以不超过500 ml为宜。

5．严格执行无菌操作，定时更换引流袋，更换时先夹闭引流管，以防止空气进入或脑脊液逆流入颅内。注意整个装置应保持无菌状态。

6．观察并记录脑脊液的性状、颜色和量，正常脑脊液无色、透明、无沉淀。若脑脊液中有大量鲜血提示脑室内出血，若脑脊液浑浊则提示感染。

7．脑室引流管一般放置不超过5～7天，开颅术后脑室引流管一般放置3～4天。留置脑室引流管期间应严密观察患者的意识、瞳孔及生命体征的变化。

（李　凌）

任务九　胸腔闭式引流患者的护理

知识导学

根据胸膜腔生理性负压设计，即依靠水封瓶中的液体使胸膜腔与外界隔离，以达到排出胸膜腔积气、积血、积液，重建胸膜腔负压，促进肺复张，平衡胸膜腔内压力，保持纵隔位置的目的。可用于治疗气胸、血胸、脓胸，适用于胸腔穿刺术治疗下肺无法复张者，或者需使用机械通气或人工通气的气胸或血气胸患者。

任务导入

1. **任务描述**　外科病房，张先生胸部手术后留置胸腔闭式引流管，今天需要更换引流瓶。

2. **任务目标**
（1）知识目标：掌握胸腔闭式引流管的护理操作步骤及注意事项。
（2）能力目标：熟练地完成胸腔闭式引流瓶的护理操作。
（3）素质目标：注重人文关怀，能与患者进行有效的沟通及解释。

任务实施

1. **教师**　结合多媒体教学或视频教学，在模拟环境中进行胸腔闭式引流管护理的示教及讲解。

2. **学生**　分小组练习或角色扮演。

3. **考核**　学生回示教室考核或小组互评。

任务评价（表2-9-1）

表2-9-1　胸腔闭式引流患者的护理任务评价

操作内容		考核要点	分值	评分标准	得分
核对、解释		核对医嘱、患者床号、腕带姓名，向患者解释操作的目的	5	未核对1项扣2分，扣完为止	
评估		• 患者的病情、治疗、意识及合作能力 • 引流管护理的目的、具体位置及方法 • 引流液的量、颜色、性状及流速 • 手术部位敷料有无渗血、渗液 • 患者及其家属对引流管相关知识及注意事项的了解程度	15	• 未评估1项扣3分 • 评估不到位每项扣1分	
准备	护士准备	洗手、戴口罩、戴手套	2	违反1项扣1分，扣完为止	
	物品准备	治疗车、治疗盘、无菌治疗巾、无齿血管钳（或卵圆钳）2把、一次性胸腔闭式引流瓶1个、0.9%的氯化钠溶液500 ml、安尔碘、棉签、污物桶	8	物品漏缺1件扣1分，扣完为止	
	环境准备	安静、保护患者隐私	2	未保暖扣1分	
操作流程	操作前	• 护士洗手、戴口罩 • 携用物至患者床旁，再次核对医嘱 • 再次核对患者床号、姓名 • 协助患者选择合适体位	8	• 洗手不正确扣4分 • 漏1项扣1分	
	操作中	• 检查一次性胸腔闭式引流瓶是否密封及其有效期，打开外包装，向瓶内倒入0.9%的氯化钠溶液500 ml，紧密连接引流管，瓶上标明更换日期 • 再次核对 • 用2把无齿血管钳（或卵圆钳）交叉夹住胸管连接处以上位置 • 洗手，戴手套，铺治疗巾 • 分离连接管，用棉签消毒胸管连接处，待干 • 将胸瓶长管与胸管连接 • 再次检查胸管与胸瓶连接是否正确、紧密、牢固 • 妥善固定胸瓶，松开血管钳（或卵圆钳） • 鼓励患者有效咳嗽，观察水柱有无波动，胸管是否通畅，以及胸液的量、颜色及性状	40	• 污染扣10分 • 每缺漏1项扣5分 • 操作中没有观察患者情况扣3分 • 动作粗暴扣2分 • 引流管连接不紧密扣5分	
	操作后	• 整理用物，妥善安置患者，再次核对 • 正确记录胸液的量、颜色及性状 • 告知患者相关注意事项 • 洗手，记录 • 终末处理，医疗垃圾分类	10	• 未按要求操作每项扣2分 • 未再次核对患者扣2分 • 记录不全扣2分	
整体评价		• 操作方法正确、规范、熟练 • 严格无菌原则 • 与患者充分沟通	10	• 操作不流畅扣2分 • 违反无菌原则扣5分 • 未充分与患者沟通扣2分	
合计			100	得分合计	

任务小结

1. 插管前，护患双方应有效沟通，取得患者及其家属的理解和配合。

2. 保持胸腔闭式引流的密闭。更换引流、搬动患者时需双重夹闭引流管。水封瓶应保持直立，长管在液面下3～4 cm。

3. 严格无菌操作，防止逆行感染。胸腔闭式引流瓶应定时更换，引流瓶位置应低于胸壁引流口平面60～100 cm。

4. 妥善固定胸腔引流管，避免扭曲、受压或脱出。胸腔引流管脱出后应严密观察患者病情，不应再盲目插入。将引流瓶置于安全处并妥善安置，以免意外踢倒。

5. 保持胸腔引流管的通畅，经常挤压胸腔引流管，防止其阻塞。

6. 观察并记录引流液的颜色、性状及量。若连续3 h，每小时的引流量＞200 ml，且引流物呈血性色鲜红或暗红，应警惕活动性出血的可能，应及时报告医师。

（张　雪　韩　薇　王萌萌）

任务十 乳腺自检

知识导学

乳房是外胚层器官，起源于皮肤，属于胸壁浅层结构，是女性重要的生殖器官，也是女性身体美的来源。乳腺疾病是女性的常见病和多发病。环境、饮食污染、紧张的心理压力等原因所造成的激素水平的改变及一些人为的因素都会导致女性乳腺疾病的发病风险增加。早期发现、早期诊断和早期治疗（"三早"）被公认为控制乳腺癌发展的有效措施之一。乳腺自检的优点是经济、便捷、很少受时间限制及对人体无损伤等，能及时发现一些乳腺疾病甚至乳腺癌。掌握正确的乳腺自检方法可以发现早期乳腺的异常情况，争取尽早治疗和干预。

任务导入

1. 任务描述 张女士，45岁，因"右侧乳房肿块待查"入院。入院后经一系列检查初步诊断为"右乳腺癌"。在全身麻醉下行右侧乳腺癌根治术后，进行健侧乳腺自查。

2. 任务目标
（1）知识目标：掌握乳腺检查的护理操作步骤及注意事项。
（2）能力目标：熟练地完成乳腺检查的护理操作。
（3）素质目标：注重人文关怀，能与患者进行有效的沟通及解释。

任务实施

1. 教师 结合多媒体教学和视频教学，在模拟病房使用乳腺模型进行乳腺检查的示教及讲解。

2. 学生 分小组练习、情景模拟、角色扮演，掌握乳腺自检的方法和要求，保护患者隐私，注意保暖。

3. 考核 学生回示教室考核或小组互评。

任务评价（表2-10-1）

表2-10-1　乳腺自检任务评价

操作内容		考核要点	分值	评分标准	得分
核对、解释		核对医嘱、患者床号、腕带姓名，向患者解释操作的目的	3	未核对1项扣1分，扣完为止	
评估		• 患者的病情、意识及合作能力 • 乳腺自检的目的，月经结束后1周左右为乳腺自检的最佳时期 • 乳腺肿块的位置及周围皮肤情况 • 患者及其家属对乳腺相关知识及注意事项的了解程度	4	未评估1项扣1分	
准备	护士准备	着装整洁、洗手、戴口罩	2	违反1项扣1分，扣完为止	
	物品准备	消手液、隔帘或屏风、穿衣镜	2	漏缺1件扣1分，扣完为止	
	环境准备	整洁、安静、保护患者隐私（拉帘动作）	4	未保护患者隐私扣2分，其余项各扣1分	
操作流程	操作前	• 洗手、戴口罩、暖手 • 再次核对患者床号、姓名，向患者介绍乳腺自检的目的，取得患者的合作 • 协助患者取坐位或站位，面对穿衣镜，正确暴露检查部位	5	• 未洗手扣1分，未暖手扣1分 • 核对不全扣1分 • 未采取正确体位扣2分	
	操作中（视诊）	• 双乳形状大小是否对称 • 皮肤有无局限性隆起、凹陷或瘢痕（位置、数目、长度） • 皮肤有无发红、水肿（范围） • 酒窝征 • 橘皮样外观（位置、范围） • 浅表静脉扩张 • 两侧乳头是否在同一水平 • 乳头有无内陷、偏移（询问先天或后天） • 乳头、乳晕有无糜烂、渗液、结痂	27	漏1项扣3分	
	操作中（触诊）	乳腺触诊 • 用3个手指的指腹触诊，从乳腺外缘开始，以划小圆圈的方式沿乳房慢慢移动，用力不宜过大 • 触诊顺序：外上—外下—内下—内上—中央区 • 触诊先健侧后患侧	9	漏1项扣3分	
		检查乳房肿块 • 肿块部位 • 肿块数目 • 肿块大小 • 肿块质地 • 肿块边界 • 肿块表面是否光滑		漏1项扣2分	

续表

操作内容		考核要点	分值	评分标准	得分
操作流程	操作中（触诊）	检查乳房肿块 • 肿块活动度检查，能否推动（包括与胸大肌/前锯肌关系的检查） • 肿块与皮肤是否有粘连 • 挤压肿块有无乳头溢液、有无触痛 • 乳头是否有溢液，溢液的性状，单孔还是多孔	20	漏1项扣2分	
		检查腋窝淋巴结 • 指导患者右手查左腋，左手查右腋，检查有无硬结 • 指导患者举起检查侧上肢，对侧手伸入腋窝至最高位，手指掌侧面对胸壁 • 依次检查腋顶、腋前臂、腋后臂（背阔肌前内侧） • 腋窝淋巴结的位置、数目、大小、质地、边界、活动度及有无压痛	8	漏1项扣2分	
		检查锁骨上淋巴结 • 指导患者稍耸肩或头稍低，使皮肤和肌肉松弛 • 用示指、中指的指腹紧贴检查部位，进行滑动触诊 • 触诊锁骨上淋巴结，由浅部逐渐触摸至锁骨后深部 • 锁骨上淋巴结的位置、数目、大小、质地、边界、活动度及有无压痛	8	漏1项扣2分	
	操作后	• 整理用物，妥善安置患者，再次核对 • 洗手、记录	2	少1项扣1分	
整体评价		• 患者的操作方法正确、规范、熟练 • 人文关怀，与患者充分沟通	6	少1项扣3分	
合计			100	得分合计	

任务小结

1. 乳腺自检应选择在光线比较充足的情况下，可通过镜子进行观察。

2. 在触摸时，正确的手法是并拢手指以指腹轻轻触按乳房，不能用手指提、抓、捏，否则很容易将正常乳腺组织误以为肿块。

3. 一般乳腺自查应每月1次。对于月经规律的女性，乳房自我检查的最佳时间通常是月经来潮后第9~11天，因为此时雌激素对乳腺的影响最小，乳腺处于相对静止状态，乳房充血量少、柔软，可较容易摸到肿块并发现病变。对于已经停经的女性，可选择在每个月的固定时间进行检查。

4. 女性在乳腺自查时，如发现异常应及时就医，从而达到早期发现、早期诊断、早期治疗的目的。

5. 肿块有大有小，在检查乳房时必须仔细，以防遗漏。肿块的形态多呈不规则而偏于圆形或长圆形，与正常组织分界不清、质硬。早期乳腺癌的肿块，用手指可以自由推动，但如果已侵犯到胸大肌或胸壁时，推动会受到限制。

6. 大多数患者开始并无疼痛感觉，只有少数患者有不同程度的局部疼痛，主要是有隐痛、钝痛、牵拉痛或针刺样痛，多为阵发性，只有在晚期才会出现持续性疼痛。

7. 除了检查乳房，还要注意锁骨处和腋窝下的淋巴结，约50%的乳腺癌发生在外部，并且出现淋巴结肿大的迹象。

8. 产后哺乳可降低发病的危险性，保持心情的舒畅及情绪的乐观是乳腺增生最好的防御武器，尽量不吃避孕药，低脂肪饮食，少吃动物内脏。绝经后的女性应注意控制体重，防止肥胖，因为肥胖对乳腺癌预后有影响。注意胸罩穿戴要得当，过紧、过厚、透气不良会影响乳房淋巴液的正常循环，不能及时清除有害物质，久而久之，易使乳腺细胞发生病变。

（李　娟　曲　宁）

任务十一　胃肠减压患者的护理

知识导学

胃肠减压是利用负压吸引和虹吸作用的原理，通过胃管将聚于胃肠道内的气体及液体吸出。对胃肠道梗阻患者可降低其胃肠道内的压力和膨胀程度，改善胃肠壁的血液循环，有利于胃肠功能的恢复；对胃肠道穿孔患者可防止其胃肠内容物经破口处继续漏入腹腔，并有利于胃肠吻合术后吻合口的愈合。因此，胃肠减压的适用范围很广，常用于急性胃扩张、肠梗阻、胃肠道穿孔修补或部分切除术，以及胆道或胰腺手术后的患者。

任务导入

1. 任务描述　王先生，男性，65岁，胃溃疡病史20余年。近期原有溃疡症状加重伴体重减轻，面色苍白，脉搏90次/分，血压140/90 mmHg，粪便隐血试验阳性。门诊以"胃癌"收入院，王先生胃癌手术后留置胃管，行胃肠减压术。

2. 任务目标
（1）知识目标：掌握胃肠减压的目的、操作要点及注意事项。
（2）能力目标：熟练完成胃肠减压的护理，结合患者个性化的胃肠减压适应证，正确观察并评估患者的胃肠减压效果，为患者及其家属提供正确有效的健康指导。
（3）素质目标：具有高度责任感，感受患者的不适体验，安慰患者并能与患者进行良好的沟通。

任务实施

1. 教师　教师结合多媒体教学和视频教学，在《护理学基础》课程中已学习鼻饲法的基础上，使用教具在模拟病房在模拟患者身上行胃肠减压管的置入和胃肠减压器的安装及调试，完成示教及讲解。

2. 学生 分小组练习、情景模拟、角色扮演，理解胃肠减压给患者带来的不良体验。

3. 考核 学生回示教室考核或小组互评。

任务评价（表2-11-1）

表2-11-1 肠胃减压患者的护理任务评价

操作内容		考核要点	分值	评分标准	得分
核对、解释		核对医嘱、患者床号、腕带姓名，向患者解释操作的目的	5	未核对1项扣2分，扣完为止	
评估		• 患者的病情、治疗、意识及合作能力 • 留置胃肠减压的目的、时间及种类 • 引流液的量、颜色、性状 • 患者及其家属对胃肠减压护理的知晓程度	15	• 未评估1项扣3分 • 评估不到位每项扣1分	
准备	护士准备	洗手、戴口罩、戴手套	2	违反1项扣1分，扣完为止	
	物品准备	治疗车、治疗盘、治疗巾、0.9%的氯化钠溶液、一次性胃管、负压引流装置1套、消毒液、棉签、纱布、20 ml注射器、液状石蜡棉球、听诊器、胶布、无菌手套、污物桶等	8	物品漏缺1件扣1分，扣完为止	
	环境准备	安静、保护患者隐私	2	未保护隐私扣1分	
操作流程	操作前	• 护士洗手、戴口罩 • 携用物至患者床旁，再次核对医嘱 • 再次核对患者床号、姓名 • 协助患者选择合适体位	8	• 洗手不正确扣4分 • 漏1项扣1分	
	操作中	插胃肠减压管 • 再次核对、解释 • 戴口罩、手套，铺治疗巾，检查患者鼻腔，清洁鼻孔 • 测量胃管长度，成年人插入长度为55～60 cm • 用液状石蜡润滑后，沿选定一侧鼻孔，先向上而后平行缓慢轻轻插入，插入14～16 cm时，嘱患者做吞咽动作，顺势将胃管推进，直至预定长度 • 检查胃管是否在胃内 • 固定胃管于鼻翼和面颊 • 调节负压，将负压引流装置与胃管连接并固定 • 观察引流是否通畅，检查胃管是否盘曲在口中，观察引流液的颜色、量等 拔胃肠减压管 • 拔管指征：病情好转、肠蠕动恢复、腹胀消失、肛门排气 • 拔管：将胃管与胃肠减压器分离，反折胃管末端，嘱患者屏气，迅速拔出胃管 • 清洁：擦净患者的鼻孔和面部	40	• 每缺漏1项扣5分 • 操作中没有观察患者情况扣3分 • 动作粗暴扣2分 • 胃管固定不牢固扣5分	

续表

操作内容		考核要点	分值	评分标准	得分
操作流程	操作后	• 安置患者，取舒适体位，整理用物 • 处理用物。引流液按医院规定处理，引流装置毁形后集中处理 • 观察与记录	10	• 未按要求操作每项扣2分 • 未再次核对患者扣2分 • 记录不全扣2分	
整体评价		• 操作方法正确、规范、熟练 • 与患者充分沟通	10	• 操作不流畅扣5分 • 未充分与患者沟通扣2分	
合计			100	得分合计	

任务小结

1．插管前，护患双方应有效沟通，以取得患者及其家属的理解和配合。

2．妥善固定胃肠减压管，避免其扭曲、受压或脱出。胃管脱出后应严密观察患者的病情，不应再盲目插入。引流装置及引流接管按医院要求更换。

3．保持胃管的通畅并维持有效的负压，经常挤压胃管，防止内容物阻塞，每天用0.9%的氯化钠溶液冲洗胃管1次，每次30～40 ml，如有阻塞应随时冲洗并及时吸出。

4．观察并记录引流液的量和性状。一般胃肠手术后24 h内，引流液多呈暗红色，量较多，2～3天后逐渐减少。如有鲜红色液体吸出，说明有出血，应停止胃肠减压，及时报告医师。

5．减压期间患者应禁食并停止口服药物。若医嘱指定从胃管内注入药物时，应将胃管夹住，暂停胃肠减压1 h，以免药物被吸出。

6．胃肠减压时间较长时，应每天进行口腔护理，以预防口腔感染和呼吸道感染，并给予雾化吸入以保护口咽部黏膜，同时静脉补充液体，以维持水、电解质平衡。

（崔丽娟）

任务十二 肠造口患者的护理

知识导学

肠造口是指出于治疗目的而将一段肠管拉出腹壁外做的人工回/结肠开口，粪便由此排出体外。根据用途，可将结肠造口分为永久性造口和暂时性造口。永久性造口又称"腹部人工肛门"，患者将终身使用；暂时性造口又称"预防性粪便流转性造口"，待流转功能结束后，需行造口还纳术以恢复结肠的连续性。

任务导入

1. 任务描述 李女士，50岁，6个月前无明显诱因不时出现粪便表面带血及黏液的现象，伴大便次数增多，每天3~4次，时有排便不尽感，但无腹痛。择期行开腹探查及乙状结肠造口术，今天需要更换造口袋。

2. 任务目标

（1）知识目标：掌握更换造口袋的护理操作步骤及注意事项。

（2）能力目标：熟练地完成更换造口袋的护理操作，观察造口及周围有无并发症，并为患者及其家属提供正确有效的健康指导。

（3）素质目标：注重人文关怀，能与患者进行有效的沟通及解释。

任务实施

1. 教师 教师结合多媒体教学或视频教学，使用教具在模拟环境中进行更换造口袋的示教及讲解。

2. 学生 分小组练习或角色扮演，理解造口术给患者带来的不良体验及患者的护理需求。

3. 考核 学生回示教室考核或小组互评。

任务评价（表2-12-1）

表2-12-1　肠造口患者的护理任务评价

操作内容		考核要点	分值	评分标准	得分
核对、解释		核对医嘱、患者床号、腕带姓名，向患者解释操作的目的	5	未核对1项扣2分，扣完为止	
评估		• 患者的病情、治疗、意识及合作能力 • 更换造口袋的目的、具体位置及方法 • 造口周围的皮肤及造口状况	15	• 未评估1项扣5分 • 评估不到位每项扣2分	
准备	护士准备	洗手、戴口罩、戴手套	2	违反1项扣1分，扣完为止	
	物品准备	治疗车、垃圾袋、垫巾、弯剪、湿纸巾、造口袋、底盘、造口测量尺、造口粉、皮肤保护膜、防漏贴环	8	物品漏缺1件扣1分，扣完为止	
	环境准备	安静、保护患者隐私	2	未保暖扣1分	
操作流程	操作前	• 护士洗手、戴口罩 • 携用物至患者床旁，再次核对医嘱 • 再次核对患者床号、姓名 • 协助患者选择合适体位	8	• 洗手不正确扣4分 • 漏1项扣1分	
	操作中	• 充分暴露造口部位，使用垫巾 • 一手固定皮肤，另一手自上而下揭除造口底盘，观察内容物性状并观察底盘内侧密封性 • 用温水清洁造口及周围皮肤，轻柔清洁皮肤后观察造口黏膜及周围皮肤情况 • 正确用造口量度表测量造口的大小及形状 • 在新的造口袋底盘上绘线并做记号，沿绘线剪裁造口袋底盘 • 按造口位置由下而上粘贴并夹好下端出口；必要时使用防漏膏，轻拉造口袋，检验其是否牢固 • 操作过程中向患者及其家属介绍技术要点	40	• 揭除造口袋后未观察内容物形状、未检查造口及造口周围皮肤情况扣10分 • 每缺漏1项扣5分 • 操作中没有观察患者情况扣3分 • 动作粗暴扣2分 • 造口袋固定后出现渗漏扣5分	
	操作后	• 整理用物，妥善安置患者，再次核对 • 记录造口的位置、大小、黏膜情况及周围皮肤状况	10	• 未按要求操作每项扣2分 • 未再次核对患者扣2分 • 记录不全扣2分	
整体评价		• 操作方法正确、规范、熟练 • 与患者充分沟通	10	• 操作不流畅扣5分 • 未充分与患者沟通扣2分	
合计			100	得分合计	

任务小结

1. 更换造口袋前，护患双方应进行有效的沟通，以取得患者及其家属的理解和配合。

2. 结肠造口在饮食前或饮食后 2 h 换袋，造口袋内充满 1/3 排泄物时应更换。取下造口袋，清洁造口及周围皮肤，观察肠黏膜颜色有无异常，有无肠段回缩、出血、坏死等现象。

3. 注意饮食卫生，防止腹泻。避免进食胀气、有刺激性气味、辛辣刺激及高膳食纤维的食物。

4. 术后患者的心理问题主要源自肠造口，应鼓励患者正视现实，保持心情愉悦，理解肠造口的治疗价值，适应新的生活方式，重塑自我形象，增强生活的信心和勇气。

（刘静雅　曲　宁）

任务十三　T管的护理

知识导学

　　T形引流管（简称"T管"）因其形状而得名，主要用于胆总管切开探查或切开取石术后，在胆总管切开处放置T形引流管，一端通向肝管，一端通向十二指肠，一端由腹壁戳口通向体外连接引流袋。放置T管的目的是引流胆汁，减轻胆总管内压力，引流残余结石，尤其是泥沙样结石，支撑胆道防止胆总管切口瘢痕狭窄、管腔变小，也可经T管溶石或造影。T管引流适用于原发性或继发性胆总管结石、胆道蛔虫、肿瘤等行胆总管探查术后，肝外胆管扩张管径在1.2 cm以上，胆总管内脓性胆汁、血性胆汁或泥沙样胆汁，胆总管坏死、穿孔，以及肝外梗阻性黄疸等。

任务导入

　　1. 任务描述　普通外科病房，张女士因胆管结石行胆总管探查术后留置T管，需要更换引流袋，并与患者及其家属进行T管的健康宣教。
　　2. 任务目标
　　（1）知识目标：掌握留置T管的目的、护理措施、护理操作步骤及注意事项。
　　（2）能力目标：了解留置T管的观察要点，熟练地完成T管的护理操作。
　　（3）素质目标：注重人文关怀，能与患者进行有效的沟通及解释。

任务实施

　　1. 教师　结合多媒体教学或视频教学，在模拟环境中进行T管护理的示教及讲解。
　　2. 学生　分小组练习或角色扮演。
　　3. 考核　回示教室考核或小组互评。

任务评价（表2-13-1）

表2-13-1　T管的护理任务评价

操作内容		考核要点	分值	评分标准	得分
核对、解释		核对医嘱、患者床号、腕带姓名，向患者解释更换引流袋的目的、方法及配合要点，询问患者有无特殊需求	5	未核对1项扣2分，扣完为止	
评估		• 患者的病情、年龄、意识状态、合作能力、自理能力及心理反应 • T管引流管的留置时间、留置位置及留置种类 • T管引流液的量、颜色、性状及流速 • 伤口敷料有无渗血、渗液，T管引流管周围皮肤的情况 • 患者及其家属对T管引流管相关知识及注意事项的了解程度	15	• 未评估1项扣3分 • 评估不到位每项扣1分	
准备	护士准备	洗手、戴口罩	2	违反1项扣1分，扣完为止	
	物品准备	治疗车、无菌引流袋1个、别针1个、安尔碘、棉签、止血钳1把、清洁手套1副、一次性无菌弯盘1个、一次性垫巾、手消液、标记笔、引流标识、污物桶	8	物品漏缺1件扣1分，扣完为止	
	环境准备	病室整洁、安静，使用隔帘（屏风）遮挡患者，保护其隐私	2	未保暖扣1分	
操作流程	操作前	• 护士洗手、戴口罩 • 携用物至患者床旁，再次核对医嘱 • 再次核对患者床号、姓名 • 协助患者取舒适卧位	8	• 洗手不正确扣4分 • 漏1项扣1分	
	操作中	• 检查伤口，暴露T管，垫一次性垫巾于T管下方，松开别针，注意给患者保暖，手消毒 • 检查无菌引流袋是否密封及其有效期，打开外包装；检查引流袋有无破损或引流管扭曲，关闭底部开口，用别针固定悬挂，将引流袋挂于床沿 • 撕开一次性无菌弯盘外包装，放于垫巾上 • 戴手套，用止血钳夹住T管远端，分离T管与引流袋连接处，将断开的T管放置于无菌弯盘内 • 观察引流袋内引流液的颜色、性状及量 • 取棉签分2次消毒，一根环形消毒引流管管口，另一根由引流管管口向远端环形消毒（消毒由内向外、从近端向远端），待干 • 取下无菌引流袋的旋帽，连接T管，打开止血钳，观察引流是否通畅，将换下的引流装置于医用垃圾桶内，脱手套 • 手消毒，取标记笔在引流袋相应位置上注明床号、姓名、引流管名称及更换日期	40	• 污染扣10分 • 每缺漏1项扣5分 • 操作中没有观察患者情况扣3分 • 动作粗暴扣2分 • 引流袋固定不牢固扣5分	

续表

操作内容		考核要点	分值	评分标准	得分
操作流程	操作后	• 整理用物，妥善安置患者，取舒适体位，整理衣物及床单位，将呼叫器放置于患者伸手可及之处，再次核对 • 撤去隔帘，测量引流液 • 洗手，准确记录引流液的颜色、性状、量，签字	10	• 未按要求操作每项扣2分 • 未再次核对患者扣2分 • 记录不全扣2分	
整体评价		• 操作方法正确、规范、熟练 • 与患者充分沟通	10	• 操作不流畅扣5分 • 未充分与患者沟通扣2分	
合计			100	得分合计	

任务小结

1. 操作时，严格无菌操作，保持引流袋的位置低于引流口平面，以免引起胆道逆行感染。操作过程中若疑似污染应及时更换。

2. 每周更换引流袋（视引流袋型号说明更换的时间），注意无菌操作，观察引流口有无胆汁渗出，如有大量渗出，应立即更换敷料，必要时用氧化锌软膏保护皮肤。

3. 保持引流管通畅，避免引流管打折、扭曲。定期从T管的近端向远端挤捏，以保持引流管通畅。

4. 妥善固定引流管，防止其滑脱。在患者更换体位或活动时应注意防护。对躁动患者应专人看护，加以适当约束，引流管的长度要适宜。

5. 密切观察引流液的颜色、性状及量的变化，若发现异常及时通知医师。正常情况下，每天分泌的胆汁量为800～1000 ml，呈黄绿色，清亮无沉渣，有一定黏性。术后24 h内的引流量为300～500 ml，恢复进食后每天可有600～700 ml，以后逐渐减少至每天200 ml左右。术后1～2天胆汁的颜色可呈淡黄色浑浊状、以后逐渐加深、清亮。若胆汁突然减少，甚至无胆汁引出，提示引流管阻塞、受压、扭曲、折叠或脱落，应及时查找原因并处理。若胆汁过多常提示胆管下端梗阻，应进一步检查并采取相应的措施。

6. T管放置2周者，如体温正常、食欲增加、大便颜色正常、黄疸消退，说明胆道炎症消退、下端通畅，可以考虑拔管。

（李　敏　曲　宁）

任务十四 膀胱冲洗患者的护理

知识导学

膀胱冲洗法是将药物或无菌液体经导尿管注入膀胱，利用虹吸原理将灌入膀胱内的液体引出来，达到冲洗目的的方法。其目的是使尿液引流通畅，治疗某些膀胱疾病，清除膀胱内的血凝块、黏液、细菌等异物，防止膀胱感染，预防前列腺及膀胱手术后血块的形成。常用于长期留置尿管者、严重血尿者、尿管发生严重阻塞者、前列腺及膀胱手术后的患者。

任务导入

1. 任务描述 李先生，男性，72岁，于1个月前无明显诱因出现肉眼血尿，呈鲜红色，偶伴有血凝块排出，此后血尿逐渐加重。心率87次/分，血压120/62 mmHg，尿常规示白细胞（＋＋＋）、红细胞（＋＋＋＋），盆腔CT检查提示膀胱左壁有一约2.3 cm×1.3 cm×1.8 cm的肿块。门诊以"膀胱肿瘤"收入院。李先生入院后于手术室全身麻醉下行膀胱肿瘤电切手术，术后留置三腔导尿管行膀胱冲洗术。

2. 任务目标
（1）知识目标：掌握膀胱冲洗的护理操作步骤及注意事项。
（2）能力目标：熟练地完成膀胱冲洗的护理操作，掌握冲洗液的速度，正确观察冲洗尿液的颜色、性状及量，为患者及其家属提供准确且有效的健康指导。
（3）素质目标：注重人文关怀，能与患者进行有效的沟通及解释。

任务实施

1. 教师 结合多媒体教学或视频教学，在模拟环境中进行膀胱冲洗的示教及讲解。

2. 学生 分小组练习、情景模拟、角色扮演，理解膀胱冲洗给患者带来的不适体验及如何有效且正确地指导患者自我观察。

3. 考核 学生回示教室考核或小组互评。

任务评价（表2-14-1）

表2-14-1 膀胱冲洗患者的护理任务评价

操作内容		考核要点	分值	评分标准	得分
核对、解释		核对医嘱、患者床号、腕带姓名，向患者解释操作的目的	5	未核对1项扣2分，扣完为止	
评估		• 患者的病情、意识、理解能力及合作状态 • 尿管的型号（三腔、双腔、膀胱造瘘） • 尿液的颜色、性状及量 • 膀胱充盈程度及会阴部皮肤 • 患者及其家属对留置尿管相关知识及注意事项的了解程度	5	• 未评估1项扣1分 • 评估不到位每项扣0.5分	
准备	护士准备	洗手、戴口罩	2	违反1项扣1分，扣完为止	
	物品准备	治疗车、治疗盘、止血钳2把、一次性输血器、冲洗液（35 ℃左右）、一次性无菌接头、安尔碘、棉签、一次性尿垫、污物桶	10	物品漏缺1件扣1分，扣完为止	
	环境准备	安静、清洁，保护患者隐私	2	未保护患者隐私扣1分	
操作流程	操作前	• 护士洗手、戴口罩 • 携用物至患者床旁，再次核对医嘱 • 再次核对患者床号、姓名 • 协助患者选择合适体位	8	• 洗手不正确扣3分 • 无准备体位、保护患者隐私扣3分 • 其他各项各扣1分	
	操作中	• 悬挂冲洗液，使冲洗液面距床面60 cm，排气备用 • 暴露尿管引流部分，铺一次性尿垫于尿管引流口下方 • 用止血钳夹住尿管远端，夹闭引流管 • 戴无菌手套 • 断开尿管与引流管，将其放置于一次性尿垫上 • 用消毒棉签消毒尿管尾端，由内向外螺旋式消毒 • 取无菌纱布裹住消毒好的连接处 • 取一次性无菌接头与输血器连接 • 再次排气，将无菌接头连接至消毒好的接口处 • 断开止血钳，打开输血器调节冲洗速度，冲洗速度为每分钟80~100滴 • 再次核对 • 向患者交代冲洗过程中的注意事项	60	• 违背无菌操作扣10分 • 每缺漏1项扣5分 • 无菌手套佩戴不正确扣3分 • 冲洗液速度过快扣3分 • 动作粗暴扣2分	
	操作后	• 整理用物 • 协助患者取舒适卧位 • 观察并正确记录引流液的量、颜色及性状	3	• 未整理用物扣1分 • 未协助患者取舒适体位扣1分 • 记录不全扣1分	

续表

操作内容	考核要点	分值	评分标准	得分
整体评价	• 操作方法正确、规范、熟练 • 与患者充分沟通	5	• 操作不流畅扣3分 • 未充分与患者沟通扣2分	
合计		100	得分合计	

任务小结

1. 膀胱冲洗前，护患双方应进行充分有效的沟通，以取得患者及其家属的理解与配合。

2. 严格无菌操作，防止医源性感染。

3. 妥善固定引流管及冲洗液及其管路，防止其打折、扭曲、受压，以及因过度牵拉而导致管路脱出。患者管路脱出后立即监测其生命体征，严密观察患者病情变化，及时通知医师，遵医嘱给予相应的护理措施。

4. 冲洗时密切注意患者的反应。若患者感到不适，应通知医师遵医嘱减缓冲洗速度及量，必要时停止冲洗；若患者感到剧烈疼痛或引流液中有鲜血时，应立即停止冲洗，通知医师，遵医嘱给予相应的处理。

5. 严密观察尿色、性状、出水量及患者的自觉症状等。根据引流液的颜色适当调节滴入速度，以能保持引流通畅为原则。冲洗时引流液必须大于或等于滴入量，如出现引流液低速，减慢甚至停止时，应及时停止并报告医师。

6. 观察患者有无经尿道电切综合征，冲洗速度过快可使大量的冲洗液被吸收，血容量急剧增加，形成稀释性低钠血症，患者可在术后几小时内出现烦躁不安、恶心、呕吐、抽搐、痉挛及昏睡，严重者可出现肺水肿、脑水肿、心力衰竭等。出现这些症状时应立即通知医师，遵医嘱给予相关的护理措施。

7. 留置尿管发生堵塞时应停止冲洗，用注射器小剂量高压抽吸血块，抽吸不得用力过猛，抽出的液体不可回注。

8. 保持会阴部清洁、干燥，每天进行会阴擦洗，预防逆行性尿路感染。嘱患者多饮水，每天的饮水量＞2000 ml利于尿管通畅，可预防泌尿系统感染。

9. 防治便秘，了解患者的排便情况。对于习惯性便秘者，嘱其多食粗纤维食物，以保持大便通畅。

（季炬朵　朱笑丛）

任务十五 骨牵引患者的护理

知识导学

1. 牵引术 骨科应用较广泛的复位和固定方法，通过对皮肤或骨组织牵引以达到复位或固定的目的。方法可分为皮牵引和骨牵引。

2. 骨牵引 又称"直接牵引"，系利用钢针或牵引钳穿过骨质，使牵引力直接通过骨骼而抵达损伤部位，并起到复位、固定和休息的作用。骨牵引的适应证主要是骨折脱位的复位、维持复位的稳定、挛缩畸形的矫正治疗和预防、炎症肢体的制动和抬高、骨关节疾病的治疗前准备等。

任务导入

1. 任务描述 男性，60岁，门诊因"车祸致左髋肿痛畸形、活动不利一天"以"左股骨粗隆间骨折"收入院。X线片显示左侧股骨粗隆间骨折。患者左髋部肿胀、发绀，压痛（+），局部可闻及骨擦音、骨擦感，左下肢外旋畸形，较健侧短缩约2 cm。拟在局部麻醉下行"左下肢胫骨结节骨牵引术"，请责任护士对患者进行骨牵引护理。

2. 任务目标

（1）知识目标：掌握骨牵引的护理操作要点及注意事项。

（2）能力目标：熟练地完成骨牵引的护理，正确观察并评估患者的骨牵引效果，并为患者及其家属提供正确有效的健康指导。

（3）素质目标：注重人文关怀，关注患者的反应，能与患者进行有效的沟通及解释。

任务实施

1. 教师 结合多媒体教学或视频教学，在模拟环境中进行骨牵引患者护理的示教及讲解。

2. **学生** 分小组练习或角色扮演,体验并理解骨牵引给患者带来的不适感。
3. **考核** 学生回示教室考核或小组互评。

任务评价(表2-15-1)

表2-15-1 骨牵引患者的护理任务评价

操作内容		考核要点	分值	评分标准	得分
核对、解释		核对医嘱、患者床号、腕带姓名,向患者解释操作的目的	6	未核对1项扣2分,扣完为止	
评估		• 患者的病情、意识状态、心理状态、心理承受及合作能力 • 患者全身情况 • 患者患肢局部皮肤情况、手术部位、伤口情况,以及患肢的感觉、运动、皮温及血供情况	10	• 未评估1项扣3分 • 评估不到位每项扣1分	
准备	护士准备	洗手、戴口罩、着装整洁	5	• 仪表端庄、服装整洁得2分 • 洗手方法不正确扣2分 • 未戴口罩扣1分	
	物品准备	牵引架、滑轮、重锤、牵引套1付、牵引绳、手消毒液	6	物品漏缺1件扣1分,扣完为止	
	环境准备	安静、整洁	2	未关注环境扣2分	
操作流程	操作前	• 携用物至患者床旁 • 核对患者床号、姓名 • 向患者解释操作方法,使其配合	6	• 未核对解释扣3分 • 未指导配合扣3分	
	操作中	牵引架固定牢固,牵引套位置合适,松紧适宜	15	• 牵引架固定不牢扣5分 • 牵引套位置不合适扣5分 • 松紧不适宜扣5分	
		协助患者平卧位,牵引重量正确,定时放松	15	• 卧位不正确扣5分 • 牵引重量不适宜扣5分 • 未定时放松扣5分	
		操作中观察患者的反应及皮肤、患肢情况,倾听患者的主诉	5	• 未观察患者病情变化扣5分 • 动作粗暴扣3分	
		患肢处于功能位	5	患肢未处于功能位扣5分	
		协助患者取舒适体位,将呼叫器放置于患者伸手可及之处	4	• 未协助患者取舒适体位扣3分 • 未将呼叫器放置于患者伸手可及之处扣1分	
		核对患者信息	3	未再次核对扣3分	
		告知患者注意事项	3	未告知患者注意事项扣3分	
	操作后	整理用物、妥善安置患者	3	未整理用物、安置患者扣3分	
		洗手、记录、签字	2	• 未洗手、记录、签字扣2分 • 记录不全扣1分	

续表

操作内容	考核要点	分值	评分标准	得分
整体评价	• 操作方法正确、规范、熟练 • 与患者充分沟通 • 操作时间 10 min	10	操作不流畅扣 5 分 未充分与患者沟通扣 2 分	
合计		100	得分合计	

任务小结

1. 牵引前，护患双方应进行有效的沟通，以取得患者及其家属的理解和配合。

2. 操作过程中应严格无菌操作。

3. 保持牵引装置正常，经常检查牵引钉处以观察有无不适、穿针处有无感染。

4. 维持患者于合适的体位，牵引重量应正确，定时放松，不能随意增加牵引重量。

5. 患肢处于功能位，牵引期间每天测量两侧肢体长度。

6. 牵引过程中应观察患者的反应及皮肤、患肢的情况，倾听患者的主诉。

（郭　京　曲　宁）

任务十六　石膏固定患者的护理

知识导学

石膏固定是骨科外固定方法之一。医用石膏即天然的硫酸钙石，经过粉碎、加热、脱水而形成的非结晶粉末，将这种石膏粉末与吸水纱布制成的石膏绷带，在温水中浸泡，缠绕于肢体，待其干燥后即变成坚硬的固体，可达到塑形、固定的目的。石膏固定有石膏托、石膏夹板、石膏管型3种类型。

任务导入

1. 任务描述　骨科病房，李先生下肢骨折后，予以石膏固定，需要观察其石膏固定情况。

2. 任务目标
（1）知识目标：掌握石膏固定的护理常规及注意事项。
（2）能力目标：能够及时准确地观察石膏固定情况并及时发现并发症。
（3）素质目标：注重人文关怀，能与患者进行有效的沟通及解释。

任务实施

1. 教师　结合多媒体教学和视频教学，在模拟环境中进行石膏固定患者护理的示教及讲解。

2. 学生　分小组练习或角色扮演。

3. 考核　学生回示教室考核或小组互评。

任务评价（表2-16-1）

表2-16-1　石膏固定患者的护理任务评价

操作内容		考核要点	分值	评分标准	得分
核对、解释		核对医嘱、患者床号、腕带姓名，向患者解释操作的目的	5	未核对1项扣2分，扣完为止	
评估		• 患者的病情、治疗、意识及合作能力 • 石膏固定的目的、具体位置 • 石膏固定的效果，有无变形，有无污染 • 石膏固定后有无并发症的发生，如肌肉萎缩、血液循环差、压疮等 • 患者及其家属对石膏固定相关知识及注意事项的了解程度	15	• 未评估1项扣3分 • 评估不到位每项扣1分	
准备	护士准备	洗手、戴口罩、戴手套	3	每缺漏1项扣1分	
	环境准备	安静、整洁，保护患者隐私，保暖	6	• 未保暖扣2分 • 未保护隐私扣2分	
操作流程	操作前	• 护士洗手、戴口罩 • 再次核对患者床号、姓名 • 协助患者选择合适体位	8	• 洗手不正确扣4分 • 漏1项扣1分	
	操作中	• 体位护理：需将患肢抬高，有利于静脉血及淋巴回流，预防并减轻肢体肿胀；下肢可用软枕垫起，使患肢高于心脏水平20 cm；石膏固定可防止足下垂及足外旋 • 石膏护理：保持石膏干燥、清洁，防止其断裂 • 皮肤护理：注意保暖，暴露肢端利于观察；检查石膏边缘及骨突处，防止压伤 • 石膏内出血的观察：伤口出血时可用笔在石膏上沿血迹做记号，注明时间，注意出血外渗的速度；如短时间内血迹边界不断扩大，伴有血压、脉搏的变化，提示有活动性出血的现象，应及时通知医师处理 • 肢体的观察：密切观察指（趾）端血供、皮肤颜色、温度、肿胀、感觉及运动情况；正常时患肢端的颜色红润，屈伸活动好，无麻木，无进行性或搏动性疼痛	45	• 每缺漏1项扣9分 • 每项不全面扣3分 • 操作中没有观察患者情况扣3分 • 动作粗暴扣2分	
	操作后	• 整理用物，妥善安置患者于舒适功能位，再次核对 • 对患者石膏固定的相关事项进行健康宣教 • 洗手，记录，做好交接班	8	每缺漏1项扣1分	
整体评价		• 操作方法正确、规范、熟练 • 与患者充分沟通	10	• 操作不流畅扣5分 • 未充分与患者沟通扣2分	
合计			100	得分合计	

任务小结

1. 操作前，护患双方应进行有效的沟通，取得患者及其家属的理解和配合。

2. 石膏边缘应修理整齐、光滑，使患者舒适，避免卡压和摩擦皮肤。

3. 石膏从初步硬固到表层完全干固需要24～72 h。石膏未干之前，不可在石膏上盖被、毯，冬天可用支被架，尽量不要搬运患者，必须搬动时要注意勿使石膏折断或变形，需用手掌平托石膏，忌用手指捏压，以防止留下凹陷或影响石膏的塑形而产生压疮。

4. 在石膏固定期，应防止水、分泌物及大小便等弄湿、污染石膏，避免污染物刺激石膏固定部位的皮肤。如石膏表面污染，应立即用毛巾蘸肥皂水或清水将其擦洗干净，但水分不宜过多，以免石膏软化。

5. 密切观察石膏处肢体的情况。如出现肿胀或有神经、血管压迫症状而需要切开石膏时，应将石膏从头至尾全层切开。如肢体肿胀消退致石膏松动，应及时更换石膏。

6. 石膏固定期间，应指导患者进行石膏内肌肉的收缩活动（如股四头肌的等长收缩），以防止肌肉萎缩，在锻炼肌力的同时促进血液循环。

（王　洋　曲　宁）

参考文献

[1] 熊云新，叶国英. 外科护理学［M］. 4版. 北京：人民卫生出版社，2018.

[2] 李乐之，路潜. 外科护理学［M］. 6版. 北京：人民卫生出版社，2017.

[3] 党世民. 外科护理学［M］. 北京：人民卫生出版社，2006.

[4] 李乐之，路潜. 外科护理学［M］. 5版. 北京：人民卫生出版社，2012.

[5] 李梦樱. 外科护理学［M］. 北京：人民卫生出版社，2001.

[6] 李梦樱. 外科护理学实习手册［M］. 北京：人民卫生出版社，2001.

[7] 曹伟新，李乐之. 外科护理学［M］. 4版. 北京：人民卫生出版社，2006.

[8] 吴在德，吴肇汉. 外科学［M］. 6版. 北京：人民卫生出版社，2006.

[9] 党世民. 外科护理学［M］. 2版. 北京：人民卫生出版社，2011.

[10] 梁力建. 外科学［M］. 2版. 北京：人民卫生出版社，2006.

[11] 黄素梅，张燕京. 外科护理学［M］. 北京：中国医药科技出版社，2013.